栄養学概論

～栄養のプロへの第一歩として～

編著：
田中平三・中村丁次

監修：
日本栄養学教育学会

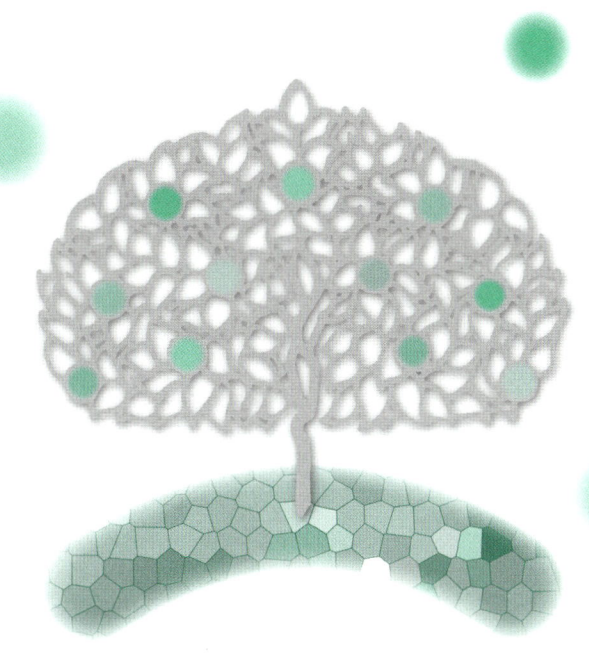

同文書院

筆者紹介

【編著者】

田中　平三（たなか・へいぞう）
：Chapter1，Chapter2，Chapter3，Chapter4第1～5節，Chapter5第1～2節，Chapter6第1～2節，巻末資料Ⅰ
東京医科歯科大学

中村　丁次（なかむら・ていじ）
：Chapter5第3～4節，Chapter8，Chapter9第3節
神奈川県立保健福祉大学

【著者】＊執筆順

勝呂　玲子（すぐろ・れいこ）
：Chapter1コラム
（NPO）日本栄養改善学会事務局

鈴木　忠義（すずき・ただよし）
：Chapter2コラム
（財）神奈川県予防医学協会

田中　弘之（たなか・ひろゆき）
：Chapter3第2節
東京家政学院大学

辻　英明（つじ・ひであき）
：Chapter3コラム
岡山県立大学

原島　恵美子（はらしま・えみこ）
：Chapter4第4節
神奈川工科大学

五十嵐　脩（いがらし・おさむ）
：Chapter4第5～6節
神奈川工科大学

猿倉　薫子（さるくら・かおるこ）
：Chapter5第1節
（独）国立健康・栄養研究所

高橋　東生（たかはし・とうせい）
：Chapter5第2節
桐生大学

旭　久美子（あさひ・くみこ）
：Chapter5第2節
桐生大学

早渕　仁美（はやぶち・ひとみ）
：Chapter5第5～7節
福岡女子大学

松月　弘恵（まつづき・ひろえ）
：Chapter6第2節
神奈川工科大学

押野　榮司（おしの・えいじ）
：Chapter6第3節～第6節，コラム
（社）日本栄養士会

笠岡（坪山）宜代（かさおか（つぼやま）・のぶよ）
：Chapter6第7節
（独）国立健康・栄養研究所

外山　健二（とやま・けんじ）
：Chapter7第1～2節
神奈川県立保健福祉大学

川島　由起子（かわしま・ゆきこ）
：Chapter7第3～4節
聖マリアンナ医科大学病院

鷲澤　尚宏（わしざわ・なおひろ）
：Chapter7コラム
東邦大学医療センター大森病院

故　江指　隆年（えさし・たかとし）
：Chapter8コラム
元神奈川工科大学

小松　啓子（こまつ・けいこ）
：Chapter9第1～2節
福岡県立大学

田中　恭子（たなか・きょうこ）
：Chapter9コラム
（財）神奈川県予防医学協会

円谷　由子（つむらや・よしこ）
：Chapter10第1節
静岡県立大学

中井　里史（なかい・さとし）
：Chapter10第2節
横浜国立大学

松下　由美（まつした・ゆみ）
：Chapter6第8節，巻末資料Ⅰ
国立国際医療研究センター

はじめに

　本書『栄養学概論～栄養のプロへの第一歩として～』の「概論」ということばは，栄養学全体にわたって"あらまし（outline）"を述べるだけではなく，"栄養学の根本原理"というような意味をも持っている。生命科学の一分野としての栄養学は，生物（主としてヒト）の形態，栄養という生物現象を観察し，それを分類することからはじまった。その現象を担う分子の解析，それらの分子が織りなす反応（過程）の解析，ついで環境の変化に対する応答機構の解明へと進んできた。人間栄養学といわれるように，現在，分子レベルから個体レベル，さらに集団レベル，生態レベル（地球レベル）として理解する方向に向かっている。

　本書には，そして，栄養学とその関連学問の歴史，栄養問題と栄養管理，管理栄養士とその実践活動，チームによる栄養ケア，食の倫理，コミュニケーション，国際的視野から見た栄養なども掲載している。

　管理栄養士は，国家資格である。人々に信頼される専門職業人でなければならない。科学的根拠に基づいた知識と技能を駆使し，一般の人々や患者さんに，食事療法，栄養補給，生活習慣病の予防のための栄養教育・栄養指導などの実践活動を行う。広い意味での栄養学は，科学（science）と技（art）である。保健・医療・福祉の場での実践活動は，医師，看護師，保健師，歯科医師，薬剤師，理学療法士などのリハビリテーション専門職業人などと，チームを組んで行うことも普通のこととなってきている。食事サービスを提供する場では，栄養管理を目的とした食事と献立の計画，食事の用意・給仕，食品摂取と品質の監視を行う。このような社会の期待に応えるには，国家試験に合格できるくらいの知識の習得にとどまっていてはならない。

　技（art）の基本は，管理栄養士と人々との人間関係である。このためには栄養学，食品学，医学などの専門分野の科目だけでは不十分である。幅広い教養を身につけていなければならない。

　この本は，多くの教養科目あるいは基盤教育のなかで，専門職業人，知識技術者としての管理栄養士が身につけておくべき"常識"をまとめたものである。管理栄養士養成課程の学生のための人文・社会科学系の科目である。管理栄養士を目指す学生は，4年間，時

間の許す限り，精読し，管理栄養士になってからも，座右におき，何か問題に遭遇したときに読み返して欲しい。

　大学生として，また社会人・国際人として必要な広い視野や総合的な判断力を養う科目や豊かな人間形成にかかわる科目のなかで，管理栄養士養成課程の学生に特化した科目が大学の履修科目にあれば，本書は，その教科書として最適なものであると自負している。

　管理栄養士養成課程の教員は，この本に引用されている原典の書・文献等をも参考にされて，この本の各節の内容を，教員各自がとくに興味深いと考えられる内容をかみ砕いて，学生に説明していただきたい。

　管理栄養士の，さらなる質的向上を祈念しつつ……。

2013（平成25）年3月

東京医科歯科大学名誉教授
元(独)国立健康・栄養研究所理事長
　　田中　平三
神奈川県立保健福祉大学学長
　　中村　丁次

目次
contents

Chapter01
栄養学を学ぶ前に（科学の哲学） 田中 平三 1

1. 大学での学び 1
   1) 好奇心を持とう 1
2. 科学的推理 2
   1) 演繹法 (deduction) 2
   2) 帰納法 (induction) 3
   3) アブダクション (abuduction) 5

コラム 「ある管理栄養士のつぶやき」 勝呂 玲子 8

Chapter02
栄養とは 田中 平三 9

1. 国語辞典では 9
2. インターネットでは 10
3. 外国では 10
4. 高校の教科書では 11
5. 百科事典では 12
6. 医学や栄養学の辞典では 12
7. まとめ 13

コラム 「ヒトの体内の赤血球の数は？」 鈴木 忠義 15

Chapter03
栄養学について 17

1. 国語辞典などでは 田中 平三 17
2. 管理栄養士養成課程におけるカリキュラム 田中 平三・田中 弘之 18

コラム 「食べ物と健康」 辻 英明 21

Chapter04
栄養に関連した歴史 25

1. 科学（物理学）と生物学の歴史的重要事項 田中 平三 25
2. 先史時代における科学の萌芽 田中 平三 27
3. 農耕の起源 田中 平三 27
   1) 根菜農耕文化 28
   2) 照葉樹林文化 29
   3) サバンナ農耕文化 29
   4) イネのはじまり 30
   5) 地中海農耕文化 31
   6) 新大陸農耕文化 32
4. 食文化 田中 平三・原島 恵美子 33
   1) 食品・食事，料理，加工 33
   2) 食文化 33
   3) 材料の加工 34
   4) 産業社会の食 35
   5) 料理 35
   6) 食べ方 36
   7) 食文化と食事文化の定義 36
   8) おわりに 37
5. 古代の医療 田中 平三・五十嵐 脩 37
   1) メソポタミア 37
   2) エジプト 39
   3) ギリシャ 39
   4) ローマ 43

- 5) インド 45
- 6) 中国 46
- 7) 日本 47

6. 栄養学史　　　五十嵐 脩　48
- 1) 18世紀以前の栄養についての考え方の概要 48
- 2) 19世紀以前の科学の進歩と栄養学の考え方の変遷 58
- 3) 近代科学の進歩と栄養学 63

コラム「医の倫理」　田中 平三　41

Chapter05
栄養と食事の課題　73

1. 生活習慣病の増加
田中 平三・猿倉 薫子　73
- 1) 出産にまつわる死亡と肺結核による死亡の改善 73
- 2) 生活習慣病の自然史 74
- 3) 高齢者の死亡者数の増加 75

2. 肥満とやせの二極化現象
田中 平三・高橋 東生・旭 久美子　78

3. 臨床領域における低栄養問題
中村 丁次　81
- 1) 低栄養問題とは 81
- 2) 低栄養障害の種類 82
- 3) 臨床における低栄養問題 84

4. 栄養補給と栄養管理　中村 丁次　85
- 1) 経口栄養 85
- 2) 経管・経腸栄養 86
- 3) 静脈栄養 88
- 4) 栄養補給の管理 88

5. 食生活・食行動面から（不規則性と孤食・個食）　早渕 仁美　90
- 1) 不規則な食生活 90
- 2) 共食と孤食 93
- 3) 食の外部化と個食 95

6. 食品面から（食品の多様性と安全性）　早渕 仁美　95
- 1) 食品供給・摂取量の変化 95
- 2) 食品の安全性 97

7. 食料面から（食物の海外依存と食品ロス）　早渕 仁美　98
- 1) 食料需給表と食料自給率 98
- 2) 食品ロス 99

Chapter06
管理栄養士・栄養士と栄養実践活動の原則　105

1. 知識技術者としての管理栄養士
田中 平三　105

2. マネジメントの基本
田中 平三・松月 弘恵　107

3. 管理栄養士・栄養士発展の歴史
押野 榮司　111
- 1) 栄養士の誕生 111
- 2) 「栄養士規則」の制定 112
- 3) 日本栄養士会の組織化と栄養法の制定 114
- 4) 管理栄養士制度の導入 116

4. 栄養士業務にかかわる法令
押野 榮司　117

1) 特定給食施設等の栄養士配置規定　117

5. 管理栄養士・栄養士の栄養にかかわる実践活動と業務　押野　榮司　120
    1) 各分野における管理栄養士・栄養士の実践活動　120
    2) 管理栄養士・栄養士の業務　122

6. 管理栄養士に求められる役割と資質　押野　榮司　125
    1) 管理栄養士の役割と資質　125
    2) 栄養改善活動と評価　127

7. 世界の管理栄養士・栄養士　笠岡(坪山)宜代　129
    1) 国際標準職業分類による栄養士　129
    2) 国際栄養士連盟による栄養士の定義　130
    3) 世界の栄養士制度　130

8. アメリカ登録栄養士試験出題基準　田中　平三・松下　由美　135

コラム 「命を懸けた栄養士規則草案」　押野　榮司　113

コラム 「『栄養士法』廃止の危機と『栄養改善法』の議員立法」　押野　榮司　120

コラム 「時代性を踏まえた栄養士活動」　押野　榮司　124

Chapter07
チーム医療とチームケア　139

1. チームワークとリーダーシップ　外山　健二　139
    1) チームワークとは　139
    2) チームワークにおけるリーダーシップ　141

2. 保健・医療・福祉の連携　外山　健二　143
    1) 保健・医療・福祉の連携の重要性　143
    2) 保健・医療・福祉の連携の概念　145
    3) 保健・医療・福祉の連携と管理栄養士・栄養士　147

3. 関連職種の種類と連携　川島　由起子　147
    1) チーム医療における連携の型　147
    2) 医療施設における専門職　149
    3) チーム医療における連携とは　150
    4) 各チームに関連する職種とその役割　151

4. 栄養管理とNST　川島　由起子　153
    1) 栄養管理とは　153
    2) NST　154
    3) 栄養管理とNST　156

コラム 「わくわくする職場『NST』における管理栄養士の役割」　鷲澤　尚弘　159

Chapter08
栄養と食の倫理　中村　丁次　161

1. 食品偽装事件と倫理　161
    1) 食品(食物)の偽装事件　161
    2) 科学と倫理　163
    3) 倫理の評価　163

2. 栄養学の発展と生命倫理, 研究倫理　164
    1) 栄養学の発展と栄養士の誕生　164
    2) 生命倫理　165

3）研究倫理　　　　　　　　　　166
3. 管理栄養士としての職業倫理　　167
　　1）管理栄養士の役割　　　　　　167
　　2）管理栄養士の教育　　　　　　169
　　3）管理栄養士の職業倫理　　　　170
　　4）団体としての倫理要綱　　　　172
コラム　「本当の健康，心と体と社会を
　　　　育む食生活を求めて」
　　　　　　　　　　　江指　隆年　175

Chapter09
人間関係とコミュニケーションスキル　179

1. 栄養業務とコミュニケーション
　　　　　　　　　　　小松　啓子　179
　　1）栄養業務に求められるコミュニ
　　　　ケーション力　　　　　　　　179
　　2）コミュニケーションの定義とプロセス　179
　　3）管理栄養士が「送り手」のときに
　　　　心がけること　　　　　　　　180
　　4）管理栄養士が「受け手」のときに
　　　　心がけること　　　　　　　　182
2. 効果的な双方向性のコミュニ
　　ケーション技術　　小松　啓子　183
　　演習1.「双方向性のコミュニケーション」　183
　　演習2.「送り手の気持ちを受け止める
　　　　　受け手の聴く力」　　　　　185
　　演習3.「対象者の理解を深める力」　187
3. 対象者・同僚・関連専門職・地域
　　社会との信頼関係の確立
　　　　　　　　　　　中村　丁次　188

　　1）コミュニケーションとは何か　　188
　　2）対象者（傷病者.障害者）との
　　　　コミュニケーション　　　　　191
　　3）同僚・関連専門職・地域社会との
　　　　コミュニケーション　　　　　193
コラム　「健診機関での管理栄養士の
　　　　仕事」　　　　田中　恭子　196

Chapter10
グローバルな視点から見た栄養　199

1. 開発途上国および先進国における
　　栄養の課題と取り組み　円谷　由子　199
　　1）開発途上国の栄養課題　　　　199
　　2）世界的な健康・栄養対策　　　200
　　3）先進国の栄養課題と健康・栄養対策　201
2. 栄養と環境問題　　中井　里史　203
　　1）地域環境問題と地球環境問題　203
　　2）栄養と地球環境　　　　　　　204
　　3）栄養と環境汚染　　　　　　　208

巻末資料　215
索引　236

栄養学を学ぶ前に
（科学の哲学）

Chapter 01

1．大学での学び

　高等学校では基本的な知識を習得することが目標となっている。各学問分野で解明され，一般的なものとして定着したことを学習するのである。しかし，大学での目標は，未知のこと，解明されていないことを探求することである[1]。朝日新聞（東京版2011年1月1日号）に掲載された「教育」をテーマにした全国世論調査（面接）の結果では，「大学での教育は，どちらに重点を置くべきだと思いますか。（択一）」という質問に対して，「幅広い教養を身につけること＝48％」「職業に直結する知識を身につけること＝47％」という2つの回答がほぼ半数を占めた。

　管理栄養士養成課程は国家試験受験資格を取得することを主たる目標としているため，学生は栄養学の基礎知識・技術を習得しなければならない。いいかえると，大学での学びを通して，職業に直結する知識を身につけることができる。こうして習得した「科学的知識を理解した」といえるレベルに到達するためには，観察できること，再現できることが要求される。このために，管理栄養士養成課程では実験・実習・演習が行われている。そして知識・技術を実際に使えるようにするために，臨地実習を受けることになる。

　しかし管理栄養士として社会で活動していくために，それだけでは十分でない。さらに解明されていないことを探求し，幅広い教養を身につけなければならない。本章は，このことに対する，いわばヒントを提供する。学生諸君は，何かとっつきにくい印象を受けるかもしれないが，とにかく一読し，現時点では意味がわからない場合，短文の定義などは暗記しておく。学年が進行するにつれて，あるいは卒業後，この本で学んだことの意義を理解できるようになってほしい。1年生や2年生のときに，教養選択科目として哲学，論理学，経営学，認知科学などを履修した学生は，栄養学の立場からの「まとめ」として本章を位置づけてほしい。

1）好奇心を持とう

　体重3kgの赤ちゃんは，お母さんのお乳だけで，どうして3か月間で体重が倍増するのだろうか？ごはんを食べると，どうしてエネルギーとなり，筋肉や心臓が動くのだろうか？魚，牛肉，豚肉，鶏肉を食べても，どうしてヒトの筋肉は，魚肉，牛肉，豚肉，鶏肉でなく，人間の筋肉となるのだろうか？血液がヒトの血

液になるのはどうしてだろうか？指の先には爪がついているのに，どうして鼻の先には爪が生えてこないのだろうか？なぜ胃には小腸の細胞ではなくて胃の細胞が，小腸には胃の細胞でなくて小腸の細胞ができるのだろうか？栄養に関する疑問はつぎからつぎへと湧き上がってくる。ここで述べたことはかなり解明されてきてはいるが，未知のことも多い。

ニュートンは，りんごが枝から落ちるのに好奇心をいだき，そのことがきっかけとなって，万有引力の発見に至ったことは，あまりにも有名である。

科学的探求は好奇心から始まる[2]。

2. 科学的推理

約46億年前，地球は，太陽を中心に公転していた多数の小さな惑星が衝突・合体し，さらに隕石が衝突するなどの過程を経て誕生したと考えられている。35～30億年前，ラン藻類が出現，発達し，光合成により地球に酸素をもたらし，酸素の蓄積はオゾン層を形成した。1億～3億年前に，恐竜などの大型爬虫類が繁栄していたが，直径10 kmの隕石が地表に衝突し，大規模な気候変動（寒冷化）が起きて，絶滅した。化石や遺伝子の研究から，人類とチンパンジーが分かれたのは500万～700万年前であったとされている。科学者はこのような途方もない結論に，どうしてたどり着いたのであろうか？それは科学的推理（推論）による。科学的推理には演繹法，帰納法，そしてアブダクションが用いられる。

1）演繹法 (deduction)

一般的な原理から特殊な理論や事実を導き出すこと。少し難しい表現をすると，普遍的な命題から個別的な命題を導く[2-3]。なお，命題とは，あるひとつの題目に関する判断をことばで表したもので，言明や文章ともいう。

日本人男性はみな日本酒が好きである。

鈴木一郎は日本人男性である。

ゆえに，鈴木一郎は日本酒が好きだ。

最初の2つの言明（文章）は推理の「大前提」「小前提」といわれ，3番目の言明（文章）は「結論」といわれる。「前提」が真であるならば，「結論」は真にならざるをえない。なお，この例での「大前提」は真ではない。日本酒が嫌いな日本人男性がいるのは確かだからである。「前提」が真であるかどうかと，推理が演繹的に正しいかどうかとは関係がない。

人間の病気の原因を追究する場合，まず仮説[*1]を設定し，つぎにこの仮説を検証（あるいは検定）する。研究の良否は仮説の良否によって決まる場合が多い。仮説設定の方法に類似法（method of analogy）[4]といわれるものがある。ある疾

*1 仮説：
仮定，前提。その命題が仮に成立しているものとして推論を進めていく出発点となる命題。「食塩摂取量の多いことは高血圧の原因のひとつである」というように，「AはBである」のようなかたちで表したもの。実際には「AはBである可能性がある」といったレベルである。その後，この仮説が真実であるかどうかを検証していくことになる。

病の分布が，原因がわかっているほかの疾病の分布に非常によく類似していれば，両者に共通した原因があると考えられる。この方法による仮説設定は演繹法である。

たとえば，アフリカに風土性のバーキットリンパ腫*2という疾病がある。デニス・バーキット博士は，2人の助手とアフリカ各地を訪れ，200例を超す症例を集め，地域分布を観察した。アフリカ中部の赤道周辺地帯，西はダカール付近から東海岸にわたり帯状に横断して分布していた。この地帯は降雨量が多く湿度は高いという特徴があり，蚊を媒介とするマラリアの蔓延地帯でもあった。つまり，バーキットリンパ腫の分布とマラリアの分布は類似していたのである。さらに，バーキットリンパ腫に罹患した子どもは全員がマラリアにも罹患していた。このことから，バーキットリンパ腫もマラリアと同様に蚊が媒介していると推理した。また黄熱病*3発症の地域分布にも類似していること，さらに年齢別バーキットリンパ腫罹患率の分布型が，黄熱病ウイルス抗体保有者の年齢別分布型に類似している点からも，蚊が媒体になるのではないかという仮説をたてた。しかし，いずれも結果的には裏切られたようで，現在はバーキットリンパ腫には蚊の媒介はなく，エプスタイン-バーウイルス（EBV）が関連していると考えられている。

● *2 バーキットリンパ腫：
いくつかのタイプがあるが，ここでは中央アフリカの風土病をさしている。主として小児に生じるB細胞リンパ腫で，急速に増殖する。エプスタイン-バーウイルスと密接に関連しているが，それが病因であるか否かは，いまだ不明である。

● *3 黄熱病：
サハラ以南のアフリカおよび南アメリカの熱帯地域の風土病で，蚊を媒介とするフラビウイルス感染症である。

2）帰納法（induction）

帰納法は，個々の具体的な事実を総合して，一般的な原理・法則を導き出す推論の方法をいう。いくつかの例をあげて以下に説明してみる。

数多くのダウン症候群患者を調べると全員の染色体が1本多いことがわかった。そこで帰納的推論により，未調査の患者も含めたすべてのダウン症候群の患者が通常より1本多い染色体を持っていると結論した[3]。

あるいは数多くの人たちに遺伝子組換えトウモロコシを食べてもらったところ，健康障害を示した人は誰も出なかった。このことから，遺伝子組換えトウモロコシは人間には無害であると結論した[3]。ただしこの調査は，遺伝子組換えトウモロコシの安全性を示す一証拠ではあるが，必ずしも証明されたわけではない。

人間集団を対象として病気の原因を追究する場合の仮説を設定する帰納法には，相違法，一致法，同時変化法がある[4]。

（1）相違法

ある集団AでY病の頻度が多く，集団BではY病の頻度が非常に少ないとする。集団AでX因子が認められ，集団BでX因子が認められないとすれば，X因子はY病の原因である可能性がある。しかし，X因子以外にもY病と関連していると考えられる因子は一般に多く存在しており，それら因子のいずれかが原因である場合もある。

仮想例で説明してみよう。日本は脳卒中死亡率が非常に高く，スウェーデンは

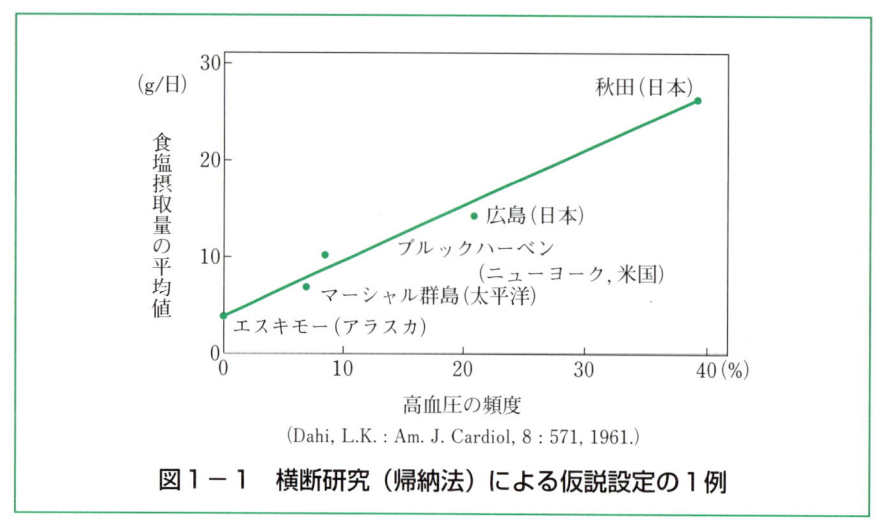

図1-1 横断研究（帰納法）による仮説設定の1例

低い。日本人は米飯を日常的に多く食べているが，スウェーデンの人々はほとんど食べない。このことから，米飯が脳卒中死亡に寄与しているという仮説を立てることができる。しかし，読者の多くは，即座にこの仮説に疑問を抱くだろう。両国間に差のある因子は枚挙にいとまがなく，説明の可能性がある因子が何十もあるからである。一方，成功例は，子宮頸がんである。子宮頸がん死亡率は修道尼では極端に少ない。修道尼と一般の女性との間に考えられる相違ははなはだ少なく，性生活の何かが，子宮頸がんの原因であるという仮説が設定されることになる。

(2) 一致法

共通の因子XがY病に関連するいろいろな状態に見出される場合，X因子がY病の原因のひとつと考えられる。たとえば，子宮頸がんは，若い年齢での性交，多数の性交相手，以前のパートナーが子宮頸がんに罹っていた男性との性交，社会経済階層の低さに関連している。共通因子のひとつは性交によるウイルス感染ということになる。現在では，ヒトパピローマウイルス（HPV）感染により引き起こされるとされている。

(3) 同時変化法（横断研究）

病気の頻度が変わると，頻度や強さが変わる因子を探す方法である。相違法や一致法と同じ考え方に基づいているが，「あり」「なし」の二分法ではなく，量的に調べる方法で，仮説設定にもっともよく採用されている。図1-1に示してあるように，世界各地で食塩摂取量（24時間尿中ナトリウム排泄量による推定）の平均値と高血圧の頻度（有病率）の関係を調べ，両者間に強い正相関のあったことから，食塩が高血圧の原因のひとつである可能性があるとされた。歴史的によく知られている例である。

3）アブダクション（abduction）

「最良の説明のための推論」ともいわれ、演繹法と帰納法以外のものも含んでいる推論である。アメリカの哲学者であるパース（Charles Sanders Peirce 1839-1914）によると、つぎのように定義されている[2]。

*I*は観察結果のデータ（情報）の集合である。

*D*は*I*を説明する。

ほかのどのような仮説も*D*と同じようには*I*を説明できない。

それゆえ、*D*は多分正しいであろう。

医療の場での診断がひとつの例である。管理栄養士が臨床栄養の場で、栄養アセスメントを行うのも、この推論による。

疾病の数は、いくつくらいあるのかは、たぶん、誰にもわからないと思われる。国際疾病統計分類（International Statistical Classification of Diseases and Related Health Problems. ICD）によると、疾病数は約14,000項目（しかし、必ずしも病名とは限らないものもある。たとえば、胃がんであると、噴門、幽門などの9部位別に分類されている）に達する。ある内科学の教科書[5]は約3,000ページ（1ページにつき3,000文字）に達する。参考のために、ICDに準拠したわが国の『疾病、傷害及び死因の統計分類』のなかから、「全身症。Ⅳ内分泌、栄養素及び代謝疾患。栄養失調症、その他の栄養欠乏症」を抜粋したものを表1-1に示す。多くの疾病の一つひとつについて、定義、疫学（主として記述疫学[*4]、性・年齢別の頻度、多発集団など）、病態、病因[*5]（主因ともいう。多くの疾病の主因は不明である）、症状・徴候、生化学的・生理学的検査などの検査所見、経過（病期）、診断、治療など、内容が分解的に記述されている。このような記述形式は演繹法の体系である[5]。しかも、症候については「しばしば」「一般に」「まれに」というくらいの大まかさで、定性的な表現である。一方、患者が示す状態は、疾病の型、重症度、病期などによって異なり、たとえ同じ型、同じ重症度、同じ病期の患者であっても個人差が大きく、多様な状態を示す。診断する医師の頭のなかには、多数の疾病と多数の特異的な症候などが蓄えられていなければならない。

医師は臨床の場で診断を行うために患者から情報を収集する。患者は主訴（患者が医療を求める理由にあげるおもな症状。自分にとってもっとも苦痛であること、もっとも気がかりであることなどである）を持っている。続いて、ほかの症状、経過や既往歴、家族歴、生活習慣（栄養・食生活、運動、労働、休養・睡眠、喫煙、飲酒など）などを聴取する。そして身体診察（視診、触診、打診、聴診）を行う。スクリーニングとしての診療か、確定診断のためかによって異なるが、各種検査を実施していく。このようにして、収集した患者情報（データ）を積み重ねながら、次第に疾病範囲を狭めていき、最終的に特定の疾病に到達する。これは帰納法による推理である[5]。学生諸君が、アブダクションの定義で示されて

[*4] 記述疫学：
病気の原因に関する仮説を設定する糸口をつかむための研究。たとえば、日本の心筋梗塞死亡率を欧米諸国と比較すると、日本は欧米諸国よりも低い。人種、脂肪摂取量・食塩摂取量・米飯などの栄養・食生活、飲酒（量のみならず日本酒、ウイスキー、ワインなどの種類の差も含む）などが糸口として浮かんでくる。その糸口に基づいて、たとえば各国の脂肪摂取量と心筋梗塞死亡率との関係を調べ、正相関から「脂肪摂取量の多いことは心筋梗塞の原因のひとつである可能性がある」という仮説を立てることができるようになる（横断研究⇒p.4）。

[*5] 病因：
結核菌を吸っても（疫学では結核菌の曝露という）、必ずしも肺結核に罹患するとは限らない。しかし、肺結核の患者は、必ず結核菌に曝露されている。結核菌は肺結核の主因あるいは病因という。栄養素欠乏とその栄養素欠乏症の場合も、栄養欠乏を主因あるいは病因といえよう。

表1-1　国際疾病分類(ICD-10)による「内分泌，栄養及び代謝疾患」の分類

甲状腺障害（E00－E07）
糖尿病（E10－E14）
その他のグルコース調節及び膵内分泌障害（E15－E16）
栄養失調（症）（E40－E46）
E40　　クワシオルコル 　E41　　栄養性消耗症＜マラスムス＞ 　E42　　消耗症（性）クワシオルコル 　E43　　詳細不明の重度たんぱく＜蛋白＞エネルギー性栄養失調（症） 　E44　　中等度及び軽度のたんぱく＜蛋白＞エネルギー性栄養失調（症）（E44.0, E44.1） 　E45　　たんぱく＜蛋白＞エネルギー性栄養失調（症）に続発する発育遅延 　E46　　詳細不明のたんぱく＜蛋白＞エネルギー性栄養失調（症）
その他の栄養欠乏症（E50－E64）
E50　　ビタミンA欠乏症（E50.0－E50.9） 　E51　　チ＜サイ＞アミン欠乏症（E51.1, E51.2, E51.8, E51.9） 　E52　　ナイアシン欠乏症［ペラグラ］ 　E53　　その他のビタミンB群の欠乏症（E53.0, E53.1, E53.8, E53.9） 　E54　　アスコルビン酸欠乏症 　E55　　ビタミンD欠乏症（E55.0, E55.9） 　E56　　その他のビタミン欠乏症（E56.0, E56.1, E56.8, E56.9） 　E58　　食事性カルシウム欠乏症 　E59　　食事性セレン欠乏症 　E60　　食事性亜鉛欠乏症 　E61　　その他の栄養素欠乏症（E61.0－E61.9） 　E63　　その他の栄養欠乏症（63.0, E63.1, E63.8, E63.9） 　E64　　栄養失調（症）及びその他の栄養欠乏症の続発・後遺症（E64.0－E63.3, E63.8, E63.9）
肥満（症）及びその他の過栄養＜過剰摂食＞（E65－E68）
代謝障害（E70－E90）

出典）厚生労働省「疾病，傷害及び死因分類」より

いるIとDを，疾病の記述と診断の過程とに対応させるのは難しくない。

　なお，診断後，治療方針の樹立，治療の実施，監視・評価，フィードバック（治療効果が出ないとか不十分であると，誤診ではないか，治療方針が誤っていないか，治療が適切に行われているか，などを見て，治療を修正していく）の過程を経て，患者を回復に導く。この過程が，マネジメントサイクル（⇒p.107, 128）である。

【参考文献】

1）東谷　護『大学での学び方，「思考」のレッスン』勁草書房，東京，2007
2）西脇与作『科学の哲学』慶應義塾大学出版会，東京，2004
3）廣瀬　覚訳『科学哲学』岩波書店，東京，2008（原書. Okasha S. *Philosophy of Science, A Very Short Introduction* (Oxford: Oxford University Press, 2002)
4）金子義徳，額田　粲，廣畑富雄訳『疫学，原理と方法』丸善，東京，1972（原書. MacMahonB, Pugh TF. *Epidemiology, Principles and Methods* (Boston:

Little, Brown and Company, 1970))
5）福井次矢，黒川　清監修『ハリソン内科学』メディカルサイエンスインターナショナル，東京，2003（原書．Braunwald E et al. *Harrison's Principles of Internal Medicine, 15th Edition, Vol* 1, 2（New York: McGraw-Hill, 2001））
6）高橋晄正『現代医学概論（第二版）』東京大学出版会，東京，1972

ある管理栄養士のつぶやき〜管理栄養士を名乗るには

特定非営利活動法人　日本栄養改善学会
事務局長
勝呂玲子（管理栄養士）

　道を歩く人に「管理栄養士の仕事は？」と問いかけたとき，いったいどれだけの（そして何種類の）答えが返ってくるのだろうか？一方で，その「答え」のすべてに応じることができる管理栄養士はいるのだろうか？

　管理栄養士は国家資格である。では，どんな能力（あるいは知識・技術）を持っていれば，この国家資格が与えられるのだろうか？

　「栄養を管理する」とはどういう意味だろう。間違っても「栄養士」を管理するのではない。当然のことながら「栄養」を管理するのである。「栄養」というとやたら「成分」めいてくる。もちろん「成分」は大切だが，人間は「成分」をとるのではなく「食事」をするのだ。

　フランスのブルターニュ地方は，1年を通して西風が強く日照時間もさほど長くないことや，もともと土地が痩せていることなども加わって，小麦の代用として重宝されたソバ粉を利用したガレット（クレープの一種）が日常の「食べ物」だったらしい。そして，この食べ物は「生きるために食べる」ものであった。

　幸いなことに，今の日本では「生きるために」という必然不可欠な「食べる」行為は，少ないだろう。

　そのなかで「栄養を管理する」とは，何をすることなのか。

　管理栄養士という名称は，国が「特別な能力がある」ことを認めた者に名乗ることを許している。

　「特別な能力」が何であるか，「管理栄養士の仕事」は何であるか，これは「管理栄養士」を名乗ることが許された者が，自ら「宣言」することである。「私にはこれができる！」と。

　「日々の仕事」は忙しい。1日は24時間しかない。でもそれがなんだというのだろう。

　自身が「何の」プロであるかわからなければ，到底あなたの栄養指導を受ける人々，職場，社会は，あなたの仕事が何であるか，わからないだろう。

　東洋大学が行っている「現代学生百人一首」のなかから。

　「限界は，僕が思うほど近くない。ぶつかるまでは走ってみようか。(高1　村﨑愛奈)」

栄養とは

Chapter 02

1. 国語辞典では

　「栄養とは…である」と，すらすらといえるだろうか？管理栄養士養成課程の学生は，4年の歳月をかけて栄養を学習することになるので，入学時にはいえなくてもよいかもしれない。しかし，真の意味がわからなくても，栄養の定義を，とにかくいえるようになっておくべきである。そして，卒業時に，新入生のときにそらんじた定義が，正しかったか，もし，何か気になることがあれば，どのような点か，などを考えてみると，管理栄養士の資格を取った後の大きな糧になるだろう。

　あることばがわからないとき，あるいはわかっているようではあるが，何かをはっきりとはいえないようなとき（管理栄養士養成課程の新入生の多くは，栄養の定義については，このような状況にあるのだろう）は，まず手近にある国語辞典や電子辞典を引いてみる，あるいはインターネットで検索してみる習慣を身につけよう。

- えいよう【栄養】生物が生命を維持し，からだを生長させるために必要な成分をとり入れること。また，その成分[1]。
- えいよう【栄養・営養】①生物体が体外から物質を取り入れ，成長や活動に役だたせること。無機物のみを取り入れる独立栄養と，有機物も取り入れる従属栄養に分けられる。
②栄養となる個々の物質。栄養素。また，それを含む食物。「〜をとる」[2]。
- えいよう【栄養・営養】生物が外界から物質を摂取し代謝してエネルギーを得，またこれを同化して成長すること。また，その摂取する物質[3]。
- えいよう【栄養・営養】生物が生命を維持し，生活してゆくために，体外から適当な物質を取り入れて，からだを生長させ，機能を保ち，エネルギーを得ること[4]。

　このように，日常的に使われている国語辞典[1-3]で示されている内容も，代表的な大国語辞典[4]に示されている内容と大きな差はないようである。

　ここで興味がひかれるのは，漢字に「栄養」と「営養」の2つがあることである。中国，台湾，韓国などの日本を除く漢字圏の国では，「営養」が用いられている。わが国でも明治・大正時代までは「営養」が用いられていたが，1918（大正7）年にわが国における栄養学の創始者である佐伯矩（国立栄養研究所初代所長）が「栄養」に統一するよう提言した。その後，「栄養」が一般的に用いら

れるようになり，今日に至っている。佐伯によると，「営」は営むであるが，「栄」は栄えるであり，健康を増進するという意味合いがあるという。

もうひとつ興味深い点は，「栄養」が生物の働き・機能としての栄養のほかに，摂取する成分，すなわち栄養素，ときには栄養素を含んでいる食品の意味に使われていることである。栄養学専門書でも，機能としての栄養をさしていたり，栄養素，食品のことをいっている。第3節で紹介する外国でも同様である。

2. インターネットでは

ウィキペディア（Wikipedia）では，栄養について以下のように説明している。
「栄養（えいよう．Nutrition）とは，生物が，必要な物質を外界から摂取し，それを利用して生命活動を営み自らの健康の維持増進をはかったり，体を構成したりする現象である。栄養という語はこのとき外界から取り入れられる物質のことも指しているが，取り入れられる物質は，より厳密には栄養素と呼ばれる。栄養素は一般的には食品から摂取する。食品や食事の面から栄養を研究する学問が栄養学である。栄養は，以前は営養と表記されることも多かった。」

また国立情報学研究所NII論文情報ナビゲーター（http://ci.nii.ac.jp）から栄養学者の高橋悌蔵[5]のPDFを検索すると，当時の論文のほぼすべてがレビューされている。しかし，高橋論文に示されている栄養の定義は，第1，2節でレビューした定義と大きな差がない。

3. 外国では

栄養学の分野も，ほかの分野と同じようにグローバル化が進んでいる。国語辞典のつぎに少なくとも英語を，余裕があればドイツ語，フランス語，スペイン語，ロシア語，そしてヨーロッパ言語の起源であるギリシャ語，ラテン語などを大学の図書館においてある和英，和独，和仏辞典などで調べてみよう。

多くの和英辞典では，栄養の英語としてnutrition, nourishmentが掲載されている。どちらかというと，nutritionはnourishmentよりも，やや専門的な用語のようである。専門書にはこれらに加えてalimentation, threpsisが散見される。外国での栄養の定義を知るには，わが国で刊行されている英英辞典よりも，外国で刊行されている英語辞典を引いてみることである。わが国の英英辞典では，日本での定義を英訳（直訳）していることが多いので，必ずしも，それぞれの国での定義を反映していないことがあるからである。しかし，当然のことではあるが，英和辞典と英英辞典の間には大きな差はない。

ここでは，1例を示す。学生諸者は日本語訳を試みてみよう。

・nutrition: the act or process of nourishing or being nourished ; specif : the sum of the process by which an animal or plant takes in and utilizes food substances in animals typically involving ingestion, digestion, absorption and assimilation[6]。

　注：assimilation＝同化作用，同化

・nourishment: 1 : something that nourishes : food, nutrient, substance.
　　　　　　　2 : the act of nourishing or the state of being nourished[6]。

比較的簡単な記述をしている例も示す[7]

・nutrition: 1. The process of taking in and absorbing nutrients.
　　　　　　2. The branch of science concerned with this process.

・nourishment: 1. The food and other substances necessary for growth and health.
　　　　　　　2. The action of nourishing someone or something.

・nutrient: a substance that provides nourishment essential for life, growth, and health.

4．高校の教科書では

　栄養そのものの定義を示している教科書や学習参考書は少ないが，独立栄養（生物），従属栄養（生物）についての記述が，「生物Ⅱ」に記述されているものがある。

　「光合成を行う植物のように，外界から取り入れた無機物から有機物を合成している生物を独立栄養生物という。これに対して，多くの菌類や動物などは，無機物から有機物を合成できないので，植物が光合成によって同化した有機物を直接または間接に栄養分として取り入れ，これを同化してそれぞれの生物が必要とする物質につくりかえる。このような生物を従属栄養生物という。」[7]

　「植物のように，外界から取り入れた無機物だけを利用して，有機物を合成することができる生物を独立栄養という。一方，多くの細菌や菌類，動物は，ほかの生物が合成した有機物を取り込む必要があり，それをエネルギー源としたり，それぞれの生物に必要な物質へとつくりかえたりして利用している。このような，ほかの生物のつくった有機物を必要とする生物を従属栄養生物という。」[8]

5. 百科事典では

　百科事典ではかなり詳細に，専門的に記述されている。
「人間の栄養　えいよう：人間は誕生から発育，成長，死亡に至るまで，必要な物質を食物の形で摂取している。この間，身体の健康の維持，生活活動，運動，妊娠などの生命の営みを一刻も休むことなく継続していく。このように健康を維持，増進し，生活活動を営むために必要な物質を外界から身体に取り入れ利用し，生命を維持していく現象を栄養という。そのために外界から取り入れる物質を栄養素nutrientとよぶ。日本語では，栄養（消化吸収，同化，代謝・異化）と栄養素を混同している場合があるが，栄養素は物質，栄養は体内の生命現象である。」[9]
　「栄養［エイヨウ］(nutrition)：生物が外部から必要な物質を摂取し，それを利用して生体を維持し生活をする現象。人間が毎日摂取する食物には次の3つの条件が必要で，これがまっとうされることによって栄養は完全なものとなる。（1）身体の活動に必要なエネルギーを供給すること。（2）身体の発育および各組織の消耗を補充するために必要な成分を供給すること。（3）身体の自律調整にあずかり，また組織と体液の間の物理化学的な平衡にあずかる物質を供給すること。」[10]

6. 医学や栄養学の辞典では

　医学や栄養学の辞典では，詳細に，専門的に記述されていて，たとえ栄養学を志す学生であっても難解であるが，比較的簡単に記述している辞典もある。
　「nutrition　栄養：生きている植物および動物の1つの機能で，物質を取り入れて同化し，それにより組織をつくりエネルギーを産生すること。＝trophism。」[11]
　「栄養　nutrition：生物は外界から物質を食物として摂取し，消化・吸収して自己に適した物質に変換して蓄え，必要に応じてこの物質を酵素反応による代謝を通じてエネルギーに変換して生命を維持し，活動を行う。このプロセスを栄養といい，食餌として取り込む物質の個々のものを栄養素という。水，二酸化炭素などは生命維持に不可欠な物質であるが栄養素には加えない。緑色植物では無機物のみを摂取するので無機栄養といい，動物では有機物を取り込むので有機栄養という。無機栄養では光のエネルギーを用いて体内で有機物を合成する。生体内で起こる酵素により触媒される個々の反応は生化学の研究対象であるが，栄養学では個体レベルの慢性実験が中心となる。また，食品の生産，調理，食事に関することなど，広い立場から栄養素の流れを研究する学問である（脊山洋右）。」[12]

「栄養［nutrition］：生物の生命現象の中で，体外から取入れた物質に化学反応（代謝）を加え，体内成分の合成やエネルギーの獲得をし，生命活動や成長，生殖などに利用している過程。ヒトの場合には，食物を摂取し，消化・吸収の後，その成分を体構成成分やエネルギーに利用して健康を維持・増進することと正常な成長を図る状態を指す。このような生体の生命現象を営むために外界から取入れる物質を栄養素という。」[13]

「栄養［nutrition］：生物が自分の身体の働きに必要な外部の物質を取り込むことを栄養というが，酸素を取り込むことは含めない。」[14]

7. まとめ

「栄養」に限らず，自分の知識であいまいな用語があれば，身近にある国語辞典で調べたり，インターネットで検索する習慣を身につける。そして，和英辞典，英語辞典で外国語にも接近する。さらに大学図書館や比較的大きい図書館に行って，学術的な辞典や書籍を調べる。

また栄養の定義については，どのレベルのものを覚えておくかは，各人の自由である。筆者が推奨するのは，WHO/FAO/IUNS（世界保健機関／国際連合食糧農業機関／国際栄養学会連合）による以下の定義である。

「栄養とは，人間が，生命・健康を維持するために，臓器・組織・細胞が正常な機能を営むために，エネルギーを産生するために，そして成長のために，食べ物を摂取し，これを利用し，排泄する過程である。」

なお，管理栄養士養成課程の学生は，過程あるいは機能としての栄養と，栄養素，食品とを区別して使用するべきである。

栄養の定義では，国語辞典，百科辞典であれ，医学・栄養学の専門書であれ，国の内外を問わず，研究の要素は栄養素に限定している。しかし，栄養素の機能（食品の一次機能という）だけでなく，近年，食品の感覚機能（味覚・うま味だけでなく，視覚，触覚・歯ざわり，嗅覚もふくむ。二次機能）や，生体調節機能（免疫系，消化器系，内分泌系，神経系などへの作用で体調調節機能ともいう。三次機能）の研究が行われるようになってきている。

その詳細については専門科目の「食べ物と健康」などで学ぶことになるが，体調調節機能を生体に対して発現できるようにした加工食品を機能性食品といい，多くのものは健康食品・サプリメントとして販売されている。アガリクス，いちょう葉エキスなどの製品（素材，原材料）も含む。その"有効成分"を非栄養素という。たとえば食物繊維（ただし，栄養素とする研究者もいる），乳酸菌，あるいはアントシアニン，イソフラボン，カテキンなどである。

生活習慣病の予防と治療には，生活習慣（栄養・食生活に加えて運動，休養，

睡眠，飲酒，喫煙など）の修正が必須となってきている。とくに，運動・スポーツは肥満対策のひとつとして重要である。エネルギー消費の観点からも，広義の栄養に含まれる領域となってきた。

　こうしたことからも，栄養の定義を見直す時期になってきているといえよう。

　学年が進行し，"栄養学"を学んでいく過程において，この本のChapter02や03で記述されている栄養や栄養学の定義を思い出し，あるいはこの本を出してみて，定義のどの部分を学習したのか，そしてどこが正しいのか，疑問に思う箇所は，未知の点は，などをふりかえってみることである。おそらく学生諸君は，Chapter02や03での栄養や栄養学の定義は，かなり狭義にとらえられていることに気づくであろう。栄養の真の姿が見えてくるだろうし，栄養学を勉強していくことの面白さが実感できるであろう。

【参考文献】

1）守随憲治他編『国語辞典』旺文社，東京，1980
2）電子辞書Casio EX-word XD-GP9700『デジタル大辞林』小学館，東京，2009
3）新村　出編『広辞苑第六版』岩波書店，東京，2008
4）松村　明他編『大辞林第三版』三省堂，東京，2006
5）高橋悌蔵「栄養及び栄養素の定義について」『東海女子大学紀要』1968;1:1-7
6）Gone P B, Editor in Chief, *The Merriam-Webster Dictionary*（Massachusetts: Springfield, 2002）
7）Soans C, Hawker S Ed, *Compact Oxford English Dictionary of Current English, 3rd Edition*（Oxford, Oxford University Press, 2005）
8）田中隆荘他著『高等学校　生物Ⅱ』第一学習社，広島，2006
9）本川達雄他編『高等学校　生物Ⅱ改訂版』新興出版社啓林館，大阪，2008
10）相賀徹夫編著『日本大百科全書3』小学館，東京，1985
11）電子辞書Casio EX-word XD-GP9700『ブリタニカ国際大百科事典』Britannica Japan，東京，2007
12）高久史麿総監修『ステッドマン医学大辞典改訂第6版英和・和英』メジカルビュー，東京，2008
13）伊藤正男他編『医学大辞典』医学書院，東京，2003
14）日本栄養・食糧学会編『栄養・食糧学用語辞典』建帛社，東京，2007
15）野口　忠編著『栄養・生化学辞典』朝倉書店，東京，2002

ヒトの体内の赤血球の数は？

神奈川県予防医学協会
鈴木　忠義

「栄養士になるのになぜ解剖生理学を勉強するの？」これは公立短期大学教員時代に，栄養士養成課程の期末試験の答案に書かれた学生の一文です。

栄養とは，外界の物質が食品や飲み物としてヒトの体の細胞に入り，役立つことです。飲食物としての成分や調理の技法を含めて勉強するほうを栄養学とすれば，それらの栄養がどのような方法で細胞に到達し，さらにどのような過程を経てヒトの役に立つのか，なぜヒトは食べるのかを基本の視点として解剖生理学を講義しました。

講義では総論として生物の特性，歴史，生命の維持，食べることの意義（植物で肥料，動物で餌，ヒトで食品），ヒトの外観・立体構造と運動能力，細胞と組織，そして各論に入ると真っ先に消化器を取り上げ消化と吸収，つまり栄養と密着した部分に2コマ分を使いました。だから講義が終わってこんな疑問が出るとは思いもよらないことでした。

なぜこの授業が必修科目にあるのか理解できなかったら，教員に質問するなり教科書を読むなりの解決方法を実行しないのはなぜなのか，とても疑問です。

1立方ミリメートル

「赤血球の数はいくつか」とは，試験問題です。正解は「500万個/mm^3」です。しかし私の経験では正解率はよくて3割です。では学生たちはどこで間違えるのでしょうか。

「500万」の数値を間違える学生ももちろんいますが，多くは単位を書かないか，または「/ml」と書くのです。学生の多くにとって記憶すべきは数字であって，数字の大きさを規定するmm，mm^3，cc，l，dl，mgなどの長さ，容量・容積，重さなどの単位は思考の外側にあるらしいのです。

授業では「赤血球の数値は500万個/mm^3」と教えています。そして学生の何人かを指名して「1mm^{3}の大きさを具体的に説明しなさい」と指示しますが，ほとんど答えてくれた記憶がありません。そこで親指と人差し指でわずかなすき間をつくり「1辺が1mmのサイコロを枡として，そのなかの血液に500万個の赤血球が入っている」と解説し，さらに1mlは1ccであり，1cmを1辺とする枡の容量（cm^3）であることを説明します。すなわち$(10mm)^3 = 10^3 mm^3 = 1,000 mm^3$であると板書きして教えます。また最後に10のn乗（n=64～-23）の数字，読み方，記号，意味，漢字（および読み）などを整理したプリントを配布して説明します。その授業の成果が上記の試験成績なのです。数字は必ず単位とともに覚えるべきものです。

上の問題にはもうひとつの答えが可能です。全身の赤血球の数です。その場合には，以下のいくつかの前提が必要になります。①血液量は体重の13分の1である，②体重は簡便のため65kg

と仮定する，③血液比重も同様に水と同じ1とする，です。

　65kg×(1/13)＝5kg　→5ℓ＝5,000ml＝5,000×1,000mm^3＝5×10^3×10^{3}mm^3＝5×10^{6}mm^3

　すなわちヒトの血液は，1mm^{3}の枡500万個の分量となります。そして，そのひとつずつに500万個の赤血球がありますから，全身の赤血球の数は以下のようになります。

　500万個/mm^3×500万mm^3＝5×10^6×5×10^6＝25×10^{12}個＝25兆個

　ヒトの細胞の総数は60兆とも100兆ともいわれます。何を感じますか。

　ヒトははかり知れなく奥深いものです。

栄養学について

Chapter 03

1. 国語辞典などでは

　栄養と同様，栄養学の定義も国語辞典，百科事典，医学や栄養学の辞典，インターネットなどに記載されている。なお，英語では，nutrition, nutritional science, nutriology, threpsology, trophology, dietetics, alimentology などの用語が載っている。

① えいようがく【栄養学】栄養について研究する学問。栄養素の代謝・所要量[*1]・過不足による病態，食品の種類・組成・調理法，疾患時の食事について生理学・生化学・病理学・衛生学の立場から探究[1)]。

② 栄養学［dietetique］健康状態を維持あるいは回復するための適正な食事摂取に関して研究する医学および衛生学の一部門。すなわち，健康維持を確保するための合理的，適切な食事法を確立し，またある疾患の予防あるいはこれよりの回復のために，特別な病的状態に適合した食事箋を定めようとするものである[2)]。

③ 栄養学：ヒトおよび他の動物の正常または病的な種々の状態における必要とする食物の学問[3)]。

④ 栄養学［nutrition, nutritional science］食物を単に空腹感を満たすものだけでなく，また，その選択が嗜好や趣味の対象としてなされるものではなく，生命の維持や心身の健康維持に不可欠な素材として理解し，食物と生体の相互関係について栄養の状態や必要度などを考えていく学問。こうした学問構成分野には，生体の知識として解剖生理学，栄養素としての食品を扱う食品学，食品化学，食品加工学，調理学がある。一方，食物と生体との相互関係や汚染に重点を置く公衆衛生学，食品衛生学，臨床栄養学，また，学問上の成果を実践に移す分野としての公衆栄養学，栄養指導論，栄養教育論などがある[4)]。

⑤ 栄養学［1. dietetics］栄養学上特別な状況下（すなわち，代謝性疾患，あるいは他の疾患），妊娠，成長，体重の減少のような特別な生理学上の需要のための食事についての研究あるいは処方。［2. Nutrition］生物が生命の維持，成長，器官と細胞の働きを円滑にし，エネルギーを算出するために食品を摂取し利用するプロセスのこと（ここまでは栄養の定義である）で，そのプロセスを研究する科学[5)]。

*1 所要量：
現在では，食事摂取基準という。

2．管理栄養士養成課程におけるカリキュラム

　上記の栄養学の定義のなかで，管理栄養士養成課程におけるカリキュラムを意識した定義は，④の定義である。管理栄養士養成課程における必修の専門科目は法律で定められている。表3－1に示すように，専門基礎分野と専門分野に大別されている[5]。これらの科目を学ぶ初回の講義で，それぞれの定義と授業内容が詳述されるので，ここでは，概要を学習しておこう。

　現代栄養学は医学と食品学（食品科学）とが融合した科学であるといわれている。専門基礎分野の科目では医学と食品学の概要を学ぶ。すなわち両者の入門編と考えられる。「社会・環境と健康」は医学の1分野である公衆衛生学である。「人体の構造と機能」は解剖学，生理学，生化学で，「疾病の成り立ち」は臨床医学と病理学に対応する。「食べ物と健康」は食品学である。

　医学は人間の生命現象をマクロ（巨視的）レベルからミクロ（微視的）レベルにわたって観測している。生態系（地球レベル），集団，個体から，器官・組織，細胞，細胞内構造（核，ミトコンドリア，リボソームなど），分子・遺伝子までを対象としている。生態系，集団を調べているのは公衆衛生学，個体（主として患者）は臨床医学（内科学，外科学などの治療医学），器官・組織から分子・遺伝子までは基礎医学（解剖学，生理学，生化学，病理学など）である。なお，解剖学は器官・組織の構造，細胞そのものの構造，細胞内の構造を研究する形態学である。生理学は人体の物理学的機能の研究である。生化学は細胞や細胞内構造の化学的構成成分，およびそれらが示す化学反応と代謝機序を分子・遺伝子レベルで解明する，人体の化学的機能の研究である。病理学は疾病による器官・組織，細胞，細胞内構造の形態学的変化を観測している。臨床医学は疾病の成因，病態，診断，治療を研究し，実践活動（診療）を行っている。公衆衛生学は人間集

表3－1　管理栄養士養成課程における専門基礎分野と専門分野

専門基礎分野	社会・環境と健康
	人体の構造と機能および疾病の成り立ち
	食べ物と健康
専門分野	基礎栄養学
	応用栄養学
	臨床栄養学
	公衆栄養学
	栄養教育論
	給食経営管理論
	総合演習
	臨地実習

専門基礎分野	研究の主要素*1				
食品学(調理学)	食べ物と健康	食料 食品		公衆栄養学	
		食べ物 料理	臨床栄養学 応用栄養学		給食経営管理論*3 栄養教育論*3
		栄養素 非栄養素	基礎栄養学		
			人体の構造と機能	疾病の成り立ち	社会・環境と健康	専門基礎分野
			解剖学,生理学,生化学	臨床医学 病理学	公衆衛生学	医学の分野
			ミクロのレベル	個人（患者）	集団	観測の対象*2
			医　学			

■：栄養学の専門科目

*1 研究の主要素：臨床栄養学，応用栄養学は栄養素・非栄養素を，公衆栄養学は食べ物・料理，栄養素・非栄養素を研究の対象とすることがある。
*2 観測の対象：ミクロのレベルでは，臓器・組織・細胞，細胞内構造，分子・遺伝子を生命現象の観測の対象としている。
*3 本文を参照のこと。

図3－1　医学，食品学，栄養学の関係

団と環境要因とのかかわりを追究し，環境要因のコントロールにより疾病の予防や健康の維持・増進を図る。

　一方，食品学は食料，食品，食べ物（食物，調理されたもの，ヒトの口に入る直前のもの）を研究の要素にしている。食品の生産から，加工，流通，貯蔵，調理までの過程における安全性の確保，栄養素・非栄養素や嗜好性の変化について研究している。体内に入ってからは，食べ物は栄養素や非栄養素となる。

　医学と食品学の研究要素との組み合わせで栄養学の専門科目となる（図3－1）。「基礎栄養学」は生理学，生化学と栄養素とが主たる組み合わせとなっている。おもに消化・吸収，栄養素の体内動態，代謝を研究する。将来，遺伝子発現と栄養とのかかわりが重要な課題となる。「応用栄養学」は個体レベル，すなわち健常者の栄養学である。主として，性別，年齢別，妊娠時，授乳時の栄養学である。「臨床栄養学」は，臨床医学の場での栄養学で，患者や要介護者の栄養状態をアセスメントし，食事療法・栄養補給の方針を立て，実施，監視・評価していく（この過程をマネジメントサイクルという。⇒p.107，128）。「公衆栄養学」は，主として国，都道府県，市町村，職場，学校などの集団において，栄養・食品対策を樹立，実施，監視・評価する（マネジメントサイクル）。生活習慣としての栄養・食生活，身体活動の適正化により，疾病の予防と健康の維持・増進を図る。「栄養教育論」は臨床栄養学や公衆栄養学の実践活動の技術のひとつである。

　「給食経営管理論」は大量の食べ物を取り扱い，大量に調理された給食の栄養

面の管理を行う。また，栄養学の知識と技術を習得した上で，給食会社や食品会社などにおいて運営とマネジメントを行う。

　医学や食品学，そして栄養学は大きな変貌を遂げつつある。このような進歩に合わせて，管理栄養士養成課程におけるカリキュラムも改訂すべき時期がきているようである。

【参考文献】

1）新村　出編『広辞苑第六版』岩波書店，東京，2008
2）森岡恭彦総監訳『カラー図説医学大事典』朝倉書店，東京，1985（原書：A. Domart et J. Bourneuf, *Nouveau Larousse Medical*（Paris: LibrairieLarousse, 1981））
3）和田　攻総監修『医学生物学大辞典〈中〉』朝倉書店，東京，2001（原書：Becker EL, Editorial Board Chairman. *International Dictionary of Medicine and Biology*（New Jersey: John Wiley & Sons, Hoboken, 1986））
4）日本栄養・食糧学会編『栄養・食糧学用語辞典』建帛社，東京，2007
5）五十嵐　脩監訳『オックスフォード食品・栄養学辞典』朝倉書店，東京，2002（原書. Bender AE, Bender DA, *A Dictionary of Food and Nutrition*（Oxford: Oxford University Press, 1995））
6）管理栄養士国家試験出題基準（ガイドライン）
7）Study Guide for Registration Examination for Dietitians

食べ物と健康

岡山県立大学保健福祉学部栄養学科
辻　英明

1. 国家試験出題基準の全面見直し

　2002（平成14）年に，管理栄養士養成課程の新カリキュラムが施行されたが，その教育内容の成果を確認するための出題基準が同年8月に設定され，2006（平成18）年以降の国家試験は上記基準を活用して実施されてきた。しかし，管理栄養士を取り巻く環境が変化し，保健・医療・福祉・教育を含め多様な領域で管理栄養士への期待が高まったこと，ならびに管理栄養士を取り巻く状況や学術の進歩がみられたことなどの理由から，出題基準の見直しが必要となった。そのため，厚生労働省管理栄養士国家試験出題基準改定検討会では管理栄養士国家試験出題基準に関して全面的な見直しが検討され，2010（平成22）年12月24日，改定案の報告書が提出された。

　「食べ物と健康」分野では，近年の食品の安全性の確保が大きな社会問題となっていることや食環境の変化などの影響を受け，食の専門家である管理栄養士は食の環境の理解者として位置づけがなされるようになっている。今回の改定案において，出題の狙いとしては，①食品の分類および成分を理解し，人体や健康への影響に関する基礎知識の修得，②食品素材の成り立ちを理解し，食品の生産から加工，流通，貯蔵，調理を経て人に摂取されるまでの過程における安全性の確保，栄養や嗜好性の変化についての理解，③食べ物の特性を踏まえた食事設計および調理の理解，が設定されている。出題基準の大項目として，①人間と食品（食べ物），②食品の分類と食品の成分，③食品の機能，④食品の安全性，⑤食品の表示と規格基準，⑥食品の生産・加工・保存・流通と栄養，⑦食事設計と栄養・調理，の7つの項目に分類され，それぞれの細項目として，中項目および小項目が配置されている。

2. 食品の安全性への取り組み

　管理栄養士は，食べ物を通して，人および集団の健康の維持・増進，ならびに患者の疾患の回復を支援する食に関する幅広い高度な専門知識を身につけた専門家である。これらの専門知識のうち，「食べ物と健康」分野においては，食べ物の確保，健康に密接に関係する食品成分に関する理解が基本的に求められている。近年，わが国における食料自給率はカロリーベースで40%以下であることが喧伝され，今後の地球的規模での爆発的な人口増加および食料生産の停滞などの理由から，わが国の将来の食料の確保について国民に大変な不安感を与えている。グローバル化が進展している今日，食料生産・流通についての理解も管理栄養士に求められている課題となっている。さらに，わが国における食料は，海外からの輸入に多く依存している。

　とくに近年，中国から多くの食材が輸入されているが，日本における食品の安全性に関する取り組みと中国などにおけるその取り組みは大きく異なっており，2008（平成20）年には「毒入

り冷凍餃子事件」が発生した。この問題は，人為的な原因であるため，この問題を食品の安全性確保という面からすると特殊なケースに属するが，中国で生産される食料品においては，農薬などの残留問題などを抱え，食品の安全性に関する信頼性については乏しいものがある。

　管理栄養士の教育現場においては，食品衛生学で，食中毒を中心にした食品の安全性については学習している。しかしながら，最近の食品の安全性に関する問題に対して，管理栄養士の立場から何らかの対策ならびに情報発信ができたかといえば，何もできなく，無力感を覚えたのではないだろうか。管理栄養士の教育に真正面から「食品の安全性」の確保に関する体系的な教育が必要となっている。

3．求められる有機的・体系的教育内容

　「食べ物と健康」分野においては，食品全体についての理解はもっとも重要で本質な課題である。1962（昭和37）年に管理栄養士制度が創設され，これまでに二度の制度の改定を経て今日に至っているが，創設当時からこの分野は家政系の教育内容をベースにしたものであった。すなわち，食品に関連する科目としては，食品学（または食品学総論），食品材料学（または食品学各論），食品加工学，食品分析学，調理学，食品衛生学などがあり，これらが独自に講義されてきた。とりわけ食品学，食品材料学，食品加工学，調理学は独立しており，相互の科目間を連携して講義するのは珍しい。これらの科目は，主として農学部出身の教員により担当されており，それぞれの科目はすみからすみまで詳しく講義されている。管理栄養士は，その養成施設において4年間，食べ物だけでなく，臨床栄養，公衆栄養，栄養教育，給食経営管理など幅広い事柄を学習することが求められている。

　そのゆえ限られた期間内に，食べ物に関する知識も，できるだけ体系的かつ重要な内容を効率よく充分に学習することが望まれる。そのためには，上述の科目をいったんゼロに戻して，管理栄養士のための新しい食品学を創造することが求められているように思う。今回の出題基準の改定は，報告書のまとめでも述べられているように，今後の管理栄養士の教育内容の絶え間ない改革を志向する契機とすべきである。この教育内容の改善活動は，今後の管理栄養士の資質の向上，ひいては管理栄養士の社会的地位の向上に大きくつながるものである。

　ところで，今回見直しされた出題基準のうち，「食べ物と健康」分野における基本的な科目はどのようなものであろうか。上述したように，できるだけコンパクトかつ充分な教育内容を包含するためには，食べ物を確保する過程における食品の安全性を取り扱う科目「食品安全学」，食べ物全般にかかわる科目「食品学」，ならびに調理して食べられるように食事の献立を設計する「食事設計学」の3科目で充分であると思われる。

　どんなに栄養価が高くても，健康障害を引き起こす毒物を含む食品や食中毒菌で汚染された食品は，私たちにとって食べ物とならない。すなわち，食品の安全性が保証されてはじめて食べ物になる。食品安全学は食品の安全確保に関する教育内容を学習する分野である。

　この食品の安全性を十分理解した上で，食品学を学ぶ。この食品学においては，従来の食品

学，食品材料学，食品加工学，調理学の一部を再構成し，管理栄養士が習得しておくべき必要にしてかつ十分な知識が学習できるような教育内容が求められる。すなわち，食料生産，流通，人口問題，食品の安全性を学習し，食品の種類，食品成分の化学的性質，食品成分表を理解し，代表的な食品を取り上げ（取り上げる食品数は制限する），その特徴的な栄養成分の特徴を把握する。ついで，食品の機能性，加工・保存・調理過程における食品の成分変化をよく理解する。このように，管理栄養士においては，食品に関しては必要にして十分な知識を体系的に学習できるようにすることが強く求められている。

健常人のバランスある食事，患者に適した食事の献立，そのための調理に関する食事設計学も，「食べ物と健康」の分野では重要な教育分野である。

2009（平成21）年5月に，日本栄養改善学会において検討されてきた「管理栄養士養成課程におけるモデルコアカリキュラム」が公表されている。管理栄養士養成課程における従来のカリキュラムは盛りだくさんであったため，モデルコアカリキュラムではさらに教育内容の充実を図る上での積み上げが試みられている。しかしながら，管理栄養士養成課程における学生にとっては，限られた時間内で学習しなければならない。卒業間近の学生は，多くの科目を学習してはいるけれども，消化不良のため，知識として身についていない状態の学生が多数存在している。つまり，栄養学の修得が不十分な卒業生が多く，その状態で現場に配属されているのが実情である。

このような状況を考えると，真に栄養学に関する高度な知識・技術を修得した管理栄養士を養成するためのカリキュラムを改善するに際しては，積み上げ方式でなく，管理栄養士として必要かつ不可欠な知識・技術の修得を目標とすることで内容を整理し，従来のカリキュラムを大幅に組み換え，教育体制の整備を図ることが求められている。このような観点から，「食べ物と健康」の分野では，食品安全学，食品学および食事設計学の3科目について有機的かつ体系的な教育内容の構築が期待されている。

栄養に関連した歴史

Chapter 04

1. 科学（物理学）と生物学の歴史的重要事項[1]

　古代や中世では，古代ギリシャの哲学者アリストテレス[*1]の考え方が支配的であった。一例をあげると，地上界の物体は，すべて4つの元素，すなわち土，火，空気，水から構成されていると信じられていた。このアリストテレス的世界観の中心に位置していたプトレマイオス天文学は1,800年もの間，揺らぐことはなかった。宇宙の中心に静止した地球があり，そのまわりを太陽や惑星が回っているというものであった（天動説）。

　近代の科学的世界観が発展していくうえでの第一歩はコペルニクス[*2]による。太陽が宇宙の中心であり，地球をはじめとする惑星はそのまわりを回っているという説である。カトリック教会が聖書の教えに反するとして，地動説を擁護する書物が禁書にされるなど，強い抵抗を受けた。ガリレオ[*3]は，コペルニクス説を支持し，自作の望遠鏡で月の山，木星の月，太陽の黒点，無数の恒星の集まりとしての天の川などを発見した。その後，ケプラーは，惑星が楕円軌道を描いていること，惑星の速さについての法則を発表した。また，ガリレオは，自由に落下する物体は，重さにかかわらず同じように地面に向かって落ちていくとして，重い物体は軽い物体よりも早く落ちるとするアリストテレスの直観に反対した。さらに自由落下する物体は単位時間当たりに増加する速度と等しいという「自由落下の法則」を主張した。

　ルネッサンスとともに宗教の権威と束縛から解放された人類が自然に対処する立場を確立したのは，ニュートン[*4]の仕事による。科学の歴史でニュートンに匹敵する者はない。それは，「万有引力」の原理と「運動の三法則」である。万有引力の原理によると，宇宙に存在するあらゆる物体は他のすべての物体に引力をおよぼしており，二物体間の引力の大きさは両者の質量の積と，距離の二乗に依存する。そして引力の影響を受ける宇宙のすべての物体の運動は，3つの運動の法則（慣性の法則，運動の法則，作用・反作用の法則）で表現されるという。物体についての初期条件とその運動方程式によって，世界は規定されているという考えで，「決定論」という。真理は，私たちが知る，知らないにかかわらず，宇宙創成のときから存在し，宇宙のすみずみに至るまで普遍妥当性を持っているものと考えられた。これを「真理の絶対性」という。

　20世紀に入り，ニュートンの古典力学の体系を原理的に崩壊させたのは，相対性理論と量子力学である。アインシュタイン[*5]の相対性理論は，きわめて質量

---

*1 アリストテレス (Aristoteles, BC384-BC322)：マケドニアに生まれる。プラトンのアカデメイアで学ぶ。プラトンが，物事の背後にはイデアという永遠不変の原型があり，われわれが見る現実の世界はイデアの仮の姿で不完全なものに過ぎないとしたのに対し，アリストテレスは，イデアは現実の物事に内在すると考え，現実の物事はイデアに相当する物事の本質である形相（エイドス）と，その物事を構成する素材，材料である質料（ヒューレ）から成り立つと考えた。

*2 コペルニクス (Nicolaus Copernicus, 1473-1543)：ポーランド出身の天文学者。コペルニクスの地動説を唱えた主著『天球の転回ついて』は，地動説の影響の大きさを恐れ，死ぬ直前まで出版されることはなかった。

*3 ガリレオ (Galileo Galilei, 1564-1642)：ガリレオ・ガリレイ。イタリア・ピサに生まれる。地動説を唱えたことから，二度のローマ教皇庁による異端審問所審査を受け，二度目の裁判では地動説を破棄するという異端誓絶文を読み上げたことで，終身刑から軟禁に減刑された。ガリレオは異端誓絶文を読み上げたあとで「それでも地球は動く」とつぶやいたとされるが，それは後世のつくり話といわれている。なお同時代の哲学者で地動説を支持したジョルダーノ・ブルーノは，自説を撤回しなかったために，ローマ教皇庁により処刑されている。

の大きな物体（大きな重力場）やきわめて高速で運動する物体（光速など）にニュートン力学を適用しても，正しい結果が得られないことを示した。古典力学は相対性理論の近似として成り立つものである。逆に，ハイゼンベルグ*6らの量子力学によると，素粒子のようなごく小さい世界ではニュートン力学が成立しないという。たとえば電子の位置と運動量を同時に決定しようとすると，一方を正確に測定しようとすれば，他は不正確になり，両者の不正確さの積は，プランクの定数よりも小さくならない。

　以上，科学の歴史を概観してきたが，実際には物理学の歴史である。しかし，物理学は，歴史的には非常に重要であり，生物学を含む全自然科学の根本でもある。生物学において，物理学のアリストテレス，コペルニクス，ガリレオ，ニュートン，アインシュタインの流れに対応するのは，ダーウィン，メンデル，そしてワトソンとクリックであろう。

　ダーウィン*7は，1859年，『種の起源』を発表した。それまでは旧約聖書の創世記に描かれている，神が異なる種をそれぞれ別個に創造した，とする世界観が一般的であった。ダーウィンは，自然選択（自然淘汰）*8の過程を経て，祖先の種から進化したものが現生種だとした。種とは，ほぼ形態的に共通した構造を持つ個体の集まりである。同一種を構成する個体は，遺伝的に安定した形態的・生理的特徴を持つ。種は，自然の状態で交配し，つぎの世代に形質*9を伝えていく繁殖集団でもある。また，種は不変のものではなく，いろいろな変異*10を起こし，時間とともに変化したり，絶滅したり，種分化によって新しい種となる可能性を持っている。自然界においては，変異個体を選択するのは環境である。環境に適応している個体ほど，繁殖可能な年齢まで生き残っていき，自分と同じ形質を持った子どもを多く残す可能性が高い。生物集団に存在する遺伝変異のなかから，生存と繁殖にとって有利な変異が選択されて遺伝していく。きわめて多くの世代を経ることによって，種はまったく新しい種へと進化する。その後の研究によってダーウィンの進化論は検証され，現代においても生物学のみならず社会思想にまで大きな影響を与えている。

　遺伝学では，1865年，メンデル*11がエンドウマメの交配実験の結果から遺伝の法則を発見した。一般に生物の性質は総合的に表現されるものであるが，メンデルは特定の性質（対立形質）だけを取り出して探求した。種子の形が丸いかしわが多いか，さやの色が緑色か黄色か，草丈が高いか低いかなど，目に見える性質を扱いながら，その現象を支配する目に見えない「仮定の因子」の確率論的な振る舞いで説明できるとした。

　そしてメンデルの考えた「因子」は，遺伝子とよばれ，その本体がDNA（デオキシリボ核酸）であることが明らかにされたのは，20世紀の半ばであった。1953年，ワトソンとクリック*12が，DNAの二重らせん構造模型を提案した。この二人の研究によって，遺伝情報が細胞から細胞へコピーされるメカニズム，親

---

*4 **ニュートン**（Isaac Newton, 1642-1727）：アイザック・ニュートン。イングランド・リンカシャー州に生まれる。"近代科学の父"とよばれ，運動の三法則，万有引力の法則のほかに，微分積分法の開発，光のスペクトル分析，鏡とレンズを使った反射式望遠鏡の開発などの業績を残した。また，錬金術，聖書の研究にも熱心であった。主著は『プリンキピア』。

*5 **アインシュタイン**（Albert Einstein, 1879-1955）：ドイツ・ウルム市にドイツ系ユダヤ人として生まれる。のちにアメリカに亡命する。一般には，特殊相対性理論（1905年）と一般相対性理論（1916年）の2つをあわせて相対性理論（Theory of Relativity）とよぶ。特殊相対性理論では，光の速度は不変とされ，高速で移動する物体の時間は，地上で静止状態にある物体の時間よりも遅くなることを証明した。また一般相対性理論では，重力による時空の歪みを証明し，ブラックホール，ビッグバン理論の基礎となった（ただしアインシュタインは当初，ブラックホールの存在を否定していた）。

*6 **ハイゼンベルグ**（Werner Karl Heisenberg, 1901-76）：ドイツ・バイエルン州に生まれる。行列力学，および不確定性原理（Uncertainty Principle）によって量子力学の基礎を築く。粒子の運動量と位置を同時に正確に測ることはできないとする不確定性原理は，量子力学の基礎原理のひとつとされている。

から子への遺伝情報はDNAにより伝わることが説明できるようになった。その後，分子生物学やバイオテクノロジーは急速な進歩を遂げた。幹細胞，ES細胞，iPS細胞*13，遺伝子診断，遺伝子治療，再生医療，そして分子生物学，分子栄養学，クローン動物，遺伝子組換え食品などは，現在，栄養学を専攻している学生にとっては身近な話題となっている。

2．先史時代における科学の萌芽：「火による調理」1)

　フェリペ・フェルナンデス—アルメスト（Felipe Fernandez-Armesto（1950-）英国の歴史学者）によると，人類にとって最初の革命的な発見は「火による調理」だったという。火で焼いたり，煮たりすることで消化のよい食事が可能となった。また，加熱することで食中毒を無意識のうちに防ぎ，また無毒化できる食べ物の存在に人類は気づき，食べ物の保存が可能となった。時代がたつにつれて調理用具（土器など）の発明となり，種々の調理方法が開発されることにもなった。火を使用しはじめた年代はいつのことかは明確ではないが，約50万年前の北京原人は火を使用していたようである。20万年前に現れたネアンデルタール人は火を自由に使い，火を中心に人々が集まり，共同生活を営むようになった。火は，肉食動物からの危機を防御し，防寒，照明の具ともなり，共同体としての意識を人々に与えた。

　自然に対する畏怖の念から自然崇拝が生まれ，人々は火のまわりで動物の動きを模倣した舞踊をはじめた。舞踊を指導するのは集団の最年長者，長老で，これが司祭，呪術者，聖職者の起源である。ネアンデルタール人は，花とともに遺体を埋葬し，このことが宗教心やいたわりの心の原点であるという。これを医の原点と考え，社会の健康を維持する衛生（あるいは公衆衛生）へと発展したとする医学研究者もいる2)。

3．農耕の起源

　人類が地球上に誕生したのは約500万年前であるといわれている。人類（猿人，原人）は食を得るために採集・狩猟を行っていた。漁労が営まれるようになったのは，20万年前で，ネアンデルタール人が出現した頃である。農耕・牧畜が起こったのは，1万年前頃の新石器時代で，農耕では，特定の植物種を人為的に優占種として単一栽培するようになった。灌漑農業，犂耕*14は4,000～5,000年前（青銅器時代）に世界四大文明が発祥した頃であろう。この節では，ジョージ・マードック（George Murdock（1897-1985）米国の人類学者），中尾佐助1)によ

*7　ダーウィン（Charles Robert Darwin, 1809-82）：イングランド・シュロップシャー州で生まれる。1831年にイギリス海軍の測量船ビーグル号に乗船し南米，フォークアイランド諸島，ガラパゴス諸島，オーストラリア，南アフリカなどを経て1836年に帰国する。この航海中，ガラパゴス諸島での生物の多様性から進化論のヒントを得たといわれており，その後1856年に『種の起源』（On the Origin of Species）を発表する。なおダーウィンは，"進化"に該当する表現としてdescent with modification（変化を伴う継承）を使用しており，一般に使われるevolutionという単語は使用していない。

*8　自然淘汰（Natural Selection）：ある種の個体群のなかで，ある個体の形質を持つ個体はその形質を持たない個体よりも多くの子孫を残すことができ，その形質が遺伝するなら，のちの世代により広く伝わるようになること。ダーウィンは，マルサスの『人口論』（An Essay of on the Principle of Population）から自然淘汰のヒントを得た。

*9　形質（Trait, Character）：生物において，表現型として現れる形態的・生理的な各種の遺伝的性質。たとえば血液型，皮膚の色など。

*10　変異（Mutation）：同種の生物の各個体の形質が少しずつ異なっていること。

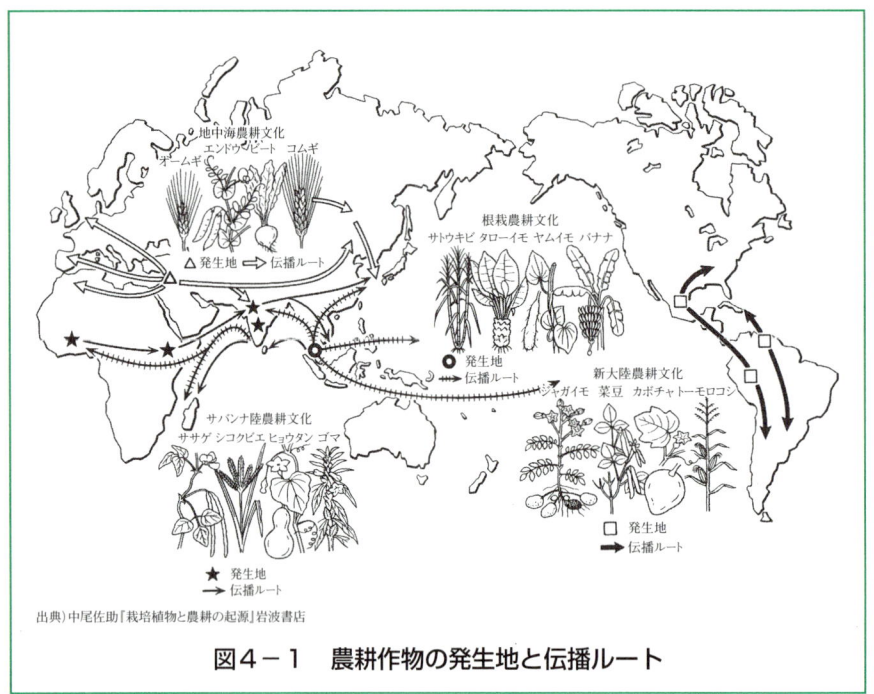

図4-1　農耕作物の発生地と伝播ルート

る農業の四大起源説に基づき、根栽農耕文化、サバンナ農耕文化、地中海農耕文化、新大陸農耕文化について概説する（図4-1）。

1）根栽農耕文化

栽培植物は、バナナ、ヤムイモ、タロイモ、さとうきびである。栽培バナナの野生種はMusa acuminateで、マレーシア原産である。もうひとつの野生種はMusa balbisianaで、フィリピンとインドで生じている。M. acuminate系は、マレーシアからフィリピンに渡り、そこでM. balbisiana系と交雑して、メラネシア（ニューギニア、ソロモン、フィジーなど）、ポリネシア（ニュージランド、サモア、クック、ハワイ、トンガ、タヒチなど）へ伝播し、もうひとつのルートはジャワ島経由で、ポリネシアに伝わった。西方へは、ミャンマーからインドに到り、M. balbisianaとの交雑品種が成立した。まず、M. acuminate系が紀元前（BC）2000年に、その1,000年後に交雑品種がアフリカ、マダガスカルに到着した。

ヤムイモ[*15]（Disoscorea属の総称。その中心品種はD. alataである）はマレーシア原産で、その栽培種はバナナと相伴って、オセアニアやアフリカに伝播していった。ヤムイモは、原産地や伝播地ではウビ（ubi, uvi, obi, ovi, owiなど）と呼ばれている。日本語の"うも"、"いも"は、その訛りであろうとされる。ヤムイモのなかには、苦味があったり、毒性の強いものがある。まず生いもを蒸し焼きにして、それから流水中で晒す方法で毒消しをする。

タロイモには非常に多くの種類があるが、さといも Colocasia antiquorum や

*11　メンデル（Gregor Johann Mendel, 1822-84）：オーストリアの科学者、司祭。現在のチェコ・ヒンチツェで生まれる。修道院でおもに自然科学を教えるかたわら、エンドウマメの交配の実験を行った。メンデルの遺伝の法則は、発表当初は評価されず、メンデルの死後30年を経てその科学的成果が認められた。

*12　ワトソン（James Watson, 1928-）、クリック（Francis Crick, 1916-2004）：ワトソンはアメリカ・シカゴ、クリックはイギリス・ノーサンプトンで生まれる。ワトソンとクリックは、ロザリンド・フランクリンとモーリス・ウィルキンスが行っていたX線によるDNAの解析をベースにDNAの二重らせん構造を発表した。1962年にワトソン、クリック、ウィルキンスの3人がノーベル賞を受賞している（フランクリンは1958年に死亡）。

*13　幹細胞、ES細胞、iPS細胞：幹細胞（Stem Cell）は、分化（成長）する細胞の元になる細胞。異なる系列の細胞に分化する能力（多分化能）と、自己増殖し同じ能力を持つ細胞をつくりだす能力（自己複製能）がある。ES細胞（Embryonic Stem Cell）は胚性幹細胞とよばれ、その名の通り受精卵を培養して得られる胚盤胞の内部細胞塊からつくられた幹細胞。これに対しiPS細胞（人工多能性幹細胞、Induced Pluripotent Stem Cell）は、体細胞に複数の遺伝子を導入することより、分化万能性と自己複製能を可能にした幹細胞。京都大学の山中伸弥らにより開発された。iPS細胞の開発により、山中は2012年にノーベル生理学・医学賞を受賞した。

*Alocasia indica*が主である．ミャンマー・アッサム付近が起源地で，さといもはインド，マレーシア，メラネシア，中国，日本に，*A. indica*はマレーシア，オセアニアに分布している．なお，毒抜きには，煮てから水晒しする方法が使用されている．栽培開始年代はバナナやヤムイモよりもはるかに新しいと推測されている．

さとうきびの野生種はニューギニアの*Saccharum robustum*のようである．BC15000～BC8000年にかけて*S. robustum*からノーブル・ケインという品種（おそらく*Saccharum officinarum*）が発生した．現在のさとうきび産業を支えている品種群はマレーシアの先住民が栽培していたノーブル・ケインを土台として，オランダ人がジャワで野生種と交配してつくり上げたものであろう．BC8000年にノーブル・ケインはメラネシアへ初期伝播し，BC6000年にはインドネシア，東南アジア，ミャンマー，インドへ中期伝播，BC500～AD1100年にミクロネシア（カロリン，マーシャルなど），ポリネシアに後期伝播した．

東南アジア熱帯降雨林を起源とする栽培植物には，うこん*16，しょうが，こんにゃく類，サゴヤシ，パンノキ*17などもある．

根栽農耕文化の特徴は，繁殖は種子によらず，根分け，株分け，さし木などの栄養繁殖のみで行われていること，倍数体*18利用が進歩していること，マメ類と油糧作物*19を欠くこと，農具は掘り棒（先を尖らした簡単な木の棒）のみであること，焼畑農業の発展，はとむぎの首飾り，おもちゃなどへの利用などである．

2）照葉樹林文化

西はヒマラヤの南部中腹（ネパール，ブータン，インド北東部のアッサム州）から，中国南部，日本の関東地方以南にわたる地域で，大部分は山岳地帯である．根栽農耕文化の温帯発展型である．端的にいうと，バナナは温帯では栽培できないからである．またサバンナ農耕文化からも強い影響を受けた．旧石器時代から，青銅器時代（約4,000年前），鉄器時代（約3,000年前）まで続いていたようであるが，その後，独立性は失われたと考えられている．

どんぐり類，まむしぐさ類（いも），こんにゃく，くず，わらび，かたくりなどが栽培植物で，毒抜きのための水晒し法やでんぷんを集めるための桶が発達した．茶，絹，漆，柑橘類，しそ（利用は照葉樹林文化のみ），酒などは，この地域での文化遺産である．

3）サバンナ農耕文化

発祥はアフリカのサハラ砂漠の西南，ニジェール川*20のマリ共和国内の流域である．エチオピア，カナリア島，北インド（さらに照葉樹林文化へ），南インド（さらにマレーシアへ）に中心地があり，ニジェール川から伝播した．また，

---

*14 犂耕：
犂（鋤）は「すき」と読む．なお，すき焼きの「すき」の漢字でもある．ウシやウマに犂を引かせて，土地を掘り起こす（耕す）こと．今日では，トラクターが土を反転，破砕し，耕している．

*15 ヤムイモ：
ヤマノイモ属．日本のながいもこれに属する．

*16 うこん：
ショウガ科ウコン属の多年草で，いくつかの種類がある（秋うこん，春うこん，紫うこん，その他）．カレー粉，たくあんの色つけなどに使われているのは秋うこんで，英語名はターメリック（turmeric）である．健康食品としても市販されていて，成分のひとつがクルクミン（curcumin）である．消化器系疾患・肝臓病の症状改善，胆汁の分泌促進などがいわれているが，消化不良以外の有効性についてはデータ不十分と評価されている．その一方，薬剤性肝障害が副作用として報告されている．

*17 パンノキ：
ポリネシア原産のクワ科の常緑高木．果実は表面に突起があり，小児の頭ほどの大きさで，でんぷん質に富んでいる．楕円形の集合果．蒸し焼きや薄切りにして焼いて食する．

*18 倍数体：
倍数性（ploidy）とは，生物あるいは生活環の一時期において，生存に必要な最小限の染色体の1組（ゲノム）を何セット持つかを示す概念である．倍数体（polyploid）とは，倍数性に基づく生物の分け方で，一倍体（半数体），二倍体，三倍体などという．

それぞれの中心地を発生地とする栽培植物もあり，相互伝播した。雑穀*21を主にして，マメ類を栽培し，おかず用に果菜類（未熟な果実を野菜として食べるもの）を栽培した。さらに油糧作物をつくり，植物油をしぼって食用にした。サバンナ農耕文化は，植物だけで栄養学的にほぼ完全な食料体系をつくり上げるのに成功したと評価されている。

雑穀としては，メヒジワ属（*Digitaria*）のフォニオ（英語ではハングリーライス，*Digitaria exilis*），*Digitaria iburna*，唐人びえ（*Pennisetum typhoides*），四国びえ（*Eleusine coracana.* サバンナ農耕文化雑穀の基本栽培種，エチオピア），テフ（*Eragrostis tef.* エチオピア），もろこし（*Sorghum vulgare.* 別名：ソルガム，コーリャン，エチオピア），きび（*Panicummiliaceum.* インド），あわ（*Setaria italica.* インド）などである。臼と杵で籾ずり，すなわち粉食にした。その後，精白工程にもなった。

マメ類はアースナット（*Voandzeia subterranea*），*Kerstingiella geocarpa*，*Vigna sinensis*，レンズマメ（*Lens esculenta.* インド），ヒヨコマメ（*Cicerarientinum.* インド），食用スイートピー（*Lathyrus sativus.* インド）など非常に多種類にわたっている。タマリンド（*Tamarindus indica*）やオウギヤシ（パルミラヤシ．*Borassus flabellifer.* ただしマメ類ではない）は，現在，インド，マレーシアで栽培されているが，アフリカ原産である可能性が高い。マメ類の栽培種は煮えやすいものを選びだしている（鍋が必要となる）。また，煮えやすいようにするために，石で砕いてあらい粒にする（現在，その製品をインド・ヒンディー語などでダルまたはダールといい，ヒヨコマメ，カヤヌス，グラムなどのマメ類をダルとよぶ）。

果菜類は，きゅうり，すいか，メロン，オクラ，ひょうたん（かんぴょう），ラード・フルーツ（*Hodgsonia macrocarpa.* 中国雲南省）などであるが，専門家でも知られていないものが非常に多くある。果菜類の利用法は多面的で，未熟果を煮て食べる，完熟果の甘い品種を生食する，果肉を乾燥して貯蔵食料にする，完熟果のかたい果皮を水の容器に利用する，種子を食用にする，若芽を野菜にする，などである。

油糧作物は，ごま（*Sesamum indicum*），油ヤシ（*Elaeis guineensis*），シアーバター（*Butyrospermum parkii*），ヒプティス（*Hyptis spicigera*），ヒマ（*Ricinus communis.* エチオピア），ニガーシード（*Guizotia abyssinica.* エチオピア），べにばな（*Carthamus tinetrius.* エジプト）などである。植物の種子を集めて油を搾りとるという食べ方は空前の大発明であるとされている。

4）イネのはじまり

イネは，サバンナ農耕文化の主要栽培植物である雑穀のひとつと位置づけられている。乾燥した熱帯から離れて雨量の多い地帯に入り，新しい雑穀に出会い，

---

*19 油糧作物：
油糧とは油脂，油脂原料，油かすなどをさす。油糧作物には，大豆，菜種，ごま，オリーブ，ひまわり，落花生，ベニバナなどがある。

*20 ニジェール川：
西アフリカのギニアの山地から北東に流れてマリに入り，南東に転じてニジェール，ナイジェリアを流れる。河口に大デルタ地帯を形成してギニア湾に注ぐ。学生諸君は，この川のマリ共和国周辺に米の原産地のひとつがあったことを覚えておく。

*21 雑穀：
生物学的分類ではない。穀物種の総称である。狭義にはイネ科キビ亜科の穀類（あわ，ひえ，その他）をさす。広義にはキビ亜科以外のイネ科（はと麦，燕麦，その他），豆類（大豆，小豆，その他），擬穀類（ソバ，その他），油糧穀類（菜種，ごま，ヒマワリの種子，カボチャの種子）を含む。

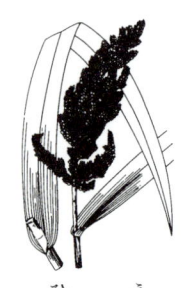

ひえ

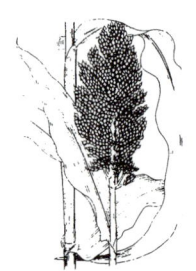

もろこし

その優占種を水田で栽培するようになったのがイネである。イネはアフリカ西部（ニジェール川流域）とインド東部が起源とされている。なお，最近の発掘調査で，1万5,000年前に中国の長江流域で稲作を中心とした農耕がはじめられていたことが確認されている。

アフリカ西部ニジェール川の中流を起源とするイネがオリザ・グラベリマ（*Oryza glaberrima*），またインド東部のイネ栽培種はオリザ・サチバ（*Oryza sativa*）である。野生のイネ，オリザ・ペレニス（*Oryza perennis*）が，それから導かれた栽培種と交雑し，その子係のひとつにオリザ・ファツア（*Oryza fatua*）という品種がある。このように，ファツアは野生種ではないとする研究者がいるし，純然たる野生種とする研究者もいる。いずれにしても，ファツアの栽培種がサチバであると考えらえている。サチバは，大きくアウス群（早生，円粒，有芒[*22]，ジャポニカ，ブルー，冬イネなど）とアマン群（晩生，長粒，無芒，ウキイネ，オカボ，モチイネなど）とに分けられている。なお，アウス，アマンはベンガル語（カルカッタ，現在のコルカタ付近の言葉）である。

根菜農耕文化起源のイモ類の焼畑農業が，雑穀や陸稲を継承・転換し，現在にいたっている。現在，焼畑農業は雑穀型（インド，照葉樹林文化地域），陸稲卓越型（東南アジア諸国，インドネシア，フィリピン），根菜型（オセアニア）に分けられている。また，インドではサバンナ農耕文化の雑穀のひとつとして稲作農業がはじまり，その後は地中海農耕文化の影響を受けて大発達を遂げている。

5）地中海農耕文化

地中海東部，現在のシリア，イスラエル，パレスチナ周辺が発祥地である。サバンナ農耕文化においては多年生イネ科植物が非常に多い地域であるにもかかわらず1年生だけが栽培植物になった。これに対して地中海周辺では大部分が1年生である。地中海気候は，冬は雨が多いが寒くなく，夏は乾燥した高温であるのが特徴である。ムギ類はこの気候にもっとも適している。さらにムギ類だけでなくマメ類，野菜類も冬作物であるのも特徴的である。

トルキスタン，ウクライナにわたる地帯に起源のある大麦は小麦よりも早期にインド，中国に，そして地中海地域の西方に伝播した。そして歴史時代に入ると大麦から小麦へと主食が転換していった。

麦畑の雑草から，燕麦類（オート麦），ライ麦，菜種類など二次作物が生まれた。また，ウシ，ヒツジ，ヤギ，ウマ，ロバなどを家畜化した。なお，シリアのテル・アブ・フレイラ遺跡では，1万年以上前の最古のライ麦の農耕の跡が発見されている。

新石器時代，畑地に灌漑が行われるようになり，麦は高収量をあげることができるようになった。しかし，畑に水を入れては乾かしを繰り返していると，畑に塩がたまり栽培が困難になる。しかし，アフリカ，中東の地中海周辺は大河川の

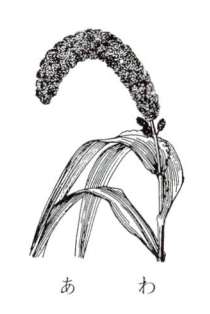

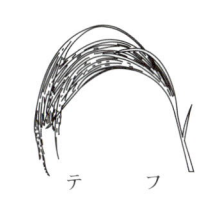

*22 有芒：
芒は「のぎ」とも読む。芒とはイネ科の小穂を構成している鱗片の先端にある棘状の突起をいう。

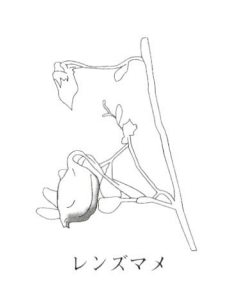

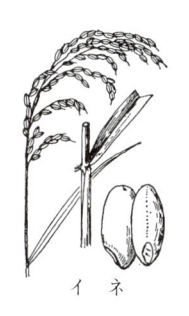

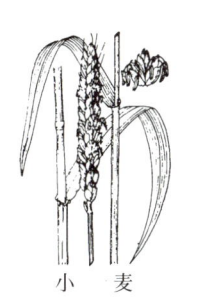

下流で，定期的に毎年洪水にみまわれる広大な平野があり，麦の収穫が豊かとなり，余剰を生んだ。すなわちメソポタミア文明とエジプト文明が開花した。

そして，農業革命が起こった。二圃式（冬雨型の気候で麦の栽培と休閑とを1年おきに交代させる方法），三圃式（農地を冬穀，夏穀，休耕地すなわち放牧地に区分し，ローテーションする農法。休耕地では家畜の糞尿を畑に還元するので肥料となる）を経て産業革命に至り，高度の発展を遂げた。サバンナ農耕文化が発生時そのままの農業の形態で現在まで来てしまったのとは対照的である。

地中海農耕文化は，ヨーロッパ南部，アフリカ北部はいうまでもなく，ヨーロッパのアルプス以北の森林地帯，インド，またインドあるいはチベットを経て中国，日本，さらにシベリアを経て朝鮮半島，日本へと伝播した。

6）新大陸農耕文化

新大陸農耕文化は，南北アメリカ大陸およびその周辺諸島に，ヨーロッパ人の侵入以前に旧大陸とは別個に成立した農耕文化である。根菜農耕文化とサバンナ農耕文化に対応する農耕文化が発生・発達したもので，地中海農耕文化に対応するものは発生しなかった。定型としては完成せず，伝播した地理的範囲は比較的狭い。

根菜農耕は，低地熱帯起源（発生地ベネズエラ），温暖起源（メキシコ），冷温帯起源（ペルー，ボリビア）の3つに区別できる。

低地熱帯型の主要作物はキャッサバ（*Manihotutilissima*）*23といういもである。これには生産力の強い苦味種と生産力の弱い甘味種があり，苦味種は毒抜きをしなければならない。まずいもをすりつぶし，細長いカゴに入れ，それをカゴごとしぼり汁液をしぼりだす。つぎに水を少し加え，汁液をしぼり出す。これを繰り返す。そのほか，ヤウティア（タロイモに似ている），ヤムイモ，また果実類ではパイナップル，モモヤシなどが栽培されている。焼畑農法であった。

温暖型では，さつまいもである。またアンデス高地（海抜4,000mくらい）の冷温型では，じゃがいも類で，非常に多くの種が栽培されているが，そのなかでただ1種のみが全世界に伝播した。そのほかの栽培いも，すなわちオカ（*Oxalis crenata*），ウルコ（*Ullucus tuberosus*），アヌウ（*Tropaelum tuberosum*），ラカチャ（*Arracacia xanthorrhiza*）は，アンデス高原以外のどこにも伝播しなかった。これらいも類の毒抜きは凍結乾燥法による。

種子農業はトウモロコシ，マメ類，カボチャである。トウモロコシは非常に優れた穀類である。そのほかにはマコモ類の"ワイルド・ライス"（*Zizania aquatica*）と呼ばれるものがある。布かカバノキの皮の板の上で乾燥させ，24時間弱火であぶると禾*24が除去される。マメ類では莢豆（*Phaseolus lunatus*），リマ・ビーン（*Phaseoluslunatus*）。またトマト，唐辛子などの産物がある。油糧作物はチリのマディア・サチヴァ（*Madia sativa*），北アメリカのヒマワリ

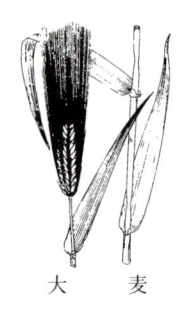

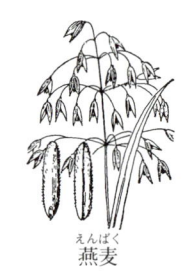

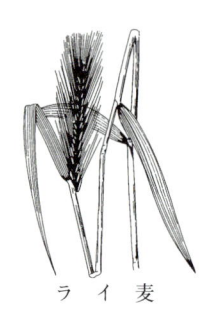

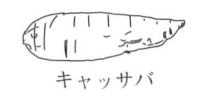

大 麦

燕麦

ライ麦

キャッサバ

*23 キャッサバ（マニオク，マンジョカ）：学名はManihot。トウダイグサ科イモノキ属の熱帯低木。大きく分けて苦味種と甘味種がある。

*24 禾（のぎ）：芒とも書く。*22芒を参照。

(*Helianthus annus*),アマゾン河中流のパラゴムである。

4. 食文化

1）食品，食事，料理，加工

　食，食事，食品，食物（食べ物），食料，食糧，食料品という用語を厳密に区別して使用することは困難である。また料理，調理，加工という用語も同様に区別することができない。通常の国語辞典に書いてある内容を参考にして，本節では，「食品」は人が日常的に食べ物として摂取するもの，「食事」は食品を食べることとする。また「調理」という用語は使わず，「料理」を採用し，「料理」の意味を「食材を使って食べ物をこしらえること，またそのこしらえたもの」とする。「加工」は，品物に人が手を加えること，自然や天然の物や他の製品に手を加えて，新しい製品をつくることとする。したがって，ここでは「料理」は「加工」のひとつ（上述の品物，物，製品を食品に言い換える）といえよう。学生諸君は，上記の言葉を，国語辞典で引いてみたり，インターネットで検索したりしておいてほしい。

2）食文化
（1）文化
　文化は，人間の生活様式の総称で，特定の社会の人々によって習得され，共有され，伝達される行動様式，あるいは生活様式の体系という意味に使われてきたことが多い[1-3]。石毛直道は，古典的な定義によると，文化とは，食欲などの生物としての人間に遺伝的に繰り込まれた行動様式ではなく，人間の集団のなかで後天的に習得した行動様式をさすとしている[1-3]。

（2）食文化の特徴
　人間の食文化の特徴は，人間が料理をする動物であり，共食（きょうしょく）（⇒p.27）する動物であるということにある。料理技術の発展は，人間の利用できる食料資源の種類を増やした。また幼児，高齢者に適した食事や，安全な食品の提供を可能とし，その結果，人口増加をもたらした。

　共食の基本単位は家族である。男性が道具を持って狩猟をはじめたとき，獲物を独り占めせず，配偶者とその間に生まれた子どもに分配する慣習ができたのが家族発生の起源である。共食とは限りある食品を分かち合うことである。この分配をめぐって成立したルールが食事作法の起源である。このようなことから，料理は家庭の台所でなされ，共食は家庭の食卓で観察されるという。

3）材料の加工
（1）主食の加工方法

　食文化は，地理的および歴史的に考察することができる。ここでは，主食となる炭水化物を多く含む作物の食べ方の地理的分布について述べる。

　オセアニア・ポリネシア地域ではタロイモ，ヤムイモ，バナナ，パンノキ（⇒p.29）などの根菜作物を主食とした。料理の方法は，焼いたり，石蒸しが行われた。焼け石を土中に多数入れ，そこにタロイモ（⇒p.28），ヤムイモ（⇒p.28）などはそのまま，また魚，野菜などをココナツミルクであえタロイモの葉などで包んで入れ，その上をバナナの葉などで覆って土をかけて蒸し焼きにした。

　北米・中南米地域では，トウモロコシを粒粥や粗挽き粥にしたり，粉にしてから練ってせんべい状にして焼いたり（トルティーヤ），塊状にして焼く（コーンブレッド）ことが行われた。タピオカは，キャッサバ（マニオク）のでんぷんである。キャッサバはブラジル，アフリカで主食として用いられている。キャッサバの根いもは青酸を含むので，いもをすりおろし，水晒しをし，細長い籠に入れてしぼって毒抜きをする。粉末状になったでんぷんを練って土器に貼りつけて焼く（ベイユ beiju）。土器で煮て粉粥にもする。

　アフリカとインドでは，唐人稗（とうじびえ）（⇒p.30）とトウモロコシが主食であった。アフリカ東部と南部では，これらを粉にしたものを煮た粉粥（ウガリ ugari）を食べる。スーダンでは，ウガリを団子にしたり，その団子を油脂（アカテツ科の果実からとったシアーバター）で揚げる。インド中部では粒粥，南部では粉粥やせんべい状に焼いたもの（チャパティ，chappati）を食べる。

　中国東北部では，あわ，きび，コーリャン（⇒p.30）を粉にしてから団子をつくり，これを蒸したり，粒粥にする。コーカサス地方では，あわ，きびを粒粥にしたり，粉をケーキ状にしたものを食べる。エチオピアでは，イネ科の穀物であるテフを製粉し，発酵させて薄い円盤状のパンにする。

　小麦の食べ方もいろいろある。インド中部，北西部では，粉を発酵させずに焼く（チャパティ）。インド，パキスタン，アフガニスタン，中近東，北アフリカでは発酵させた薄焼きのパン（ナン，ピタ，ホブス）を食べる。ヨーロッパ，北アフリカの一部では塊状の発酵パンにする。中国華北部では，発酵させて蒸した饅頭や，粉を練ってのばし細く切断して麺として食べる。

　チベットでは，大麦の粒を煎ってから製粉したもの（ツアンバ）を，バターの入った茶，湯，水で練って食べる。昔のヨーロッパでは，大麦をパンにしたり，粉粥にした。

　ヨーロッパ北部では，ライ麦，オート麦をそのまま，あるいはほかの麦類と混ぜてパンにした。オートミールにもした。

　米は，煮る，あるいは蒸す。東南アジア，東アジアでは，いわゆるプレーンラ

イスを，西方では，いわゆるピアラフ風のものを食べ，インドはこの両方のコメ料理を食べる。

イラン，アラビア半島，サハラ砂漠のオアシスでは，ナツメヤシ*25を生食する。

（2）牧畜

ウマ，ウシ，ヒツジなどの有蹄類の草食性の家畜を群れとして管理し，家畜からの生産物に生活を依存する生業を牧畜という。牧畜民の食生活にとって重要なのは，肉よりも乳である。肉食をするために家畜を殺し続けると，家畜が存在しなくなってしまう。なるべく家畜を殺さないようにして，繁殖させる。家畜の群れを大きくすると乳の量が増加する。生乳は腐敗しやすいことから，ヨーグルト，チーズ，バターなどの乳製品がつくられるようになった。ヨーロッパ，インドなどは農耕と牧畜の両方を営んでいるが，モンゴル，西アジアから北アフリカにわたる乾燥地帯では，移動式の牧畜（遊牧）のみに依存していた。

モンゴルから中央アジアのステップ地帯では，ウマ，ヒツジ，ウシ，フタコブラクダが主要家畜で，乳酒がつくられている。西南アジア，中東，北アフリカの乾燥砂漠地帯では，家畜を季節によってオアシスと砂漠の間を移動させ，畜産品とオアシスで生産した農産物とを食料にしている。主要な家畜は，ヒトコブラクダ，ヤギ，ヒツジである。東アフリカからスーダンにかけてのサバンナ地帯ではウシが，東シベリア，中国東北部の北部，スカンジナビア半島のツンドラ地帯では，トナカイが主要家畜である。

現在，移動型の牧畜（遊牧）という生活様式は消滅しつつある。牧場で家畜を囲い，あるいは生産した牧草や加工飼料（トウモロコシ，小麦などの混合飼料）を畜舎で与え，そして乳製品や肉を生産する様式にとって代わってきている。

ナツメヤシ

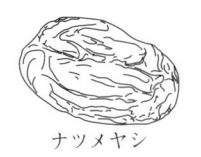

*25 **ナツメヤシ**：学名はPhoenix dactylifera。果実は英語でデーツ（Date）といい，これを食用にする。直径は2〜3cm，長さは3〜7cmの楕円球形をしている。

4）産業社会の食

農業，漁業が生産手段の中心であった第一次産業時代から，産業革命による製造業主体の第二次産業時代を経て，現在はサービス業主体の第三次産業時代となっている。こうした変遷を通して，料理と料理道具の機械化・自動化などにより，食品産業，外食産業が発展した。食品産業は「社会の側の台所」，外食産業は「社会の場の食堂」となっている。

5）料理

当初，料理は「そのままでは食べられないものを食用可能なものに変化させる」，あるいは「そのままでは食べにくいものを，より食べやすい状態に変化させる」技術であった。その中心は，加熱の利用（焼く，煮るなど），水で洗う，切り刻むなどであった。その後，調味料や香辛料を加えて味付けをすること，食欲をそそるように食器に美的に盛りつけることも料理の技術となった。

料理を，素材としての食品，食器や料理道具，料理技術の織りなす体系として

とらえると，それぞれの文化において歴史的に形成されてきた。料理体系の地域的特徴から，国内的には京料理，沖縄料理などと，世界的には，中国料理，ヨーロッパ料理，インド料理，アラブ料理などと分けることができる。

なお，調理学は，主として料理後の食品・成分や味の変化を自然科学的に研究してきていることから，食文化の研究者の多くは，「調理」ではなく料理ということばを採用しているようである。

6）食べ方

東アジアは箸を使用して食べる。細部を見ると若干の違いがある。中国では長い箸とちりれんげ，韓国では箸と柄の長い匙である。

ヨーロッパでは，17世紀以降，ナイフ，フォーク，スプーンを使用しているが，それ以前は手づかみであった。

インド，東南アジア，西アジア，アフリカ，オセアニアなどでは手食が主流である。イスラム，ヒンズー圏では，右手だけに限定されている。

そのほか，食卓における席順，料理の配膳や食べ方の順序，普段の食事と来客のある際や行事の際の食事の違い，性別や世代差に関係する食卓でのふるまい方の違い，食事に関するタブー[26]（ヒンズー教とウシ，イスラム教とブタなど，宗教によるものが多い）などもそれぞれの文化で規定されている。

7）食文化と食事文化の定義

吉田によると，食文化は食品の生産からヒトの口に入るまでをその範囲としている[2]。すなわち，食品をつくること，貯蔵すること（保存），加工すること，運ぶこと（流通），売ること（販売），買うこと，料理すること（調理すること），並べること，食べること（摂取），味わうこと，である。本節の「2）食文化」で述べたように，石毛は，比較的狭義にとらえ，料理を中心とする食品加工体系と，食物（食品）に対する価値観と食に対する人間のふるまい方，すなわち食行動の体系とを対象とし，食事文化ともいっている（図4－2）[1-3]。いずれも，

*26 タブー（Taboo/Tabu）:
特定の共同体において行ってはいけない行為，口にしてはいけないことばなどをさす。禁忌。語源はポリネシア語のtapu。

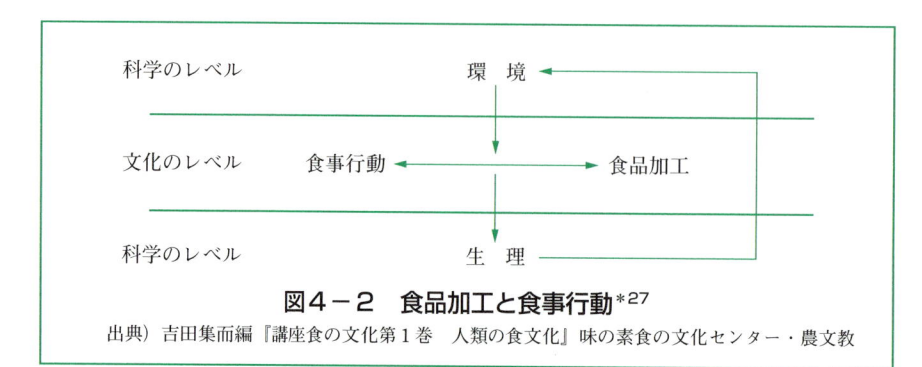

図4－2　食品加工と食事行動[27]
出典）吉田集而編『講座食の文化第1巻　人類の食文化』味の素食の文化センター・農文協

*27　食品加工
ここでの「食品加工」とは主として家庭の台所で料理することを，「食事行動」とは家庭の食卓で家族が共食することをさしている。「環境の科学レベル」は農学あるいは食品学，「生理の科学レベル」は医学・栄養学で，「文化のレベル」の人文・社会科学に対して，自然科学である。

人文科学・社会科学を重視しながらも，農学（食品学）と栄養学を中心とした自然科学との学際的分野であるとしている。

8）おわりに

近年，わが国の栄養・食生活とそれを取り巻く社会・環境は大きく変貌している。家電製品，冷凍食品・簡便食品・調理済食品，スーパーマーケット・コンビニエンスストア，ファミリーレストランなどが普及した。家庭で専業的に料理をする人であった女性は，社会に進出するようになった。学校給食は，栄養素・エネルギー補給のための存在であったが，バランスのとれた食事のあり方を学習する場となってきている。共食から個食（⇒p.33，90），孤食（⇒p.90，93）が日常的になっている。健康面では，主食としての米飯（あるいはパン，麺類）を維持しながらも，主菜，副菜の多様化を図ってきたことが，乳児死亡・結核・脳卒中の減少に寄与し，しかも心筋梗塞の増加をもたらさず，平均寿命世界一の国にした。一方，肥満だけでなく，女性のダイエット志向が問題となりつつある。国民は，健康食品・サプリメントに何らかの保健効果を期待している。QOL豊かに長寿をまっとうするには，栄養学的のみならず人文科学・社会科学的接近が重要である。

最後に，学生諸君が，管理栄養士を目指す者の教養科目として，この節の文献の1～2冊を，そのなかの一部分でもよいので，読まれんことを期待している。

5．古代の医療

本節での古代とは紀元前（BC）5,000年頃から紀元後（AD）500年頃までをさす。表4－1は古代の医療を地域別に比較したもので，主として人物名を記載している。空白部分は，その地域において医学，医療が比較的進歩しなかった時代である。以下では，地域別の重要事項を簡単に記述する[1-4]。

1）メソポタミア

アッシリア（メソポタミアの北部）のアッシュルバニパル王（在位BC669～BC628年）は，シュメールとバビロニアの古典（BC4000～BC3000年のもの）を約10万枚の楔形文字[*28]の粘土板に複写させ，首都ニネヴェの図書館に収集した。2,500年後にイギリスのレイヤードがこの粘土板を発見し，1846年にローリンソンが解読した。そのなかの約800枚の粘土板が医療技術に関するもので，これが世界最古の医学書である。

BC1800年頃には，バビロニアでハンムラビ法典が発布された。BC1100年頃，石柱に書き写され，それが1902年に発見された。そこには医療に関する礼金や

*28 楔形文字：
楔とはV字形の木片，金属片で，木や石の割れ目に打ち込んで割ったり，物を押し上げたりするのに使う。古代メソポタミアでは，粘土で作った板に，先をとがらせたアシの茎を用いて文字を書いたので，文字の基本線が楔形になった。なお，「きっけい」と読むのは誤りである。

表4—1　古代における医学の歴史年表

紀元前/後　年	メソポタミア	エジプト	ギリシャ	ローマ	インド	中国	日本
BC　2000以前	人類最古の医学書（シュメール人）	イムホテプ	アスクレピオス（神話）		アーユルヴェーダ　ヨーガ	神農（薬草）　黄帝（鍼灸）	
1900 1800 1700 1600 1500	ハンムラビ法典	エーベルス・パピルス　スミス・パピルス					
1400 1300 1200 1100 1000							
900 800 700 600 500 400 300 200 100	アシュルバニパル王		ヒポクラテス　ヘロヒロス（解剖学）　エラシストラトス（生理学）	アスクレピアデス（ギリシャ医学導入）	耆婆（シーヴァカ，ブッダ時代の名医）	扁鵲（婦人科，小児科）	
AD　0 100 200 300 400 500	ネストリアン（総合大学，アラビア医学の開幕）			アオンドロマコス（テリアカ創製）　ディオスコリデス：薬物書マテリア　メディア　ケルスス：医学論ルーフォス（新医学体系を組織）　ガレノス（西洋古代医学を大成）　公衆衛生と医療制度の進歩　オリバシウス：医学集典	チャラカ　スシュルタ：大医典　ヴァガタ	黄帝内経　人体解剖実施（王莽）　張仲景：傷寒論　神農本草経　華佗（麻酔手術）　王叔和：脈経	金武（朝鮮より来日）　徳来（高句麗人）
600 700 800 900 1000	この年代以降は古代ではないが，日本での医学・医療の歴史がはじまるので，他地域との比較のため掲載	ラーゼス（アラビア）　アヴィセンナ（アラビア）			サレルノ医学校設置　十字軍遠征（アラビア医学がヨーロッパに伝わる）	巣元方：諸病源候論　孫思邈：千金方　北宋（罪人の解剖図）	医学留学生唐より帰国　大宝律令（最古の医療制度：医疾令，内薬司，典薬寮）　鑑真　安部真直ら：大同類聚方　丹波康頼：医心方

補償，医者の活動を規定する法則が記されている。医療行為は聖職者に委ねられ，3つの階級に区分されていた。①バルー：診断，予後，病因を担当。②アシイプー：祈祷師として悪霊を追い払う。③アスー：患者に薬を与えて治療する。しかし，本質的には宗教的医術であった。

　メソポタミアで書き残されているものには，病名（ペスト，性病，麻疹，赤痢，ハンセン病，心臓病，リウマチ，黄疸など），ハエなどの昆虫による媒介，薬草約250種（アロエ，大麻，ヒマシ油，ベラドンナなど），ミネラル約120種，外科治療（骨折，結石，膿瘍など），歯科治療（むし歯，義歯のことなど）などである。

　メソポタミアの医療はニネヴェとバビロンの滅亡とともに，その後はいちじる

しい停滞をこうむった。

2）エジプト

　BC2650年頃，ファラオ*29 ジェセルは古王国（第3王朝）を創始した。イムホテプはジェセルの宰相であり，ピラミッドを建造した建築技師，僧侶，聖職者，天文学者（占星術）でもあり，そして医者としても尊敬された。実在の人間であったが，医神とされた。

　19世紀に，ゲオルグ・エーベルス（ドイツ）とエドウィン・スミス（イギリス）は，2本のパピルス*30を入手した。「エーベルス・パピルス」（以下，「エーベルス」）と「スミス・パピルス」（以下，「スミス」）である。これらのパピルスはBC1550年頃（新王国第18王朝）に書かれたものであるが，BC3400年以前の医学に関する文章をも書き写したといわれている。「エーベルス」は薬学，婦人科学（産科学，胎児の男女の予測，妊娠の判定，避妊なども含む），衛生学，「スミス」は外科学（骨折の治療，結石の摘出，眼の手術，外腫瘍の除去，包皮切開など。麻酔。ピン，はさみ，ナイフなどの外科用器具）に関するものである。さらに「古病理学」*31によって数万体のミイラが体系的に分析され，古代エジプトの医学に関する知識が深められた。

　2本のパピルスによると，医者は上級（ファラオ専属医，宮廷医など），中級，下級と階層化され，専門医（一般部門，眼科，消化器，肛門，歯科など）も存在していた。国家から支給を受け，医療は無料であった。診察としては，視診，意識状態，聴力，体のにおい，震え，異常な分泌，浮腫を記録し，体温，脈拍を測り，打診した。さらに尿，糞便，痰を観察したという。その結果，医者が治すことができる病気，努力しなければならない病気，治すことができない病気と診断し，書面通知した。脳，心臓，血管，胃，肝臓，膀胱，子宮などの器官も認識されていた。「エーベルス」には約900種類の薬剤処方が示されている。塗り薬，軟膏の添加剤は，油脂，水，牛乳，ワイン，ビールなどで，少量の蜜が加えられ，薬品の原料は植物，動物，鉱物（鉄，銅，アンチモン）などであった。下剤としてはひまし油*32，センナ*33などで，浣腸も行われていた。

　また古代エジプトでは，個人が衛生に留意したことも特徴的である。各住宅に浴室が設置されていた。朝に体を洗う，口と歯をよく磨く，食事の前に手を洗う，髪と爪を整える，しばしば衣服を変える，星のまたたきはじめから未明まで眠るなどである。食事については，朝食は軽くとり，午前の仕事をし，軽い昼食と短時間の昼寝の後に仕事をし，日暮れ時に十分な夕食をとると定められていた。

3）ギリシャ

　アスクレピオスはギリシャ神話に登場する医神である。彼の像を見ると，蛇のからまった杖を持っている。これが今日の医学の象徴となっている（図4-3）。

---

*29 ファラオ（英語：Pharaoh）：
古代エジプトの君主の称号。狭義には，エジプト第二王朝の初代ファラオであるヘテプセケメイをさす。ファラオの語源は，古代エジプト語の「ペル・アア」で，大きな家，王宮という意味である。転じて王宮に住む者，すなわち王を意味するという説がある。

*30 パピルス：
パピルス草（Cyperus papyrus）はカヤツリグサ科の多年草。ここでいうパピルスは，この植物の地上茎の繊維をシート状に成形したもので，文字の筆記媒体である。紙状ではあるが，正確には紙ではない。

*31 古病理学：
過去の人々の遺した骨やミイラなどを研究対象として，限界があるものの，その人の生前の健康状態や疾病の有無などを解明していく学問。

*32 ひまし油：
ひまはトウゴマ（トウダイグサ科の植物。アフリカ原産）のことで，"し"は種子のこと。ひまは，インゲンマメに似て光沢がある。ひまし油は緩下剤として用いられる。

*33 センナ：
マメ科の植物。チンネベリー　センナ（インド南部），またはアレキサンドリアセンナ（ナイル川中流域）の小葉。緩下作用がある，すなわち腸の蠕動を促進するので，下剤（便秘薬）として用いられている。

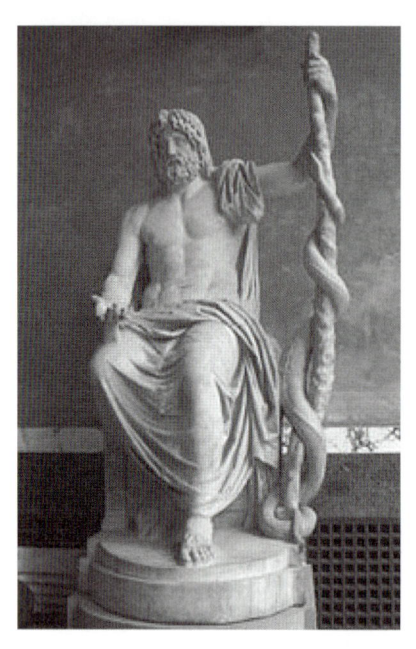

図4-3　アスクレピオス像

　彼の娘ヒギエイアも医神で，現在，衛生学という医学分野があり，衛生学をヒギーネ（hygiene）というのは彼女の名前に由来している。BC500年頃から，アスクレピオスに捧げられた神殿が200以上も建てられた。いずれも景勝で空気の清らかな地であった。病人は，そこに集まって，祈り，水浴し，幾日も宿泊した。神殿の僧侶は夢を占い，神のお告げと称して瀉血（⇒p.49）や薬物療法を行い，神殿医術が形成された。つまり神殿は一種の療養所であった。

　数学の「ピタゴラスの定理」で有名なピタゴラス（BC582-BC493）は，自然を支配しているのは数（当時，ゼロという概念はなかった）であり，健康のもとは正しい食生活，すなわち食養生と体の鍛錬にあるとした。彼の影響を受けたクマイオンは，最初の医学書を執筆したとされていて，4つの要素（火，風，土，水）と4つの性（冷，熱，乾，湿）が不調和になると病気になると考えた。このような考え方の延長上に，エンペドクレスや原子論を唱えたデモクリトスなどがいる。こうした概念でつくられた原子といった考え方は，内容も考え方もまったく異なるが，名称だけは現在の科学にも取り入れられている。

　西洋医学の祖ヒポクラテスは，BC460年頃，コス島[*34]で生まれ，BC375年頃に死亡した。コス島はメソポタミアとの交通の要所であり，文化水準も高く，アスクレピオス神殿があり，医学の中心地であった。彼はギリシャ国内のみならずエジプト北部まで遍歴し，各地で医術を学んだ。この経験を生かし，医学の実践と教育に従事した。宇宙の構成を火，水，空気，土の四元素（古来から身の回り

*34 コス島：
小アジア（トルコ・アナトリア半島）沿岸，エーゲ海南西部のドデカネス諸島にある，ギリシャの島。昔は聖ヨハネ騎士団に支配された時代があり，トルコに近いので，その後，約400年間トルコ領であった。現在，町の中心地にプラタナスの木があり，ヒポクラテスがこの木の下で医学を教えたという言い伝えがあり，ヒポクラテスの木とよばれている。

にあるもの）とし，人の体を構成する液体である血液（発生部位＝心臓），粘液（脳），黄胆汁（肝臓），黒胆汁（脾臓）を４液とした。ただし，人の死後焼却すると残る骨や歯のことをどう考えていたか不明であるし，当時から知られていたであろう筋肉や内臓なども登場しない。

死後まもなく伝説上の名医となり，BC200年代，アレキサンドリア（現在のエジプト北部の都市）でギリシャ医学の文献が収集され，全集として編纂された。この本のタイトルが『ヒポクラテス全集』（以下，『全集』）である。そこに

column　医の倫理

2002年，米国，ヨーロッパの4つの内科学会が，「ヒポクラテスの誓い」の新ミレニアム版とも言える「医師憲章」を著名な医学雑誌に掲載した（⇒巻末資料II)[1-3]。この特徴は，医療における社会正義を実現するために，医師は積極的な活動をしなければならないことを，すなわち社会的責任を強調していることである。わが国では，日本医師会[4]が2000年に「医の倫理綱領」（巻末資料III）を，またその10年前の1987年には文部科学省21世紀医学・医療懇談会が「期待される医療人像（対象＝医師，歯科医師，看護師）」（⇒巻末資料IV）を発表している。これらのなかに書かれている「医師」を「管理栄養士」に，「医師団体」を「栄養士会」あるいは「日本栄養改善学会」に，「医療」を「栄養管理」，「医学」を「栄養学」に，すべてではないにしても，置き換えてみても，大きな矛盾は生じない。一方，第15回国際栄養士会議は，2008年に倫理綱領の原則として6項目〔autonomy：自律，non-maleficence（Do not harm.）：悪事を犯さない，beneficence：善行，confidentiality：守秘，distributive justice：分配の公平性，truth telling (honesty, integrity)：真実の言動〕を採択し，日本栄養士会は2002年に「管理栄養士・栄養士倫理綱領」を発表している（⇒第8章3節，p.173）。

管理栄養士養成課程4年間で年1回くらいは，あるいは臨地実習のときに，これらの憲章，倫理綱領を読み，自らが自らの管理栄養士のあり方を考えていくことを期待したい。

1) Medical professionalism project: Medical professionalism in the new millennium: a physician's charter. Lancet 2002; 359:520-522
2) ABIM Foundation, American Board of Internal Medicine; ACP-ASIM Foundation, American College of Physicians- American Society of Internal Medicine; European Foundation of Internal Medicine : Medical professionalism in the new millennium: a physician's charter. Annals Int Med 2002; 136:243-246
3) 李　啓充「新ミレニアムの医師憲章」『週刊医学界新聞　No.2480』医学書院，東京，2002
4) 日本医師会『医師手帳　2011』日本医師会，東京，2010

はヒポクラテス自身の著作，ならびにその前後150年間の数多くの学者・医者の説も含まれている。

『全集』は医者の倫理，臨床医学，病理学，外科学，解剖学（しかし，解剖学はほとんど無視されていた），生理学，治療学，そして栄養学（節食，流動食，食事療法など）を網羅している。健康と病気を哲学的に考察するのではなく，自然現象として科学的に観察したこと，すなわち病状を観察，触診，聴診して，病気とその予後の診断を重視したこと，さらに病気と環境との関連を観察して予防に努めたこと，医術を魔術や呪術から引き離したこと，などにヒポクラテスの偉大さがある。

人体には自然治癒力が備わっており，それを助けるのが医者の任務である。病気は，4液のひとつでも量が不足したり過剰だったり，ある体液がほかの体液と結合しない場合に起こる。体液の調和が回復したとき病気が治る。治療法は比較的簡単で，食事を適切に営み，新鮮な空気を吸い，睡眠，休息，運動，水浴などを規則正しく行う。この考え方は現代にも通じるもので，現在のわが国における生活習慣病一次予防対策を見るようである。しかし，観念的であり，現在のような観察や実験に基づくものではない。薬は下剤，利尿剤，催吐剤などを単純な形で用いた。原則的に，治療法は不足する体液を補充したり，腐敗した体液を排除したりするものであった。

「ヒポクラテスの誓い」（表4－2）は，よき医者とはいかにあるべきか，医の倫理を説いたもので，現在でも世界各国の医科大学・医学部で教えられ，欧米諸国の医学生は卒業式で読み上げ，医師の自覚を新たにするという。管理栄養士，とくに臨床栄養に従事する者にとっても倫理綱領になると思われる。

アレクサンドロス大王（在位BC330～BC323）は東方遠征に出発し，大帝国を築いた。彼の死後，プトレマイオス朝の首都アレキサンドリア（現在のエジプ

表4－2　ヒポクラテスの誓い

医神アポロン，アスクレピオス，ヒギエイア，パナケイアおよび男神と女神に誓う。私の能力と判断にしたがってこの誓いと約束を守ることを。この術を私に教えた人をわが親のごとく敬い，わが財を分かって，その必要あるときを助ける。その子孫を私自身の兄弟のごとくみて，彼らが学ぶことを欲すれば報酬なしにこの術を教える。そして書きものや講義その他のあらゆる方法で私の持つ医術の知識をわが息子，わが師の息子，また医の規則にもとづき約束と誓いで結ばれている弟子どもに分かち与え，それ以外の誰にも与えない。
　私は能力と判断の限り患者に利益すると思う養生法をとり，悪くて有害と知る方法を決してとらない。
　頼まれても死に導くような薬を与えない。それを覚らせることもしない。同時に婦人を流産に導く道具を与えない。
　純粋と神聖をもってわが生涯を貫き，わが術を行う。
　結石を切りだすことは神にかけてしない。それを業とするものに委せる。
　いかなる患家を訪れるときもそれはただ病者を利益するためであり，あらゆる勝手な戯れや堕落の行いを避ける。女と男，自由人と奴隷のちがいを考慮しない。
　医に関すると否とにかかわらず他人の生活について秘密を守る。
　この誓いを守りつづける限り，私は，いつも医術の実施を楽しみつつ生きてすべての人から尊敬されるであろう。もし，この誓いを破るならばその反対の運命をたまわりたい。

（小川鼎三訳）[3]

ト北部）にギリシャ文化の中心が移った。アレキサンドリア医学の双壁はヘロヒロス（BC335～BC280）とエラシストラトス（BC310～BC250?）である。ヘロヒロスは，末梢神経と腱との区別，運動神経と知覚神経の区別，中枢神経としての脳，動脈と静脈の区別などをなし，解剖学の祖といわれている。エラシストラトスは，大脳と小脳の構造の違い，動物と人間の脳の違い（脳の回転[*35]と知識との関係），心臓と弁膜の機能，プネウマ説[*36]などを示し，生理学的業績が顕著であった。

4）ローマ

　ギリシャの衰退とローマの興隆により，古代文明の中心地は，BC146年（カルタゴとのポエニ戦争が終結した年）頃，ローマに移った。これによりギリシャ人医師もローマに移住し，ギリシャ医学をこの地に伝えた。アスクレピアデス（BC91年，渡来）は節食，マッサージ，入浴，ワイン，漸進的な治癒を治療の基本とした。ジフテリアの気管切開術，急性と慢性の病気の区別，老人病，精神疾患に対する人間的な対処などを行った。ケルスス（BC25頃～AD50頃）は医者ではなかったが，"百科事典"『技術について』をまとめた。そのなかの『医学について』（医学論）が，1,400年後，ミラノで発見された。そこでは節食，衛生，発熱，病気の診断・予後・治療が取り扱われ，浣腸，下剤（アロエなど），外用薬，消毒薬（タイム油，タールなど），痛み止め（ヒヨス，アヘンなど），やせる方法（1日1食，多量の下剤，睡眠時間の短縮，入浴，マッサージ，運動），皮膚病，外科学（結石切除術など，メス・ピンセットなどの器具）などが記述されている。アンドロマコス（AD50年頃．テリアカ[*37]の創製），ディオスコリデス（AD40年?～AD90年?．薬物書『マテリアメディア』を著述），ルフォス（AD100年頃．医学用語の解説），アレテウス（AD81年～AD138年．病気は固体，液体，霊気の平衡の崩壊によるという）などもすぐれた医者であった。

　ギリシャから移住した医者のなかでもっとも有名で，ヒポクラテスと並んで西洋の古代医学で二大巨像と言われているのは，ガレノス（ガレヌス．AD129頃～AD199）である。ガレノスによって，ギリシャ古代医学は集大成され，以後，アラビア，中世ヨーロッパに引き継がれ，近世がはじまるまでの1,500年間にわたって世界の医学を支配した。

　ガレノスは，左心室，動脈内に存在するとされていたプネウマ（精気）説を取り入れ，人体の機能を植物性，動物性，精神的の3つに分類し，それぞれがもつプネウマが呼吸により体内に取り込まれて身体活動を活発にすると考えた。また，食物は小腸で吸収され，乳糜（にゅうび）となり，門脈を経由して肝臓に達し血液がつくられるとした。そしてその際，自然精気が加わり，大動脈を経て右心室に入り，中心部にある小孔を経て左心室に移動し，肺から吸収されたプネウマが合体して生命精気を生じ，全身に流れ，消費されるとしている。この観察はある程度，解

[*35] 脳の回転（脳回）：
大脳の表面に寄ったしわを溝（こう），しわとしわの間のふくらんだ部分を脳回（のうかい）という。現在の解剖学によると，大脳の断面を見ると，表面に灰色にみえる層（灰白質，かいはくしつ）があり，ここに神経細胞が集中している。その中側の部分には，神経細胞から伸びる神経線維が複雑に通っていて，白っぽくみえるため白質という。大脳の右半球は図形や絵，音楽などのイメージやひらめきを，左半球は言語や文字，計算，論理的判断などを担当している。

[*36] プネウマ説：
プネウマとは，キリスト教では，聖霊のことである。ギリシャ哲学では，人間の生命の原理や一切の存在の原理をいう。プネウマ（pneuma）は息の語源で，身体の動きのもとをなすと考えられていた。ヒポクラテスの四体液説もプネウマ説の一例である。エラシストラトスは，ヒポクラテスの四体液説に反対した。静脈は血液を運び，動脈は空気を運ぶ。呼吸によって体内に取り込まれた空気は心臓に達して生命精気となり，生命精気の一部が脳で動物精気となり，これが神経によって全身に送られると考えた。この考えがプネウマ説で，以前からもあり，のちにガレノスに引き継がれた。

[*37] テリアカ：
古代では，最初，ヘビの咬傷に対する解毒薬としてつくられた。ローマ皇帝ネロの侍医アンドロマクスがその処方に毒ヘビの肉を加えて以来，テリアカと名付けられた。ガノレスはその成分を70種以上に増やした。中世にはさらに処方が複雑になり，100種をこえる薬物が配合された。テリアカは万能の解毒薬とされ，ペストにまで用いられるようになった。その使用は中世，ルネサンスを経て近世にまで及んだ。

剖的な観察に基づいていると推測されるが，当時は空気中の酸素を利用した酸化反応などは知られていなかったので，このような推測による理論もやむをえなかった一面があるといえよう。このように，血管内の血液の流れに関する説には，いくつかの誤りがあったが，17世紀にハーヴェイの血液循環説[*38]が出るまで一般に信じられてきた。

　また，あらゆる身体の機能の悪化は臓器の異常に由来するとした。ガレノスの解剖学はサルとブタに限られていたが，人間にも外挿した。7対の脳神経，知覚・運動神経の区別，交感神経を発見した。ブタの喉頭反回神経を切断すると発声の障害が起こることを示した。病理学は，ヒポクラテスの項でも述べたように，4種の体液（血液，粘液，黄胆汁，黒胆汁⇒p.41）の平衡によって健康と病気とが分かれ，人の気質も各体液の関係で，多血質，粘液質，胆汁質，神経質に分かれるとするものであった。身体の構成と機能についてのガレノスの考え方（四元素説，4性質の組み合わせで決められるとした）は4体質にも及び，多血質，粘液質，胆汁質，黒胆汁質などは血液（熱にして湿），粘液（冷にして湿），黄胆汁（熱にして乾），黒胆汁（乾にして冷）といった状態を反映したものとした。ここに示した性質の例示はすべて体液を示しているが，そのすべてを乾湿，熱冷の4つに分けた根拠は明白ではない。いずれも身体由来のものであり，なぜ乾湿と熱冷の4つの状態にあるとしたかが不明である。食品についてもガレノスは分類していて，果物は冷と湿で下痢と熱を引き起こしやすいのでまったく摂取すべきではないと主張している。こうした彼の考えは各所につくられた医学センターを通じて広く伝播されたので，中世を通じて子供たちの栄養不足を招いた一因と考えられている。この考えが普及したため，授乳中の女性と子供が果物を避けた結果，何世紀にもわたってビタミン不足を招いたと推測されている。

　またガレノスは，400種以上もの植物性の薬（コショウはマラリア，ヒルガオは黄疸，パセリ・セロリは腎臓病になど），そして動物性の薬，鉱物性の薬，70種以上の成分を含むテリアカなどを処方した。瀉血，身体の衛生，体操，呼吸運動，節食も重んじられた。外科学では，骨折の治療（副木，包帯），脱臼の治療（牽引），頭蓋骨の穿孔，精索静脈瘤[*39]の手術，胆嚢・痔瘻の摘出，腹水[*40]の穿刺，帝王切開などである。

　ガレノスの学説は当時著名だったイタリアのサレルノ医学校（9世紀から19世紀まで繁栄）を通じて地中海世界やオリエント各国に広く伝わった。この学校では，有名な『サレルノ養生訓』が11世紀につくられた。この養生訓は17世紀になってもヨーロッパ世界の医師により使われていたという。またヨーロッパ世界に留まらず，ペルシャ，イスラム世界を含むオリエントにも伝わり，各地の言語に翻訳され広く流布した。また，東ローマ帝国の首都であったコンスタンチノーブル（現在のイスタンブール）でつくられた"百科辞典"『食物』にはよい体液をつくる食べ物，消化されやすい食べ物，便通をよくする食べ物，痰を出させ

*38　ハーヴェイの血液循環説：
1628年，William Harvey（1578-1657）は血液循環説を発表した。種々の動物を用いて，生体解剖の所見，心臓の動き，心臓弁膜の解剖学，そして大循環（体循環。心臓→大動脈→末梢組織→静脈→大静脈→心臓）と小循環（肺循環。心臓→肺動脈→肺→肺静脈→心臓）とを明らかにし，心室中隔が血液を通す可能性を否定した。彼の最大の功績は静脈弁が血液の逆流をさまたげるとしたことである。なお，動脈と静脈とが毛細血管により直接つながりのあることを見極めることはできなかった。

*39　精索静脈瘤：
精索（せいさく）とは，精管と，陰嚢に入っていく諸構造とにより形成されている，ひも状の構造物である。精索の静脈の弁が働かなくなり，立位をとると，血液が下方に逆流して，精索の静脈が異常に拡張した状態を，精索静脈瘤という。

*40　腹水：
腹腔内に漿液が貯留すること。胸腔や腹腔の臓器の外表をおおう膜を漿膜というが，漿液とは，透明の水様液で漿膜を湿らせている。腹水は，肝硬変，がん，心不全，ネフローゼ症候群などや，開発途上国では栄養失調に罹患している子どもに認められる。

る食べ物，黒胆汁・腸内ガス・熱・排泄物をつくりやすい食べ物のほか，体を温める食べ物，冷やす食べ物，やせる食べ物などのリストと記述がある。

ローマ時代には医療制度が確立され，医者を優遇し，軍医制度を設け，陸軍病院を設置した。キリスト教徒は病人や孤児のために療養所や収容施設をつくった。さらに，巨大な上下水道，公衆便所，公衆浴場，集合住宅などがつくられ，公衆衛生が非常に発達した。

5）インド

BC2300年頃から約500年間，インダス川流域でインダス文明が繁栄した。レンガづくりの都市が形成され，大浴場，下水道，穀物倉庫などが備えられていた。BC2000年頃から，遊牧民アーリア人が西北インドに進入し，BC1500年頃にインダス川上流のパンジャブ地方に定住し，先住民ドラヴィダ人を征服した。BC1000年頃になると，一部のアーリア人は東に移住し，ガンジス川流域に定住して都市文明を構築した。

古代インドの修行法であるヨーガ（ヨガ）は，BC3000年頃から普及していたといわれている。ヨーガは本来，われわれを取り巻く物質的世界から人間を完全に解放し，「至上の魂」「天上の霊」の光芒[*41]に導き入れることを目的とした理論で，呼吸，神経のリラックスと集中の助けにより成立するとされている。インダス文明の遺跡モヘンジョダロから出土した印章や押印にヨーガの体位をとる人物が描かれている。

アーリア人は聖典『リグ・ヴェーダ』をもつバラモン教を信仰していた。この聖典のうちのアーユルヴェーダ（生命の聖典）には呪術的医学が記されている。医をつかさどる神々，地上における神の代理人としての内科医・外科医，そのつぎに治療師や呪術師が連なっていた。アーリア人の医者は，薬草袋を携行し，妊娠中絶薬，妊娠促進薬などを投与した。豊富な外科器具を持ち，手足の切断，眼球摘出などを行った。

BC200年頃，アショカ王は，世界最初の病院を設置した。

AD100年頃，内科医チャラカはアーユルヴェーダから呪術を廃し，改めて体系化した。AD300〜400年，医者スシュルタが外科を重視した形でアーユルヴェーダを再体系化した。病気を三体液説，すなわち胆汁（ピッタ），粘液（カッパ），風（ヴァータ）で説明した。また，体内で食物を燃焼することで，人体を構成する基本成分（血，肉など）が生成されるとした。壊血病では，歯茎が突然充血して腐爛することを初めて観察した。医学者ヴァガタ（ヴァーダベタ AD600年頃？）は，彼の著書で，解剖学，外科学，治療学，衛生学，眼科学，病理学，産科学などを論じた。

医者は，清潔な衣服を着用し，ひげを剃り，爪を清潔に保ち，普通の衣服の上に白衣をまとい，サンダルを履き，手には杖か傘を持ち，すべての人々にやさし

*41 光芒（こうぼう）：くっきりと線または束になってみえる光線。流星やサーチライトなどを連想すること。

く，おだやかな眼差しを向けなければならなかった。

6）中国

　BC6000年までには，黄河流域で雑穀（アワなど）を，長江（揚子江）流域でイネを中心とした農耕が始まっていた。BC5000年〜BC4000年，黄河流域で彩陶を特色とする仰韶文化が，BC2000年〜BC1500年に黒陶を特色とする龍山文化が生まれ，発展した。古代中国の伝説の人，神農は，農具をつくり人々に農耕を教えるとともに，あらゆる草木を毒見して薬草を選び出し，経験医学を実践し，中国の医神として崇拝されている。なお，この時代には文字はなく，後述する中国最古の医学書『神農本草経』は神農の名に仮託したもので，実際の著者は不明だが，前漢（BC206年〜AD 8 年）中期から後漢（AD25年〜AD220年）中期の間に書かれたものである。仰韶文化全盛時代，神農と同じく伝説上の人物である黄帝は，神農後の諸侯の争いを平定し，天文学を創始して暦をつくり，解剖学，生理学，病理学の研究を行ったと伝えられている。『黄帝内経』は黄帝の名に仮託された医学書で，作者，年代は不詳で，前漢時代には存在していたようである。

　殷時代（BC1600年頃〜BC1046年）以前は呪術医（巫とよばれていた）しかいなかったようである。殷時代になって，経験医学が生まれ，周時代（BC1046年〜BC770年）には薬草や鉱物による治療の体系化がはじまった。春秋戦国時代（BC771年〜BC221年）には孔子などの諸子百家が諸国を遊説して歩き，扁鵲に代表される遍歴医も登場した。『孟子』『荘子』や『春秋左氏伝』などの文献に鍼灸が記述されている。鍼灸は春秋戦国時代に誕生し，後漢時代に完成したようである。中国医学の基礎理論は，鍼灸治療と，鍼灸理論を基礎にした薬物療法とによって形成された。なお，中国では古今を通じて，死者に対して崇敬と畏怖の念をもっていたため人体解剖は実施されにくい社会であったが，新朝（AD 8 年〜AD23年）の皇帝・王莽が医者に命令して死刑にされた人を解剖させた。この医者は病気の治療に解剖学が有用であることに気づいたようである。

　『黄帝内経』は黄帝が岐伯などの家臣と対話する形式をとっている。『素問』と『霊枢』から成っている。『素問』は基礎医学，すなわち生理学，病理学の総論である。『霊枢』は臨床医学，すなわち診断，治療，鍼灸である。根本思想は陰陽の二元宇宙論である。陰は女性原理で地，陽は男性原理で天によって表される。上半身と下半身，腹と背，五臓（肝，心，脾，肺，腎）と六腑（胆，小腸，胃，大腸，膀胱，三焦*42），皮膚と内臓はそれぞれ陰と陽に対応している。人体は5つの要素，すなわち五行（木，火，土，金，水）からできている。この五行に，五時，五臓，五穴（目，耳，口，鼻，前後二陰），五味，五穀，五星など，あらゆる事物，現象が配当される。身体の表層と臓腑とを結ぶ経路（十二経脈）は栄養と精気を伝える。鍼灸はこれに基づいていて，皮膚表面の経穴（鍼をうち，灸

*42　三焦：
中国の古典「霊枢」は鍼灸を施すための解剖学を取り扱っている。すなわち五臓六腑である。六腑（ろっぷ）のひとつである三焦は，上中下に分かれ，消化吸収，大小便の排泄をつかさどるというが，概念的なものである。

をすえる場所）に刺激を与えて，内臓，ひいては全身に影響を与えて，陰陽五行の平衡を回復させるとしている。

　張仲景（AD150年？～AD219年）は，後漢末期に『傷寒論』と『金匱要略』を編纂した。病気が重くて激しく変化するもの，すなわち傷寒（今のチフスなど）と，良性で変化の少ないもの，すなわち中風（今の風邪など）に分け，さらにその変化する過程により三陰三陽*43に分けた。このような分類は，症状，脈診，触診などによって決まる「証」*44に依る。この「証」が病名を特定しない薬物療法と結びつき，中国医学の薬物療法の基礎のひとつとなっている。『金匱要略』は急性熱病以外の多くの病気を論じている。

　前漢中期から後漢中期に表された『神農本草経』は365種の薬物を上品・中品・下品の三品に分類している。すなわち上品は無毒で長期服用が可能な寿命薬，中品は毒にもなり得る養性薬，下品は毒が強く長期服用が不可能な治療薬である。AD500年，陶弘景がこれを整理，書き換えたが現存していない。明，清，そして日本で復元されたものが後世に伝わっている。

　後漢末期の華佗は麻沸散（主成分＝大麻）で麻酔をし，開腹術，眼球摘出などの外科手術を行った。王叔和（AD180年？～AD270年？）は『脈経』を撰し，脈による病気の診断，予後，治療法を述べた。また，張仲景の『傷寒論』が死後10年で戦乱のために散逸したので，王叔和が収集復刻した。隋の巣元方は，AD610年に『諸病源候論』をつくり，各種の病名を列挙して症候を記した。病理と診断の書である。唐時代の孫思邈は『千金方』と『千金翼方』を著した。『千金方』では病人に対する医者の倫理が詳述されていて，医学は哲学的，実際的であることを要し，医術の実施は宗教的，人道的であることを要すると記している。人の命は千金よりも尊いが題名の由来である。

7）日本

　AD400年代の初期，新羅から金武という医者が来日し，允恭天皇の病気を治療した。これが外国の医学が日本に採用された最初である。AD459年，高句麗人の医者，徳来が来日し，難波（大阪）に定住し，その子孫が代々医者として働いた。

　AD701年制定の大宝律令はAD718年に養老律令として改正され，そのなかに医療制度を定めた「医疾令」がある。内務省に内薬司，宮内省に典薬寮が置かれた。医学教育は典薬寮の大学または地方の国学と呼ばれる学校で行われた。"医師国家試験"もあった。施薬院，悲田院も奈良時代に設置された。鑑真（AD688年～AD763年）は医術や薬物の造詣が深く，朝廷は医学教育にあたらせた。彼は悲田院をつくり，貧民の救済にもあたった。AD756年，光明皇后は聖武天皇の一周忌に約60種（そのうち40種が今日まで残存している）の薬物を東大寺正倉院に寄進した。AD808年，安倍真直らは，日本固有の医術を集大成し

*43 三陰三陽：
「素問」の医の理論は観念的で，病気の原因を陰陽の二気の不調和においている。これに対して，「傷寒論」の陰陽は，具体的なものである。病気を太陽，陽明，少陽，太陰，少陰，厥陰（けっちん）の6時期にわけ，各病期に応じた薬を処方する。

*44 証（しょう。あかし）：
西洋医学でいう病名，病状あるいは症候に相当するようである。証に応じて，鍼灸，薬物（いくつかの薬物の組合せを含む）による治療方針を決める。

た『大同類聚方』を編纂したが、今日には伝わっていない。AD994年、丹波康頼は『医心方』を書いた。中国の『諸病源候論』、その他の隋唐時代の医学書を抜粋したものである。鑑真らが中国から導入した医術や薬物の知識も収載されている。現存する最古の日本独自の医学書である。

6. 栄養学史

本節では中世、ルネッサンス以降の栄養学史を考察する。

1）18世紀以前の栄養についての考え方の概要
（1）中世，ルネッサンス時代の変遷

ローマ時代の貴族や皇帝の好んだ食事は、肉よりもむしろ魚で、金持ちの貴族は広大な生簀を持ち、魚を飼い、必要に応じて料理人が料理していたといわれる。また、チーズも自己所有の農園での自給自足型であったという。いずれもローマ近くのナポリ付近に別荘を持ち、優雅な生活をしていたという。しかし、ローマ時代も終わりに近づき、フン族の侵入、ゲルマン民族の大移動の時代になると、生活にもゆとりがなくなり、農民などはわびしい食事をしていたといわれる。なお、ローマ時代も小麦が主食で、ポンペイの遺跡からもパン屋の遺構が出土しているので、発酵法によるパン製造は紀元前3600-3700年頃までさかのぼるといわれる。中世とそれ以後のヨーロッパで暮らす人々の食事は野菜が軽蔑されていたこともあって、ビタミンやミネラル不足の状態であった。そのため、ペラグラ[*45]や夜盲症[*46]の罹患率が高かったといわれる。幸いにも豚肉を加工して食べていたので、ビタミン B_1 欠乏による脚気[*47]症状は、多分少なかったのではないかと考えられる。

また中世時代には、ライ麦を主原料とする黒パンを食する人々が麦角[*48]中毒にかかり、多くの人々が死亡した。これはライ麦、小麦、燕麦、大麦などの麦類に、湿度が高い時期には植物体に黴が寄生し、その生活環により麦角を生じ、とくにライ麦で麦角菌による食中毒が多発した（当時は病気の原因は不明、17世紀以降発症は激減したが、発症のメカニズムは19世紀中期に解明された）。また、死亡しなくても妊婦が流産したり、「聖アントニウスの火」「死の舞踏」といわれる病気にかかったりしたことは有名である。なお、日本では戦時中の1943（昭和18）年に岩手県で熊笹の実が大豊作となり（竹類は60年に一度くらい開花し、種子をつける）、これを採集し、パンなどに混ぜて食用にしたところ妊婦に流産、早産が多発し、食用を禁止したことがあった。この原因は麦角菌による麦角中毒であることがのちに判明した。このように、食料についてはこうしたことも注意するべき問題である。

*45 ペラグラ (Pellagra)：
胃腸障害、落屑（らくせつ。表皮の角質層が大小きれぎれになってはげ落ちること）を伴う紅斑、神経・精神障害を特徴とする。トウモロコシを主食とすることでナイアシン欠乏を引き起こすことが、歴史的に知られている。(⇒p.50)

*46 夜盲症 (Nyctalopia)：
薄明りのなかで視力が著しく減退すること。ビタミンA（レチノール）欠乏症。

*47 脚気 (Beriberi)：
乾燥型の最初の症状は、足の焼けるような痛みで、のちに上肢にも出現する。手足の脱力、筋萎縮、皮膚の萎縮、脱毛が現れる。湿潤型は心不全による浮腫（むくみ）を特徴とし、上記のような神経症状を伴うことが多い。(⇒p.53)

*48 麦角 (Ergot)：
真菌（かびなど）の一種。麦角に含まれる麦角アルカロイドは、血管収縮を引き起こし、手足の壊死、脳の血流不足による神経障害、意識不明、子宮収縮による流産などを起こす。なお麦角から抽出されたエルゴタミンは、片頭痛の治療に用いられる。

ヨーロッパの中世時代は，学問の中心は修道院であったため，医療，食べ物などをはじめ科学に関する知識は停滞した。そのため，ガレノスの説に対抗するような学説が登場する社会的な基盤はなかったといってよいであろう。また観察的な解剖学の分野でも，図版が出版されることがなかったため広範な影響を与えることはなかった。しかしルネッサンス期に入ると，レオナルド・ダ・ヴィンチ（Leonardo de Vinci. 1452-1519）により，実際にヒトを解剖した観察に基づきスケッチした解剖図が作成された。その残された図版から，中世時代にいわれていた学説と異なる解剖図であることがわかる。

　ガレノスを公然と批判したのはパラケルスス（Paracelsus. 1493?-1541）である。彼の主張で重要なのは，体液説を退けたことで，病気はそれぞれの臓器に病因病巣があるとし，瀉血*49療法は意味がないとした。この瀉血療法はルネッサンス時代も信憑され，ローマ教皇アレクサンデル6世（1431-1503）も死の病気であった悪性のマラリア*50に罹患したときに，この療法を受けている。パラケルススは，薬としてそれまでの植物およびその抽出物に加えてミネラルを導入し，梅毒の治療に水銀を用いたことなどが特記すべきことであろう。しかし，そうはいうものの，その後も体液説は長く生き残り，17世紀までの医者はそれを信用していたと思われる。

（2）アメリカ大陸からユーラシア大陸にもたらされた重要な作物

　コロンブスのアメリカ大陸の発見後，旧世界にもたらされた重要な作物は多い。代表的なものは，じゃがいもなどナス科の多くの作物，イネ科のトウモロコシ，ヒルガオ科のさつまいもなどである。ナス科の植物はゴンドワナ大陸*51から南アメリカ大陸とアフリカ大陸の分離などの大陸の分離・合体などののち，形成された南北アメリカ大陸で独自に進化したもので，重要なナス科の作物はほとんどアメリカ大陸に分布していた。そのなかには，健康・栄養上重要な作物として，じゃがいも，トマト，唐辛子類，たばこがある。たばこは，食用ではないが喫煙による健康被害の問題を抱え，また，ウィルス研究に貢献したタバコモザイクウィルスという植物に寄生するウィルスの研究に適しているという利点があった。

　じゃがいもは地下茎に多量のでんぷんを含み，穀類に代わる主要食糧として位置づけられている。また，野菜として穀類には含まれない十分な量のビタミンCを含んでいる（同じように救荒作物*52として利用されたさつまいも同程度のビタミンCを含む）ため，伝来当時原因不明であったヨーロッパでの壊血病（陸型と海型がある）のリスク低減に貢献した。また，じゃがいもはヨーロッパ諸国への伝来当時から救荒作物として広がり，その後，飢饉のときなどを通して主要作物の地位を得たといえよう。それはじゃがいもが聖書に書かれていない食べ物だったため，ヨーロッパ社会での普及には時間がかかったが，諸国の王や貴族の努力で次第に普及していった。第二次世界大戦中にベルリンのティーアガルテン

*49 瀉血：
治療を目的に，患者の静脈から血液の一部を抜き取ること。

*50 マラリア（Malaria）：
ハマダラカの媒介するマラリア原虫が赤血球内に寄生する感染症。原虫が赤血球内で増殖，分裂すると発熱する。

*51 ゴンドワナ大陸：
約3億年前から約1億年前まで南半球にあったと考えられる大陸。その後，分裂し南アメリカ，アフリカ，マダガスカル，アラビア半島，インド半島，オーストラリア，南極大陸になったとされる。

*52 救荒作物：
備荒作物ともいう。米，麦などの主食となる穀物が凶作のときも，生育し収穫できる作物。あわ，ひえ，そば，じゃがいも，さつまいもなど。

が一面のじゃがいも畑だったのは有名な話である。

　なお，アイルランドに定着したじゃがいもであるが，じゃがいもに寄生する黴(かび)による病気（胴枯れ病）が1845年にイギリス南部で発生し（原発はアメリカ），アイルランドに侵入し，1846年には収穫が皆無になる事態を招いた。この災害はその後も続き，政府はじゃがいも凶作による飢饉を救うためにトウモロコシをアメリカから輸入したが，農民が粉挽き機を持っていなかったため，1848年には深刻な事態となり，餓死者が続出し，総計で150万人もの人命が失われたという。この原因は飢えだけでなく，ビタミンC不足による壊血病*53，栄養失調による感染症（コレラ，赤痢，麻疹など）の蔓延による死者も含まれている。このことは，アイルランドからアメリカ合衆国への移民という人口移動をもたらし，このときに移民したアイルランド人のなかにのちの大統領となったジョン・F・ケネディの曾祖父がいたことはよく知られている（ケネディ家は裕福な家庭であったが）。このため，彼はカソリック信者として最初のアメリカ大統領になった。じゃがいもは割合病害虫に弱い作物で，黴や細菌のほか，じゃがいもシストセンチュウにも侵される。現在，日本では，種いもの管理は極めて厳重で，県単位で種いもを生産できる施設やつぎの段階の販売用の種いもの生産にも厳しい管理が行われている。種いもを生産できる道府県は現在8つである。

　新大陸からもたらされたもうひとつの新しい作物であるイネ科のトウモロコシは，収穫性が高いことからイタリアを中心に広く作付けされた。アメリカ合衆国でも中南米原産のこのイネ科の作物は定着し，食料・飼料生産に貢献したし，現在でも飼料用作物およびでんぷん原料として重要な作物となっている。トウモロコシは最初スペイン人によりヨーロッパに持ち込まれたが，ヨーロッパで現在も栽培されている種類は最初に持ち込まれたスペイン経由ではなく，北米経由であることが近年の遺伝子の解析で判明している。なお，トウモロコシは栄養的にいえば，主要なたんぱく質であるゼイン（ツェイン）に必須アミノ酸であるトリプトファンとリジンが不足していること，またナイアシン欠乏によるペラグラの原因になったことなど，大きな栄養問題を引き起こした。

　ナス科のトマトはイタリア料理と切っても切れない関係にあることは万人が認めるところであるが，栄養的にも興味がある作物である。初期に導入されたトマトは，カロテノイドのうち，β-カロテン含量が低いふつうの品種であった（最近は高い品種もある）。その色調はリコピンによるが，その赤い色調から緑黄色野菜と誤認されていた時代もあった。そのため，当初のトマトはプロビタミンA含量が低い品種であった。

　唐辛子は，カプサイシンをはじめとする辛味成分と色素成分に特徴をもつ作物であり，野菜としても重要な作物である。その摂取によってエネルギー代謝が亢進することが知られている。

　このように，新世界から旧世界にもたらされた作物はそれ以後の世界の食生

*53　壊血病(Scurvy)：ビタミンCの欠乏により引き起こされる。衰弱，無気力，貧血，それに伴う浮腫，歯肉の海綿状化，粘膜や内臓から皮内への出血，創傷治療の遅れなどの症状がある。

活，栄養の両面で大きく寄与することになった。なお，中南米由来の食品ではもうひとつの嗜好品であるチョコレートが上げられる。これもココアとして，チョコレート（ミルクと砂糖を一緒に混ぜて飲用することはヨーロッパの修道院の修道女が見つけた）として次第にヨーロッパ社会に浸透していったが，同じ頃オリエント社会から浸透したコーヒーに比べて高価であることやチョコレートを常用していた貴族婦人が真っ黒な子供を産んだこと（原因が別にあることは自明の事実であるが）などがあり，一時貴族社会ではすたれたことがあった。コーヒーもココアも興奮剤として，また催淫剤としての効用が評価されたものである。

（3）明治時代以前の日本での栄養についての考え方

世界文明は，いくつかの地域で独自の進化を遂げたが，東洋では中国とインドが中心にあげられよう。とくに，中国は地理的に日本と近く，文化的にも大きな影響を与えてきたので，日本の医学，本草学も中国を根源とするものである。神農氏が最初に信仰された医神であり，残されているもっとも古い医書は秦と前漢時代に出された『黄帝内経』（⇒p.46）である。漢時代に出された『神農本草経』には365種の薬品が記載されている（⇒p.47）。なお，中国ではヨーロッパと異なり，錬金術は求められず，不老不死の仙薬を求める錬丹術が行われた。秦の始皇帝が不老不死の薬を求めて蓬莱国（日本とされている）に徐福を派遣し探させたのは有名な話である。日本古来の医神は，大国主神（大国主命）と少彦名神である。江戸時代になると，貝原益軒（1630-1714）は，『大和本草』を出版したが，これは日本の博物誌の始まりとされている。益軒は衛生学の分野のみならず，食養生を説いた『養生訓』を著している。

（4）大航海時代の壊血病と東アジアでの脚気―病因論を巡る論争―

①壊血病を巡る混乱

話は前後するが，コロンブスがアメリカ大陸に到達する以前にも，北欧からアメリカ大陸に到達した人たちがいたことは文書に残されているが，ヨーロッパ社会全体にアメリカ大陸の存在が周知されたのは，コロンブスのアメリカ到達以降のことである。それ以前のヨーロッパでの航海は，イタリアからオリエント（エジプト，シリア）まで，あるいはイギリスまでといった具合で，長期間ではなかった。途中に寄港できる島や港が整備されており，食品を積み込むといっても数か月分という月単位ではなく，数日，あるいは10日間程度であった。そのため後述する大航海時代のように栄養素不足による欠乏症を起こすリスクは考えなくてもよい時代だったといえよう。北欧のヴァイキングの航海の範囲もこれらの航海の距離よりも短いものであった。

したがって，現在の栄養学の知識に照らしても，深刻な壊血病が航海中に起きるリスクはまず少なかったといってよいであろう。壊血病には陸型と呼ばれるものもあり，これは野菜，果物の摂取量が少ないために起きたもので，刑務所，精神病院などで起きた。野菜や果物を冷型の食べ物とし，摂取を減らすように指導

したローマ時代にガレノス派（⇒p.44）の弊害もあったといえよう。しかし，コロンブスの航海中やそれに続くインドを目指したアジアへの航海（アフリカの喜望峰廻り）では壊血病が大問題になり，航海中に多数の水夫が死亡した。壊血病は船乗りに大変恐れられた病気であった。

　現在の知識でいえば，壊血病はビタミンC不足が原因で，細胞間の接着たんぱく質であるコラーゲンの生合成とネットワーク形成が阻害される結果，血管から内容物である血液が漏れ出し，死に至る病といえよう。人体では，コラーゲンはすべての体たんぱく質量の約1/3を占めていて，細胞間に存在する接着たんぱく質の主要なものである。欠乏すると血管などの組織における細胞のネットワークが壊れ，内部の血液などが漏出し，血液が不足して，呼吸をはじめとする生命保持に必要な機能が失われ，死にいたるのである。イギリスの海軍提督であったリンド（James Lind. 1716-94. スコットランド・エディンバラ生れ）の試験以前には，多くの航海で水夫らが死亡したことが記録に残されている。インドに旅行したヴァスコ・ダ・ガマ（Vasco da Gama. 1469?-1524）の最初の航海では，乗員の半分以上が死亡した。これは，帰路で生鮮野菜と果物が不足したためである。乗員のなかには上陸時にオレンジを食べて回復したものがあると記述されている。1510年にカブラル（Pedro Alvares Cabral. 1467-1520. ポルトガルの航海者）がインドの西海岸を南下したときに，壊血病の船乗りが柑橘類の果物を食べて回復したとの記述を残している。他の人々は，野生のパインアップルのような果物でも有効なことを認めている。しかし，こうした方策はいずれも採用されず，イギリス海軍は怠け者が壊血病にかかるとしていた。

　16世紀末から17世紀初頭には，柑橘類の有効性が記載され，1607年にプラットはレモンジュースが船乗りにとって，壊血病の確実な予防と治療法であると記載している。しかしながらこうした事実があっても，当時の医師たちはガレノスの体液説を信じていたので，体に必要なものが不足したために病気になるという考えに同意できなかったのである。

　なお，有名な科学者であるロバート・ボイル（Robert Boyle. 1627-1691. 気体の圧力と容積の関係を公式で示したボイル＝シャルルの法則で著名）は，大麦の重湯に新鮮なレモンジュースを加えると壊血病を予防できることを見出している。現在の知識ではビタミンCの供給源は野菜（イモ類を含む）と果物であるが，通常の野菜は航海中の長期間の保存には適さないが，柑橘類，とくに酸度の強いレモンとライムは長期間の保存に耐えることがわかっていた。そこで1757年にイギリスのリンド提督がソールスベリー号で行った世界初の対照臨床試験では，壊血病を発症した水夫80人のうち症状が同じ12人を6群に群別し，14日間の試験を行った。基本食にリンゴ酒，薄めた硫酸溶液（当時壊血病に効果があるといわれていた），食酢，海水，毎日2個のオレンジと1個のレモン，特製のペーストを与えた。6日後にレモンとオレンジ群の2人は回復し，通常の勤務に就け

る状態になった。これまでに得られていた経験的な事実がこれで証明されたことになり，レモンとライムの有効性が確立され，これらを船に積み込み，食べていれば，壊血病にかからないことが分かったのである。

　これ以降，壊血病を防ぐためには，長距離の航海中どこで新鮮な柑橘類を積み込むかが焦点となった。しかし，この明白な結果も多くの医師や海軍当局に受け入れるまでには時間を要した。リンドは1753年に『壊血病について』を出版している。この『壊血病について』はビタミンの発見後，研究が進められ，ビタミンCの発見につながった。なお陸型壊血病と呼ばれていたのは，刑務所，軍隊，精神病院，東欧の貧しい地域などで多発したもので，与えられる食べ物が不適切な結果，発症したものであった。当初は海と陸の壊血病が同じものと考えられていなかったが，じゃがいもの不足でも発症したといわれる。なお，じゃがいもが壊血病の予防に効果があることは，前述したアイルランドのじゃがいも疫病による飢饉のときにわかったが，そうした理解が一般化するのは，ビタミンの発見以後のことになる。なお，船でヴェネチアからオリエント地方に旅行したルネッサンス時代のエルサレム巡礼者の旅行記がかなり残っていて，そのなかには船に積み込んでいた食品についての記述がある。それによると，旅行は三食付きで，ヴェネチアからの旅行では，ヴェネチアが支配していた港などに寄港して水，不足してくる食料を補いながら旅行するが，長旅なので，旅行者が自分の食べたい食べ物を積み込んでいた。それらは，塩分の高い保存性のよいサラミソーセージ，パルマ産の生ハム，ベーコン，チーズのほか，乾燥した果物（レーズン，プルーンなど），クラッカーのような水分に少ないビスケット，陶器入りのぶどう酒などであり，ベーコンエッグを食べたい人はニワトリを積み込んで産む卵で食べていたなどの記述もある。この記述に従えば，地中海の旅行にならって，アメリカへの船旅でも，色々な食料を積み込んでいたと推測されるが，野菜・果物の補充は大西洋では無理なため，壊血病が起きたと推測される。また，こうした食品の積み込みでは，ビタミンB_1に富む豚肉加工品の比重が高かったため，つぎに述べるアジアで蔓延した脚気に罹患するリスクは低かったと思われる。

　②東アジアで蔓延していた脚気—病因論を巡る論争と予防策についての混乱—

　これに対し，日本をはじめとする東アジアでは米を主食としていて，しかも精米するために，現在の知識に従えば，糠層に含まれるビタミン類が失われ，脚気（多発性神経炎，東南アジアではベリベリ〈beriberi〉とよんだ）が多発していた。この病気がヨーロッパ社会に知られたのは，江戸時代末期に開国された日本と当時オランダ領であったインドネシアを通じてであった（当初，脚気とベリベリは異なる疾病と考えられていたが，のちに同じものであることが確かめられた）。明治時代初頭に明治天皇が招聘したドイツの医者たちははじめてみたこの病気について以下のように記録している。

　「この"恐るべき不思議な病気"は，ヨーロッパでは知られていない病気で，

初期の症状は疲労と足の感覚麻痺で足関節に痛みをともなう腫脹が見られ，のちに足から体幹部に進行し，呼吸困難となり，進行すると痙攣を起こし，窒息または心不全で死亡する。また，季節変動があり，社会階層でも発症が異なっている。脚気には2つのタイプがあり，乾燥型麻痺と湿浮腫型に分けられた。所得階層では，金持ちと貧しい労働者がかかりにくく，職人・奉公人・侍は病気になりやすい。」

囚人もかかりやすく，湿った土地の悪気によるとされていた。この脚気は別名江戸患いともいわれ，旅行で江戸を離れると回復するという奇妙な性質をもっていた。当時，旅行で江戸を離れられたのは，参勤交代の武士か，商用で京都に行く商人くらいだったので，例数がそれほど多いわけではなかったと思われる。江戸時代以前の戦国時代でも当時の武将で脚気，とくに脚気衝心で亡くなる人は多く，江戸幕府関係者でも14代将軍徳川家茂（脚気衝心で死亡）とその夫人で京都の朝廷から降嫁した静寛院宮（和宮）も明治時代に入り，箱根に脚気治療に行き，死亡したとされている。明治時代に入ると，長期間の旅行が必要になった人々は軍人で，海外へ渡航した兵士や士官がいた。その代表例が明治15年（1882）の軍艦龍驤によるニュージーランドを経由してのアメリカへの航海で，主食として米，副食に魚（多分塩漬けか乾燥したもの）と野菜（これも塩漬けか？）を積み込み，往復272日の航海の後，乗組員376人中169名が脚気にかかり25人が死亡した。

この原因を追究するためにイギリスに医学の勉学のために留学したことのある高木兼寛（1849-1920．薩摩藩出身，のちに海軍軍医大監）は，海軍に要請してこの旅程とほぼ同じ日数と行き先で食料だけを変えた航海を軍艦筑波で行った。このときの食事は，小麦（パン）を主食とし，副食に肉・ミルクを追加して与えた。出発は1884年の2月であった。この287日の航海で，乗員333人のうち脚気にかかったのは14名で死者は出なかった。そこで，海軍は標準食として水兵に米を与えずにパンと肉の食事を与えようとしたが，嗜好の問題で難しいこともあった。その後，米に大麦を混ぜることで脚気の予防ができることがわかり，この方法を活用することにした。同様なことは刑務所に服役している囚人の食事を経費削減で麦飯にしたところ，脚気患者が半減したので，管理者が驚いたという記録が残っている。

高木兼寛の研究は今でいえば，介入研究に相当し，脚気予防のためのヒトを対象とした研究になる。しかも結果が劇的で，食事が悪ければ脚気を発症し，食事を改善すれば発症しなかったので，結果的に予防も可能にした研究であった。

このような改善ができた理由として高木兼寛は米と麦のたんぱく質の含量の違い（米に比べて小麦のたんぱく質含量が高い。白米のたんぱく質は6％程度，小麦は強力粉12％，中力粉9〜10％と小麦の方が多い）に注目し，たんぱく質量が違うことがおもな理由であると考えた。当時はビタミンが発見される以前の時

代なので，仕方がないことであった．この脚気の病因については，感染症であるとか，米に神経毒があるなどさまざまな説が出されていた．また当時，陸軍軍医であった森林太郎（森鷗外，のちに軍医総監）は伝染病説をとり，高木兼寛の考えに対立していた．

この論争は英国留学の高木兼寛とドイツ留学の森林太郎という海外での学問の系譜の異なる2人であること，陸軍と海軍という立場も異なることから色々と興味深い対立であった．この論争はその後も長く続き，決着がつくのはビタミンB_1の発見で脚気症状の消失ができるとわかったときである．また，東京帝国大学も論争に参入し，1冊の小さな本ができるほどの論争が続いた．なお，高木兼寛の介入研究が成功した理由を今の知識で考えれば，豚肉のB_1含量が高いことと当時の小麦の製粉の技術が今ほどでなかったので，小麦粉のB_1含量も今よりも高かったのではないかと類推される．また，ライ麦パンを食べていたのであれば，B_1含量は普通の白パンよりも高いことが知られている．

一方，東洋に貿易の拠点をもっていたオランダは，セイロン（現在のスリランカ）やインドネシアでベリベリと呼ばれる病気が蔓延していたので，これを治すための方策を探していた．この病気の命名の由来は，歩き方が羊のようによろめきながら歩くことと浮腫によるものといわれている．これと同じような病気はキューバの砂糖工場やブラジルの労働者に起きていると1866年にフランスの海軍軍医のメリクールが報告している．その後，1886年にインドネシアのアチェで起きたゲリラ戦に従事していた両軍の兵士が大勢この病気で死亡したことから，オランダ政府は本格的にこの病気に取り組むことを決意し，当時ユトレヒト大学の病理学の教授であったペーケルハーリング（Cornelis Pekelharing, 1848-1922）をベルリンに派遣し，コッホの研究室で細菌学の実験に従事させた．

これは，この病気が病原菌によるとの説が有力であったためである．このドイツ滞在中に彼は，オランダ人のエイクマン（Christian Eijkman, 1858-1930）に出会った．エイクマンはオランダの軍医学校を卒業後，生理学を学び，オランダ領東インドではじめて脚気に出会った．彼は，脚気が細菌感染症であるとの信念をもっていたので，マラリアで祖国に送り返されたときに，ドイツで細菌学をおさめる決意を固めたのである．このベルリンで2人は出会い，ペーケルハーリングは神経学者のウィンクラー（Winkler, 1855-1941）を伴っていたので，彼ら3人は，脚気の調査にインドネシアに出かけることにしたのである．

この調査で，彼らは脚気が感染症との認識を強め，患者から細菌も分離できたので，これを持って祖国に帰り，ワクチンの製造を目指したのである．しかし，矛盾した報告などが出て，この結論に疑いをもつようになった．そこで，エイクマンはジャカルタに研究室をつくり，脚気の動物モデルを作成しようとしたが，失敗した．たまたま，彼は費用の点から安価なニワトリを使うことにしたが，これが幸運の第1歩であった．ニワトリの飼育中にさまざまな現象が見られたが，

そのなかで彼はエサを変えたときに脚気が起きたということに注目した。つまり，細菌感染以外の可能性にも眼を向けたのである。そこで，玄米を与えた群と病院で調理した米を乾燥させたものを与えた群とを比較したところ，後者にのみ脚気が起きることを見出したのである。これは，米の精米，調理中に何かが失われたか何かが入ってきたかである。エイクマンは高木兼寛の研究は知らなかったようであるが，米ぬかが脚気の予防と治療に効果があることを見出していた。しかし，彼はそれ以上この問題に取り組むことはできなかった。それは再度マラリアにかかり，オランダに帰ったからである。この問題は，その後フレインス（Grijns. 1865-1944）に引き継がれ，食物中に微量の物質があり，それが不足すると病気になるというのちのビタミン発見につながる概念を予告していた。

また，実際面ではフォルデマン（Vordeman. 1844-1902）が東インド諸島の63の刑務所を調査し，脚気が流行していた刑務所は白米を主食としていたので，白米を玄米に換えることで脚気を予防することに成功した。ただし彼は，脚気は感染症であり，玄米に含まれている成分で治療されると信じていた。この間，脚気についてはさまざまなアプローチがあり，マレーシアでも行われ，緑豆を与えると治癒するといった知見も得られていた。クアラルンプールの病院に勤務していたフレッチャー（Fletcher. 1849-1919）は，Lancet誌につぎのような報告を載せている。

「収容所の219人の患者のなかで，94人が罹患し，27人が死亡した。主食は，貯蔵処理をしていない米（タイ米，白米）であった。そこで，政府の許可のもと，1905年に貯蔵処理をしたインド米（翻訳では玄米となっている）とタイ米をそれぞれ半分ずつの群に与えた。インド米は煮熟処理してから籾殻を除いた米[*54]で，玄米と記述されている。この2つの群の人々を別々の建物に収容し，その他の副食もコントロールした。また，感染症との指摘にも答えるため，建物の交換も行った。また，脚気と診断された患者に玄米を与える配慮もした。全体ではこの研究中に脚気で死亡したのは1人だけだった。」

その後，この研究は感染症信奉者からの批判にさらされたが，次第にこの結果を支持する研究結果が得られるようになり，さらにはエイクマンの実験を支持する米糠のアルコール抽出物を与えると多発神経炎のニワトリが治癒するというフレイザー（Frazer. 1873-1930）とスタントン（Stanton. 1875-1938）（この研究の前にヒトでの介入試験を行って，フレッチャーと同じ結論を得ていた）の観察も報告された。しかし，脚気についての論争では保守派はなかなか従来の主張を変えることはしなかったので，その後も対立は続いた。しかし，1910年に脚気についての国際会議がマニラで開催される運びになり，白米がこの疾患をもたらした元凶であることが明確になった。

その後，鈴木梅太郎（1874-1943）らの米糠からのビタミンB_1の抽出と精製へと時代は移り，初期の鈴木らの精製したアベリ酸（のちにオリザニン，これはニ

*54 インド米：
パーボイルドライスに相当するもので，インド系米は籾殻が普通の精米では除けず，砕米になるので，先にでんぷんの一部を糊化して，砕けにくくしてから籾殻を除く方法である。この方法では，B_1などのビタミンが胚乳部に移行することがのちの研究でわかっている。

ワトリの脚気を劇的に治療できた。1910年に口頭で，1912年に学会誌に掲載）を分離し，ポーランドのフンク（Funk. 1884-1967）も同様な物質を米糠から分離している（1911年）が，いずれも純粋な物質ではなかった。純品が分離されたのは1926年ヤンセン（Jansen. 1884-1962）によるもので，その構造は最終的に1936年ウィリアムス（Williams. 1886-1965）らによって決められた。

　このように，ある成分を欠いた食物を継続的に摂取することで，欠乏症に罹患するという結論は，ほかの欠乏症の存在を予感させるものとなり，これ以後，従来知られていた疾病についてもこのような観点からの研究が進められることになり，微量成分であるビタミンの研究が盛んになった。ヨーロッパ社会でのもうひとつの重要なビタミン欠乏症はつぎに述べるペラグラである。

③アメリカ合衆国，イタリア，スペインなどに蔓延していたペラグラ

　ペラグラは4つのD—皮膚炎Dermatitis，下痢Diarrhea，痴呆Dementia，死Death—と関係する欠乏症で，最初の記載はスペインの医師によるもので，「バラの病気」と呼ばれた。四肢，臀部，性器が汚いピンク色になるので，このようにいわれた。のちに流行したイタリアでは「ざらざらした皮膚」を意味するペラグラが用いられるようになった。イタリアでは春に貧しい人々の間で頻発したので，当時新大陸からもたらされたトウモロコシとの関係が取りざたされた。それはポレンタ粥がトウモロコシを使っていたからである。こうした患者を町に連れてきて町の食事を食べさせると治癒することが観察されている。

　同じような現象は合衆国南部でも起きていて，最初は感染症と見られていたので，当時著名な疫学者であったゴールドバーガー（Joseph Goldberger. 1874-1929）に解決を依頼した。彼は認知症の患者が収容されている療養所を訪れ，多くのペラグラ患者がいることを見出した。しかし，療養所のスタッフは罹患していないことから，その違いは食事にあることに気づいた。つまり，スタッフはよい食事をしているのに，患者の食事は貧しかったからである。治療のためによい食事を与えたところ，快方に向かった。彼は1915年に刑務所農場で人体実験を行う許可を当時のミシシッピィ州知事から得た。これには12人の囚人（殺人犯が7名）が選ばれ，1人が他の病気に罹患していたので除かれ11人が参加した。実験後は釈放するという条件付きである。参加者はトウモロコシを主体とする貧しい食事を与えられ，通常の労働を行った。対照者は普通の囚人である。そのうちに，参加者は背痛，口内痛，鬱，精神錯乱などペラグラ特有の症状を訴え始めたが，さらに2か月間実験を継続し，他の医師などにも診断を求めた。対照群は正常であった。

　この結果はペラグラがトウモロコシを主とする貧しい食事で引き起こされることを証明したものである。この後もこの結果を受け入れない学者は存在したが，次第にゴールドバーガーの結果は受け入れられるようになった。これは，現在の知識でいえばナイアシン欠乏を示したもので，のちの研究でトリプトファンを投

与された患者が回復することも示された。このような結果はナイアシン欠乏でペラグラになり，トリプトファンからのナイアシンの体内供給をも示した結果である。このようにして，ペラグラもビタミン欠乏症であることがわかったが，この結論が多くの関係者に受けいれられるまでにはかなりの年数を要した。B_1の場合と同じで，頑迷な研究者，学者，官僚はいつでもいるからである。

2）19世紀以前の科学の進歩と栄養学の考え方の変遷

中世の暗黒時代が終わり，ルネッサンス時代，バロック*55時代と時代が進むにつれ，ヨーロッパ社会でもローマ教会の権威が変動し，ときとして逆戻りしながら，進歩していった。つまり，天動説と地動説の対立に始まり，観測・実験の結果と，聖書をはじめとして教会で教えられて来たことが一致しないことが多数見つかるようになり，次第にサイエンスとしての化学，物理学，生物学が確立していった。地動説で有名なコペルニクスは1473年，ガリレオ・ガリレィは1564年の生まれである。その後，惑星の楕円運動を発見したケプラー（1571年生まれ）や万有引力の発見で有名なニュートン（1642生まれ．1665年に万有引力の法則，2項定理など発見した）らの物理学者が輩出した。

*55 バロック（Baroque. フランス語）：17世紀初頭から18世紀中ごろまでのヨーロッパを風靡した美術・文化様式。彫刻，絵画，建築，音楽，文学，演劇など幅広い領域に広がった。

（1）ラヴォアジェによる酸素の発見

こうした学問の進歩により，化学の分野も次第に進歩した。化学自体は中世の錬金術が純粋科学に進んでつくられたものといえるが，化学の分野での最初の巨人はラヴォアジェ（Lavoisier. 1743-94）であろう。また生物学では，大分遅れて19世紀に登場する『種の起源』のダーウィン（Darwin. 1809-82）や遺伝学のメンデル（Mendel, 1822-84）であろう。

ラヴォアジェは化学を定量的に観察することを徹底して行った。彼は二酸化炭素が4つの方法で生じることを理解していた。その4つの方法とは，①ローソクを空気中で燃焼させたとき，②石灰岩に塩酸を作用させるとき，③消石灰を加熱して生石灰をつくるとき，④植物性物質が発酵あるいは腐敗したとき，または動物が呼吸したとき，である。そして，酸素が燃焼に必要であることを示した。酸素（oxygen，命名はラボアジェによる）そのものは1774年にプリーストリ（Priestley. 1733-1804）によって酸化水銀を加熱すると水銀ができるときの気体として発見されていて，この気体中では動物が生きていけることを見出していたが，こうした発想には至らなかった。ラヴォアジェはこの気体が水銀と結合すると酸化水銀になることを証明した。この発見はコペルニクス的転回といわれ，これまでのフロギストロン（燃素）説では，燃える物質が何かの物質を放出すると考えていたので，逆転の発想といえよう。

ラヴォアジェは元素を単体とよび，4群に分け，①酸素・窒素・水素・光・熱素，②硫黄・リン・炭素，③17種の金属，④灰・バリタ（水酸化バリウム）などの土類としている。このなかには光，熱素，灰，バリタなど元素でないものも

含まれ，現在の知識でいえば，23種類が真の元素である。また，ラヴォアジェは植物の構成成分についても分析を行い，炭素・水素・酸素からなるとし，これに窒素を加えたのはフランスの優れた化学者であるベルトレ（Berthollet. 1748-1822）であった。また，地球上の生命のサイクルについても考察し，成長は燃焼の逆過程であるとした。なお，ラヴォアジェ自身は同時代の科学者であるマラー（抑制の効かない暴力主義者）に恨まれ，告発され，のちの革命政府により断頭台に送られ生涯をとじた。彼自身はメートル法の制定など，科学の別の分野でも大きな貢献をしているが，親から引き継いだ徴税請負人のような仕事もしていて，この徴税請負人の仕事をしていた人々は革命時に告発されていた。

（2）ラボアジェとその後継者たちと栄養学

ラヴォアジェは酸素の発見だけでなく科学的センスが優れた人であったので，燃焼と呼吸が同じプロセスであり，呼吸がゆっくりと起きる燃焼現象であることをラプラス（Laplace. 1749-1827）との共同研究で示した。後者は新進気鋭の物理学者であり，モルモットを断熱材で遮断した金属容器に入れ，その外側に氷を詰め，発生した熱で氷が溶け，モルモットの発熱量と発生した炭酸ガスの量も測定可能にしたものである（装置はラプラスの考案）。この実験では，10時間で13gの氷が溶けた。既知量の炭素を燃やした実験の結果での二酸化炭素の量と比較して，13gの氷は大部分モルモットの呼吸による発熱で溶けたことが分かった。同じ量の炭酸ガスを発生した場合の炭素だけを燃焼させたときの氷の溶解量は10.5gであったので，呼吸がスローな燃焼であることが証明されたのである。そのほか，燃焼に必要な酸素は血液で運ばれるとか，基礎代謝の測定を共同研究で行い，肝臓の機能についても興味をもち，肝臓で生命に重要な過程，今でいえば，代謝が行われていると考えていた。かれの考えは同時代人よりも100年くらい先に進んでいたのである。

ラヴォアジェの考えに続く人たちには熱素説を否定したランフォード（Rumford. 1753-1814）がいる。彼はのちにラヴォアジェ未亡人と結ばれたが，あまりに明るいランプを発明し，このため，夫人の皮膚の衰えがあからさまになり，離婚に至ったといわれている。彼の発明のひとつにコーヒーを抽出するパーコレータがあり，これは今でも同じ原理のものが使われている。

（3）三大栄養素の科学

食品に含まれる三大栄養素の科学や生体成分としての三大栄養素についても研究が進んでいた。まず，最初にこの三大栄養素という食品成分の分類はイギリスの化学者であったプラウト（Prout. 1785-1850）がロンドンの学士院で行った講演で，食品分析で糖saccharinous, 油状物oily, 卵白様物質albuminous matterの3つに分けられることを述べた。この3つは今でいう炭水化物，脂肪（脂質），たんぱく質に相当する。

たんぱく質は元来，「蛋白質」と記載され，"蛋"は卵のことで，卵白が"蛋白"

になる。つまり，たんぱく（蛋白）質とは卵の白身を構成している成分であり，現在の分析法でも卵白は水分を除けば，ほぼたんぱく質と微量の糖質で構成されているので，当時の知識によるこの命名法は正しいことになる。

炭水化物carbohydrateは，現在では糖質ともよばれるが，元来砂糖，でんぷん，乳糖などの当時知られていた糖類が炭素に水が水和した分子式（$C_n(H_2O)_m$）を持っていることから命名されたものである。もちろん，その後の科学の発達は，この分子式を持たない糖類の発見（デオキシ糖，アミノ糖など）や，乳酸のようにこの分子式を持っていても糖でない化合物が見つかっても，生化学や栄養学の教科書ではこの名称が使われている。

生化学では，脂肪とはいわず脂質というが，糖質，たんぱく質とあわせて質という字を使っている。脂肪とは，食品分野で使われることばで，内容は脂質に比べてやや曖昧な表現になる。最初にそれぞれの栄養素の科学の進歩をみていこう。

①炭水化物

糖の化学は，その立体構造や旋光性[*56]などを含めて多数の化学者が貢献しているが，名前と主要な業績を示すに留めたい。

フィッシャー（Fisher. 1852-1919）：不整炭素原子理論の実証，化学構造と発酵との関係，アミノ酸のたんぱく質加水分解物からの発見と構造の研究など。

ハワース（Haworth. 1883-1950）：アルドヘキソースの16種の異性体のうち14種の合成，ケトヘキソース8種のうち5種の合成，炭素数9のノノースも合成。ピラノースとフラノースの存在を発見。グリコシド結合を発見。ハワースの投影式で著名。

プルースト（Proust. 1754-1826）：グルコースの単離。

ベルナール（Bernard. 1813-78）：グリコーゲンが肝臓でつくられ，貯蔵され，血糖として放出されることを発見。

グメリン（Gmelin. 1748-1804）：セルロースを植物の細胞壁から分離。

②脂質

ベルテロー（Berthelot. 1827-1907）：脂肪をグリセロールと脂肪酸から合成。

プルティエ（Poultier. 1719-88）：胆石からコレステロールを分離。

そのほか，リン脂質もゴブレー（Gobley. 1811-76）により1844年から46年にかけてレシチン（卵黄を意味するギリシャ語lekithosによる）が卵黄から，セファリンが1884年にツディクム（Thudichum. 1829-1901）によって卵黄から分離されている。

③たんぱく質

たんぱく質という概念は1777年のマッケール（Macquer. 1718-84）の『化学辞典』に記載されていて，このときは動物性のものだけがあげられている。その後，植物の小麦の穀粒からでんぷんを除去するとグルテンという粘質物が得られることがわかり，動物性のものと似ていると記載された。そして植物と動物に共

*56 旋光性：
通過する直線偏光の偏光面を回転させる物質の性質。なお偏光とは，一定の方向だけ振動する光の波動。

通する成分であることを理解したのは，1843年のトムソン（Thomson. 1773-1852）が最初である。proteinという名称はオランダのムルダー（Mulder. 1802-80）が1838年に用いたのが最初で，ギリシャ語の"第1なるもの"という意味で，スウェーデンのベルツェリウス（Berzelius. 1779-1848）の示唆によるものであるという。つまり，生命にとって第1に必要なものという意味で，日本語の蛋白質はドイツ語のEiweisskörperの訳語である。なお，たんぱく質が炭素，水素，酸素，窒素のほか，硫黄とリンを含んでいることを発見したのはムルダーである。

このように，三大栄養素が発見されるとともに，それらの体内での働きも次第に解明され，栄養素の消化・吸収など栄養に関する事項は色々なアプローチで解明されつつ，現在に至っている。

なお，たんぱく質を構成するアミノ酸の発見は，1806年にアスパラガスからアスパラギン酸を見出したヴォークラン（Vauquelin. 1763-1829）とロビッケ（Robiquet. 1780-1840）の発見が最初であるが，たんぱく質加水分解物からの発見はゼラチンからのグリシンの発見が最初で，ブラコノ（Braconnot. 1780-1855）による。その後，1935年までにすべてのたんぱく質構成成分であるアミノ酸が発見された。各アミノ酸の発見者と年代を表4－3に示す。また1930年代に，尿素サイクルを構成するシトルリン（1930年）とオルニチン（1932年）の発見も行われた。

表4－3　アミノ酸の発見史

アミノ酸名	発見年代	分離した原材料	研究者名
グリシン	1820	ゼラチン水解物	Braconnot
アラニン	1875	絹糸の水解物	Schtzenbeger et Bourgeous
バリン	1856	動物組織水解物	Group-Besanez
ロイシン	1819	発酵乳	Proust
イソロイシン	1904	甜菜搾汁	Ehrlich
セリン	1865	絹糸たんぱく質，sericine	Cramer
スレオニン	1925	燕麦たんぱく質，もっとも最後に同定された通常のアミノ酸	Schryver et Buston
シスチン	1810	牛の角の加水分解物	Wollasston
チロシン	1922	カゼイン水解物	Mueller
フェニルアラニン	1879	ルピナスの発芽した芽	Schultze et Barbieri
トリプトファン	1902	カゼイン水解	Hopkins et Cole
アスパラギン酸	1827	アスパラギンの水解物	Plisson
アスパラギン	1806	最初に見つかったアミノ酸で，アスパラガス搾汁	Vauquelin et Robiquet
グルタミン酸	1866	小麦グルテンの水解物	Ritthausen
グルタミン	1883	甜菜の搾汁	Schultze et Bosshard
リジン	1889	カゼイン水解物	Drechsel
アルギニン	1886	ルピナスの発芽した芽	Schultze & Steiger
ヒスチジン	1896	独立に2人が発見	Kossel et Hedin
プロリン	1901	カゼイン水解物	Fischer
ヒドロキシプロリン	1902	ゼラチン水解物	Fischer
シトルリン	1930	スイカの果汁	Wada
オルニチン	1887	ニワトリの老廃物	Jaffe
γ-カルボキシグルタミン酸	1974	プロトロンビン	Steflo

出典）Merck Index 13Ed.（2001）

（4）三大栄養素の相互変換について

　現在までの研究で，たんぱく質は炭水化物・脂質からはつくれないが（必須アミノ酸の生合成がヒトでは行えないからである），必須脂肪酸を除く脂質は炭水化物からも合成できることがわかっている。つまり，ヒトが必要とする栄養素は，エネルギー源になる栄養素を除くと，以下で述べる必須アミノ酸，必須脂肪酸とビタミン，ミネラルである。これらは体内で生合成できないからである。量的には必須アミノ酸の必要量はビタミン，ミネラルの必要量をはるかに凌駕しているので，別に考える必要がある。また，アミノ酸のなかで，可欠アミノ酸とされるアミノ酸は，必須アミノ酸のアミノ基を利用し，炭素骨格を炭水化物由来の代謝物から流用すれば合成可能であるが，効率的には可欠アミノ酸の形で摂取した方がよいのはいうまでもない。その意味で，たんぱく質栄養はエネルギー必要量とともに栄養学では中心的な課題であるし，現在でも開発途上国などでの栄養失調や疾病への抵抗性を低下させている免疫力の観点で重要なテーマである。

　なお，炭水化物の脂肪への変換については，ミツバチを用いたデューマ（Dumas. 1800-84）とブサンゴー（Boussingault. 1802-87）の有名な研究がある。彼らは動物がエサとして摂取した栄養素を酸化的に分解するという仮説を証明するために，ミツバチ2,000匹を入れた巣箱から，最初100匹取り出し，エーテルで体脂肪を抽出し，ついで，蜜だけを与えて巣をつくらせ44日後に同じく100匹を取り出し脂肪を測定すると同時に，巣の脂肪量を測定した。この結果は最初の仮定と異なり，ハチが脂肪をまったく利用していないことを見出した。これは，蜜に含まれる糖分から脂肪をつくったことを示す結果であった。これと同じ結果は豚を使ったブサンゴーの実験でも示された。この実験では，脂肪を含まない飼料で豚を90日間飼育しても，豚の体脂肪が増えることが証明された。いずれの研究も糖質から体内で脂肪がつくられるという結論に導いた。

　また，ミネラルはナトリウム，塩素（この2つは食塩の形で摂取されることが多い），カリウム，カルシウム，リン，マグネシウムなどの量的に多量を必要とするマクロミネラルのほかに多数の微量ミネラルが必要とされているが，それらは生体内で種々の酵素の活性中心などに存在することがわかり，その必要性が解明されている。例外はヨードで，甲状腺ホルモンの構成成分である。ビタミンについても，多くのビタミンが補酵素の機能をもつことがわかり，酵素の機能との関連で必要性が理解されるようになった。また，脂溶性ビタミンであるA,D,Eは補酵素以外の機能をもつことも明らかにされた。

（5）栄養素の消化と吸収を巡る議論

　食物の消化については，アメリカ合衆国のボーモント（Beaumont. 1785-1853）の研究があげられる。彼はヒューロン湖の近くの陸軍の駐屯地にいたときに，誤って散弾銃で撃たれて運び込まれたカナダ人を治療する機会に恵まれた。この患者は腹部に散弾が撃ち込まれ，胃と横隔膜に穴が開いていた。治療を

したところ，今でいう胃瘻状態になり，外部に通じた胃瘻管を通じて色々な食物の消化を観察できる状態になった。そこで，肉類などの食物を胃瘻管を通して胃内に直接与えてその消化過程などを観察した。

少し，時代がさかのぼるが，消化と吸収についても議論が沸騰していた。もちろん，同時並行的に三大栄養素についても研究が進んでいた。

3）近代科学の進歩と栄養学
（1）20世紀以後のビタミンの発見の歴史と進歩

栄養学のスタートとともに，先に述べた三大栄養素とマクロミネラルだけでは動物が成長せず，死亡することから，より少ない量が必要な栄養素が存在することが推測された。これがビタミンや微量元素の発見につながった。まず，ホプキンス（Hopkins．1861-1947）は1906年三大栄養素だけでは動物が成長しないことから副栄養素の存在を示唆したほか，栄養学分野ではトリプトファン，グルタチオン，キサンチンオキシダーゼなどの発見で栄養学の進歩に貢献した。ビタミンとミネラルについては，マッカラム（McCollum．1879-1967）の貢献をあげなくてはならないだろう。

彼は，1905年に脂溶性の因子Aと水溶性の因子Bの存在を断言し，最初は角膜乾燥症を予防できる因子A，ついで因子Aから抗くる病因子である因子Dを見出した。その後，動物飼育に用いるミネラル混合物の調合で，マッカラム塩混合の処方をつくり上げた。この処方は，内容は変わっているが今でも名称は残っている。ビタミンについてはその後の研究で，脂溶性ビタミンとしてA，DのほかE，Kが発見された。

水溶性の因子Bは最初に発見されたアベリ酸などが単一化合物でないことから，その後の研究で純化が進められ，最終的に酵素の補酵素として作用するという共通点をもつ化合物が合計8種類見出された。これらはビタミンB群と総称される。そのほかの水溶性のビタミンにはビタミンCがあり，Cの作用機構は他の水溶性ビタミンであるビタミンB群と異なるため，別に扱われている。そこで各ビタミンごとに述べてみたい。なお，最初の研究で分離された脚気に効果を示す化合物は窒素を含んでいたため，フンク（⇒p.57）により生命に必要なアミン（Vital amine）という意味でVitamineと呼ぶように提案された。しかしその後，水溶性の壊血病を予防できる水溶性のCや脂溶性の化合物（AとDなど）など窒素を含まないビタミンの発見で，総称としては末尾の"e"を省いた「vitamin」を使うように1919年にドラモンド（Drummond．1891-1952）が提案し，現在に至っている。

（2）脂溶性ビタミン

脂溶性ビタミンの研究は，夜盲症や暗順応の低下などが因子Aで改善することから研究がはじまった。わが国では，これらの症状の改善にヤツメウナギが効果

を示すことが知られていたが，欧州では全乳やタラ肝油の投与で治癒することから研究が行われ，その後くる病（イギリス病ともいわれた）の研究からDが発見された。

①ビタミンA

1913年オズボーン（Osborne．1859-1929）らは因子Aの欠乏で，成長障害と眼の異常が生じることを報告している。マッカラムもA欠乏で失明することを示した。1920年にスティーンボック（Steenbock．1886-1967）はβ-カロテンがAの代用になることを見出した。その後，ムーア（Moore）は，β-カロテンをにんじんから12回も再結晶で精製して，レチノールを含まないことを確認した後，肝油との比較実験を行い，同様な効力を示すことを認めた。その後，カーラー（Karrer．1889-1971）らはレチノールとβ-カロテンの構造を1931年に決定した。両者の比較からカロテンがレチノールの前駆体になることがわかった。レチノールの研究はレチノイン酸の研究につながり，20世紀後半の研究でレチノイン酸の核内受容体との作用は，活性型ビタミンDの研究と同じく現在の分子生物学のテーマのひとつとなっている。

②ビタミンD

肝油がくる病[57]に効果があることは1782年にキー（Key）らが見出しているが，本体が明らかになるのは100年以上後のことである。子供への日光浴の有効性は1919年に報告されたが，その後，牛乳などへの紫外線照射も有効なことがウィスコンシン大学のスティーンボックが証明し，特許化した。イギリスのメランビー（Mellanby．1884-1955）は1921年に犬にタラ肝油を与えることでくる病を予防できることを示し，また1922年にマッカラムは肝油を通気酸化してA作用を分解しても抗くる病作用が残ることを見出した。この物質は順番でビタミンCに続き，ビタミンDと名づけられた。その後，1931年にエルゴカルシフェロール（D$_2$）が結晶化された。また，動物由来のコレカルシフェロール（D$_3$）が見つかり，その後の研究で体内でより極性の高い誘導体に変わり，活性型ビタミンDになることが20世紀後半の研究で明らかにされ，その細胞核内受容体との作用は現在の分子生物学のテーマのひとつとなっている。

③ビタミンE

1922年にエヴァンス（Evans．1882-1971）とビショップ（Bishop．1889-1976）は，当時知られていたビタミンA，B，C，Dを補給してもラットの妊娠末期に胎児吸収が起きることを発見し，これを防ぐ因子が植物油に存在することを認めた。のちにシュアー（Sure, 1891-1960）がこれをビタミンEと名づけた。当時，動物に認められていたE欠乏症は滲出性素質，筋萎縮と脳軟化症である。現在までに8つの同族体が見つかっているが，活性のもっとも高いのはα-トコフェロール（α-Toc）である。近年になり，特異的にα-Tocと結合する転送たんぱく質（α-TTP）が肝臓や胎盤に高濃度で発現することがわかり，妊娠維持で

*57 **くる病（Rickets）**：さまざまな痛みを伴って，徐々に骨が軟化し弯曲する疾患。骨の石灰化が損なわれる。小児ではくる病，成人では骨軟化症（Osteomlacia）という。

のα-Tocの抗酸化剤としての役割が解明された。現在でのビタミンE欠乏症は，幼児に筋肉の脆弱化と神経系の退行性変性をもたらすこと（前者は可逆性で，後者は不可逆性）から，ビタミンEの抗酸化作用がこれらの作用に必要であることが認められている。

④ビタミンK

1929年にダム（Dam. 1895-1976）は脱脂飼料で飼育したニワトリの雛が出血症状で死亡することを発見した。のちに彼はこの予防因子が大麻などの種実に存在することを認め，Koagulation（ドイツ語，凝固）の頭文字からビタミンKと命名した（1935年）。その後の研究で，Kは，肝臓での血液凝固因子と抗凝固因子のポリペプチド分子を構成する特定部位のグルタミン酸残基のカルボキシル化をつかさどるビタミンK依存性カルボキシラーゼの補酵素として働くことが見出されている。

(3) 水溶性ビタミン

①ビタミンB_1（ビタミンB群）

前述したようにニワトリを用いた研究で発生させた脚気の予防因子として米糠から結晶化された。このB_1の化学名はチアミン（thiamine）である。こうしたB_1の研究で，エイクマン（Eijkman）とホプキンス（Hopkins）は1929年にノーベル賞を受賞した。初期の研究で命名された因子Bには多数の因子が存在することが報告されるようになった。最初は耐熱性因子と非耐熱性因子に分けられ，イギリス医学研究会議の提案で，それぞれをB_1，B_2とよぶようになった。現在では，チアミンのピロリン酸エステルであるTPP（チアミンピロリン酸）が解糖系とTCA回路を結ぶピルビン酸デカルボキシラーゼやトランスケトラーゼなどの補酵素であることは栄養学の常識となっている。

②ビタミンB_2（リボフラビン：Riboflavin）（ビタミンB群）

ビタミンB_2の研究はビタミン探しではなく，酵素の研究ではじまった。酵素の研究の流れのなかで，黄色酵素といわれるものが発見された。1933年に牛乳からクーン（Kuhn. 1900-67）がフラビン化合物を分離し，ラクトフラビンと命名したが，これはB_2と同じものであった。B_2に関する研究はおもに酵素学的に行われ，現在の知識ではFMN（フラビンモノヌクレオチド）やFAD（フラビンアデニンジヌクレオチド）などのフラビン化合物を含むヌクレオチド類が酵素本体のたんぱく質と強く結合していることがわかった。B_2そのものはリボフラビンとよばれる。欠乏症は成長停止，口角炎脂漏性皮膚炎などである。1934年にカーラー（Karrer）がB_2の構造を決めている。

③ナイアシン（ビタミンB群）

ナイアシンは前述したペラグラの研究を通して発見された。ゴールドバーガーは，刑務所の囚人の食事を改善するとペラグラを発症しないことを見出し，伝染病説を排除した。また，獣医のスペンサーは犬の黒舌病もヒトのペラグラと症状

が類似していることと高たんぱく食を与えると治癒することを観察している。また，ゴールドバーガーは加熱酵母の水抽出物を与えるとこの症状が治癒することを観察し，有効因子をPP因子（Pellagra-Preventing factor）と名づけた。この本体はニコチン酸であることがエルビエム（Elvehjem. 1901-67）らにより1937年に見つかった。その後の研究で，この因子は2つで，ニコチン酸（1867年にニコチンの分解物から得られていた）とニコチンアミドである。このニコチンアミドは補酵素であるNAD（ニコチンアミドアデニンジヌクレオチド）とNADP（ニコチンアミドアデニンジヌクレオチドリン酸）の構成成分である。いずれも-CH_2-CH(OH)-型の化合物から水素を引き抜く反応を触媒する酵素の補酵素として作用する。{NADH＋H$^+$}は呼吸鎖に水素を渡すことで，エネルギー産生に直接関与することは周知の事実である。{NADPH＋H$^+$}は生体反応での水素の供与体で，多くの還元反応に関与する。とくに脂肪酸のような水素を多く含む化合物の生合成に深い関わりがある。

④ビタミンB$_6$（ビタミンB群）

B$_6$の存在を示唆したのは，ジオルジー（P.Gyorgy. 1893-1976）で，ネズミをB欠乏飼料で飼育したときに発生した発赤がB$_1$，B$_2$の添加で回復できないことから「新しい因子が存在する」という示唆に基づき，同時期に世界の5か所で研究が進められ，1938年に単離された。翌年クーン（Kuhn）が構造を決定した。その化合物がピリドキシン（pyridoxine）であった。彼はビオチンも発見している。1944年にスネル（Snell. 1914-2003）らはピリドキサールリン酸，ピリドキサミンリン酸として作用していることを見出した。これらはアミノ基転移に関係する酵素の補酵素である。

⑤葉酸（ビタミンB群）

ウィルズ（Wills. 1888-1964）は1931年に悪性貧血*58に酵母エキスや肝臓エキスが有効であることを見出し，1941年にミッチェル（Mitchell. 1913-）らは以前に抗悪性貧血因子として肝臓などに存在することが示されていたこの物質が緑葉にも存在することを認め，これを葉酸と命名した。この化合物は，1943年にストックスタッド（Stokstad. 1913-95）によって結晶化され，1945年にレダリーグループのアンギアー（Angier. 1917-）によって合成され，構造が決められた。その後，テトロヒドロ葉酸として，1炭素残基の転移に関係する補酵素として作用していることが見出された。

⑥パントテン酸（ビタミンB群）

ビオスの2つの成分のうちのひとつであることがのちに示された。1939年にジュークス（Jukes）は，ニワトリの皮膚炎を予防する成分が，ビオス中の酸性白土に吸着されない分画に存在することを発見し，これが以前米糠から分離されていた酵母増殖因子であるパントテン酸（pantothenic acid，どこにでも存在するという意味，1933年にウイリアムスにより命名）と同じことを報告した。同

*58 悪性貧血（Pernicious anemia）：巨赤芽球性貧血の一種。自己免疫化生性萎縮性胃炎にかかると，ビタミンB$_{12}$の吸収が不良になり，悪性貧血を起こす。まひ，痛み，衰弱，赤く平滑な舌，軽い運動後の息切れ，失神，皮膚・粘膜の蒼白，食欲不振，下痢，体重減少などを特徴とする。巨赤芽球性貧血には，ビタミンB$_{12}$によるものと，葉酸欠乏によるものがあり，悪性貧血にかかった場合には，ビタミンB$_{12}$欠乏によるものか，葉酸欠乏によるものかを調べてから治療する。なお，赤芽球は骨髄中に存在する血液細胞で，成熟して赤血球へと成長する。一方，巨赤芽球は異常に大きくなった赤芽球で，ビタミンB$_{12}$，葉酸欠乏の結果，正常な遺伝子発現が妨げられて産出される。

年，ウイリアムス（Williams）はこの構造を明らかにした。1947年リップマン（Lipmann）らの研究で補酵素A（CoA）の構成成分であることが分り，研究が進展した。CoAがアセチル基や脂肪酸由来のアシル基の転移に関係していることは今では常識となっている。

⑦ビタミンB₁₂（ビタミンB群）

B₁₂はビタミンとしては最後に見つかったビタミンでもっとも複雑な構造をしている。この化合物は1948年にフォルカース（Folkers. 1906-97），スミス（Smith）らにより肝臓から単離され，B₁₂と命名された。この複雑な化合物の構造が決められたのは1954年にホジキン（Hodgkin. 1910-94）らによるもので，当時最新式の分析機器であったX線回折法[*59]によった。B₁₂は補酵素としてメチル基やアデノシル基の転移に働いている。

> *59 X線回折法：
> X線を物質に照射して，散乱した光の回折パターンを解析して物質の結晶構造を解明する方法。たんぱく質，酵素，DNAの構造を知るために今も用いられている。

⑧ビオチン（ビタミンB群）

1901年にウィルディールス（Wildiers. 1901-78）が酵母の増殖に必要な成分を発見し，それをビオス（Bios）と名づけた。のちに2つの成分に分離された。そのひとつがビオチンであった。もうひとつはパントテン酸である。ビオチンは二酸化炭素の運搬を行う一部の酵素の補酵素として作用する。1961年にリナン（Lynen）はビオチンがカルボキシラーゼの補酵素であることを見出した。

⑨ビタミンC（アスコルビン酸，Ascorbic Acid）

前述したようにビタミンCは壊血病の予防因子としてその柑橘類での存在が示唆されていた。ビタミンの研究とは別にハンガリーのセント・ジオルジ（Szent Györgyi. 1893-1986）は1928年副腎皮質の分析中に強い還元性を示す化合物を結晶化し，ヘキスロン酸と名づけた。炭素6つの酸性物質だったからである。1932年彼はこの物質がビタミンC効果をもつことを発見したが，その頃，合衆国のキング（King. 1896-1988）らも同様な物質をレモン汁から結晶化した。のちに，この2つは同じ物質であることが分り，糖化学の権威であった英国のハワース（Haworth. 1883-1950）とハースト（Hirst. 1898-1975）により構造が決定された。現時点の知識では，コラーゲン分子中に存在するプロリン残基の水酸化を触媒する酵素の中心に位置する，鉄イオンを二価に維持するために必要な還元性化合物である。ほかの酵素でも同様な機構で鉄イオンを二価に，あるいは銅イオンを一価に維持している。いずれにしてもその還元力を利用して酵素の活性中心に位置する遷移金属イオンを還元側に維持するのに必要な化合物である。

（4）微量元素の体内での機能の解明

科学の発展により，原子の発見に続き，ヒトなどの生物を構成する原子のうち，多量ミネラル元素であるカルシウム，リン，マグネシウム，ナトリウム，塩素などに続いて，現在微量元素として知られている多数の微量元素がさまざまな酵素の構成元素であることが証明され，それらの必須性が証明されることになった。

①セレン

セレンは最初ビタミンEとの関連が注目された。つまり、ビタミンE欠乏の症状の一部を代替する働きである。その後、セレンがセレノシステインとして酵素たんぱく質に含まれることがわかり、セレンの必須性が確立された。この研究はロトラック（Rotruck）の「グルタチオンペルオキシダーゼがセレンを含む」ことを発見した研究によるもので、ビタミンE作用の代替作用の機構も明らかになった。

②微量元素の拮抗作用　銅─モリブデン（＋硫酸硫黄）

モリブデンが多い牧草で牛と羊が下痢を起こすことは、1938年にイギリスで観察されていた（Fergusonら）が、1945年に羊の慢性銅中毒の調査がオーストラリアで行われた際に、モリブデンを通常の給餌に加えて摂取させることで羊に銅欠乏が起きることが発見された。逆に、正常な銅含量の飼料でもモリブデンが少ないと銅中毒が起きることも示唆された。その後、このMo-Cu相互作用に、第3の因子である硫酸硫黄が関係することが明らかにされ、この現象はヒトのウィルソン病[*60]の治療にテトラチオモリブデン酸が使われるが、この疾病では銅蓄積が起きるので、この化合物の銅吸収阻害を利用していることになる。

（5）たんぱく質栄養学の進歩

たんぱく質を生合成できる生物は植物だけであることを示したのはマジャンディ（François Magendie. 1783-1855）で、窒素を含まない食品だけを犬に与えて、どうなるかを観察した（当時空気に含まれる窒素から動物がたんぱく質をつくれるか否かが注目されていた）。その結果、砂糖、オリーブ油、アラビアゴム、バターでは1か月後に犬は死亡し、食品中のたんぱく質が必須なことが証明された。また、ブサンゴー（Jean Baptiste Boussingault. 1802-87）は、マメ科植物が空気中の窒素を固定できるが、穀物ではできないことも示している。

（6）エネルギー代謝について

前述したようにラボアジェは、呼吸が栄養素の酸化過程であることを明らかにしたが、呼吸を測定する装置で酸素と生成する二酸化炭素の測定からフリューガー（Pfluger. 1829-1910）は呼吸商（RQ）という概念を提唱し、レノール（Regnault. 1810-1878）らは、種々の動物について測定し、食物の違いにより、この値が0.62～1.04になることを示した。ルブネル（Rubner. 1854-1932）はボンブカロリーメーターによる測定で、たんぱく質はそのエネルギーの約25％が利用できないことや炭水化物・脂肪・たんぱく質のエネルギーの産生量が1g当たり、それぞれ4.1、9.3、4.1kcalであることを証明し、どの栄養素でも生じるエネルギーが同じであれば、等価であることを示した。

また、ルブネルはたんぱく質のエネルギー産生量が低いのは特異動的作用（SDA）によることも明らかにした。このような研究の延長上に同門であるアトウォーター（Atwater. 1844-1907）の研究があり、いわゆる4、9、4のエネルギ

*60　ウィルソン病（Wilson disease）：遺伝性の銅代謝異常症。食事から摂取された銅が正常に肝臓から胆汁中に排泄されずに、肝臓に蓄積することから発症する。肝硬変、大脳基底核障害、神経障害、目の角膜辺縁の緑色または黄褐色の色素沈着を特徴とする。

一換算係数の提唱につながっている。ルブネルとアトウォーターはドイツのヴォイト（Voit. 1831-1908）（窒素平衡の研究で知られ，はじめて栄養所要量を示した）の研究室の出身で，アトウォーターは帰国後，米国で研究を継続した。このような研究の延長上に基礎代謝の研究が行われ，安静時代謝や基礎代謝と体表面積の関係式や体重との関係，リーンボディマス（LBM）との関連性を示す結果などが得られている。なお，労作時のエネルギー代謝についてもルブネル，アトウォーターらの研究が貢献し，筋肉運動時でもたんぱく質の消費はほとんど起こらず，おもに糖と脂肪が消費されることがアトウォーターらの研究で示されている。

なお，有機化学者として著名であったリービッヒ（Liebig. 1803-73）は筋肉運動のエネルギー源がたんぱく質であると記載した著書を発行していたが，この説が誤りであることは多くの研究で証明された。たとえば，スイスのフィック（Fick. 1829-1901）とウィスリツェーヌス（Wislicenus. 1835-1903）は，1866年にスイスでのファウルホルン山に登頂した自らの実験で，登山前後の尿中の窒素排泄量とそれに相当するたんぱく質量などを計算し，登山で消費されたエネルギーを産生した成分は，脂肪と炭水化物の両者（またはいずれか）であることを証明し，リービッヒの説を否定した。このようにしてリービッヒの運動とたんぱく質消費についての生理学的思考は消えることになった。

(7) 必須脂肪酸の発見

脂肪を構成する脂肪酸は炭水化物，たんぱく質からつくられるので，必須栄養素とは考えられていなかったが，1929年にバー夫妻（Burr）によって脂肪欠乏のエサを与えた動物に発育不全，皮膚の角化，脱毛が見られたことから発見された。1963年にヒトでの必要性が400人以上の幼児について調べられ，0.1％以下のリノール酸では皮膚が乾燥し，成長も遅れ，補給すると回復した（ハンセンHansenら）。その後の研究で，n-6系のリノール酸系の脂肪酸とn-3のα-リノレン酸系の脂肪酸が相互変換できないことがわかり，いずれも必須脂肪酸とされている。なお，リノール酸由来のアラキドン酸からのプロスタグランディン（PG）や，ロイコトリエン（LT）などの生理活性物質の前駆体として機能性が注目され，これらのPGとLTは，n-3系のエイコサペンタエン酸（EPA）からもつくられることがわかっている。また，1975年のダイアベルグ（Dyerberg）らの研究で，グリーンランドのイヌイットがデンマーク本国の白人や移住したイヌイットに比べ，狭心症や心筋梗塞での死亡が少ないことが報告され，日本でも千葉県など海岸地方に住む人たちに同様な傾向があることが平井らにより示された。この結果から，魚油に豊富に含まれるn-3系のエイコサペンタエン酸（EPA）とドコサヘキサエン酸（DHA）の機能性が注目されている。

(8) 食物繊維の機能性

食物繊維は，植物のセルロースをはじめとする多糖類などで，消化吸収されな

いことから1950年代頃まではあまり注目されなかったが，バーキッド（Burkitt, 1911-93）らがアフリカ人は西欧人に比べて直腸・結腸がんの発症率が低いことから食物繊維の効能に注目し，排便回数の少ないことががんの一因であるとした。食物繊維は水溶性と不溶性に分けられ，大腸がんのほか動脈硬化などの生活習慣病の予防効果などからも注目を集めている。

【参考文献・資料】

第1節
1）廣瀬　覚訳『科学哲学』岩波書店，東京，2008（原書. Samir Okasha. *PHILOSOPHY OF SCIENCE, A Very Short Introduction.*（Oxford: Oxford University Press, 2002））

第2節
1）橋本　浩『早わかり科学史』日本実業出版社，東京，2004
2）梶田　昭『医学の歴史』講談社，東京，2003

第3節
1）中尾佐助『栽培植物と農耕の起源』岩波書店，東京，1966

第4節
1）石毛直道，鄭大聲編『食文化入門』講談社，東京，1995
2）吉田集而編『講座　食の文化　第1巻　人類の食文化』味の素文化センター，東京，1998
3）石毛直道編『食の文化シンポジウム '80　人間・たべもの・文化』平凡社，東京，1980
4）森枝卓士，南　直人編『新・食文化入門』弘文堂，東京，2004
5）岡田　哲編『食の文化を知る事典』東京堂出版，東京，2005
6）石毛直道『食事の文明論』（中公新書　640）中央公論新社，東京，1982
7）大塚　滋『食の文化』（中公新書　417）中央公論新社，東京，1975

第5節
1）小川　熙訳『医学の歴史』原書房，東京，2009（原書. Sterpellone L. *Storia della Medicina.* Antonio Delfino Editore, Edizioni San Paolo, 1998）
2）梶田　昭『医学の歴史』講談社，東京，2003
3）小川鼎三『医学の歴史』中央公論社，東京，1964
4）橋本　浩『早わかり科学史』日本実業出版社，東京，2004
（なおこのなかで小川鼎三の本を一読することを推薦する）

第6節
1）島薗順雄『栄養学の歴史』朝倉書店，1989
2）Gratzer W. *Terrors of Table; The Curious History of Nutrition.* Oxford University Press, 2005（水上茂樹訳：ウォルター・グラッツァー「栄養学の

歴史」講談社，2008)

3) CarpenterKJ. *A Short History of Nutrition.* J Nutr. 2003; 133: 638-645, 975-984, 3023-3032, 3331-3342（水上茂樹訳『栄養学小史』その1，その2，その3，その4，http://www.seinan-jo.ac.jp/university/nutrition/history/history.htm)

4) Kenneth J, Carpenter KJ, Harper AE, Olson RE. Experiments that Changed Nutritional Thinking. J Nutr, 1997; 127: 1017S-1053S（水上茂樹訳『栄養学の考え方を変えた実験』西南女子大学ホームページ，小史：実験 http://www.seinan-jo.ac.jp/university/nutrition/history/paper.htm)

栄養と食事の課題

Chapter 05

1. 生活習慣病の増加

1）出産にまつわる死亡と肺結核による死亡の改善

　1947（昭和22）年と2010（平成22）年の日本人の年齢別死亡者数の違いを図5－1に示す。図は，横軸に5歳間隔の年齢階級を，縦軸に死亡数をとったものである。

　日本が第二次世界大戦で敗北して間もない困窮時代の1947年では，3つの年齢層での死亡のピークがみられた。まず0～4歳の乳幼児が33万人も死亡していた。これを出産にまつわる死亡という。さらに15～34歳の青年・成人17万人が，偶発的原因といわれる感染症（とくに肺結核）と事故（自殺を含む）で死亡した。そして65～74歳をピークとする死亡では加齢（老化）がその原因となっていた。そして日本人のほぼ全員は90歳までに死亡していた。この1947年の日本人の死亡分布は，現代の最貧国あるいは開発途上国の死亡分布に似ている。

　このようなことから，当時の日本では，出産にまつわる死亡と肺結核による死亡の減少が公衆衛生上の重要課題となった。そしてその後の経済の発展が，公衆衛生の向上，医療の進歩，そして栄養・食生活の改善（低栄養状態からの脱出）をもたらした。

　そして，図5－1の2010年に示されているように，現在では，出産にまつわ

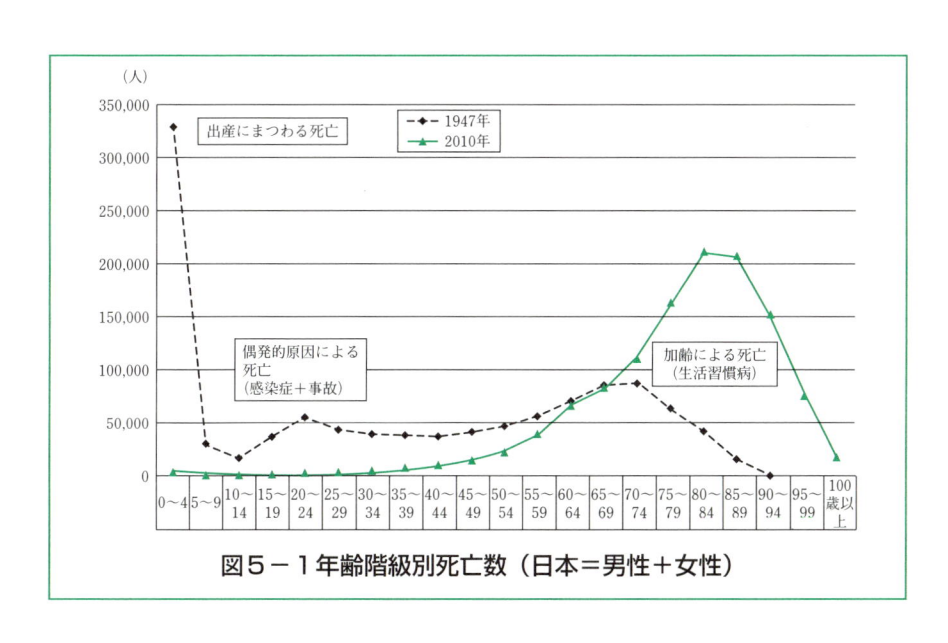

図5－1 年齢階級別死亡数（日本＝男性＋女性）

る死亡と青年・成人期における肺結核による死亡をほぼ克服し，1947年には3つあった死亡者数のピークは，2010年では80〜89歳のみのひとつとなっている。すなわち加齢による死亡，生活習慣病が大幅に増加した。その結果，平均寿命が世界一となった。30〜69歳のおだやかな上昇は，主として生活習慣に問題のある人々の早世死であろう。結論としては，生活習慣病の増加は"良い結果であった"と評価することもできるのである。

人間には寿命がある，"Man is mortal（人は死すべき存在である）"ことを考えると，2010年の死亡分布曲線は105〜114歳が寿命の限界であることを示唆している。

2）生活習慣病の自然史

生活習慣病の自然史[*1]を図5-2に示す。30〜40年前から実施されるようになった疫学研究は，脳卒中と冠動脈性心疾患の危険因子を決定した。その結果と臨床医学の場での経験に基づいて，危険因子の早期発見が可能となった。また，がんの場合は，がん自身の早期発見のための集団検診（健康診断，人間ドック）が普及した。これら疾患や危険因子には加齢が関与しているので，早期には自覚症状が乏しい[*2]。このために，自覚症状のない時期，つまり一見健康と感じられる時期に集団検診を受けることが勧奨され，主として35〜64歳がその対象となっている。

集団検診による生活習慣病の早期発見後，早期治療が行われた。早期がんに対しては主として外科的手術（切除術）が施行された。脳卒中・冠動脈性心疾患に対しては危険因子のコントロール，すなわち薬物療法と生活習慣の修正（一般療法）が実施されたが，これは脳卒中・冠動脈性心疾患にまったく罹患しないとい

*1 **自然史 natural history**：疾病のはじまりから終焉（死亡または回復）までのことをいう。

*2 **生活習慣病の自覚症状について**：生活習慣病の初期は無自覚である。ここにも加齢との関連性がうかがわれる。加齢現象としてよく知られているもの，たとえば，髪が薄くなってきても，皮膚に小皺がでてきても，痛いなどの自覚症状はない。

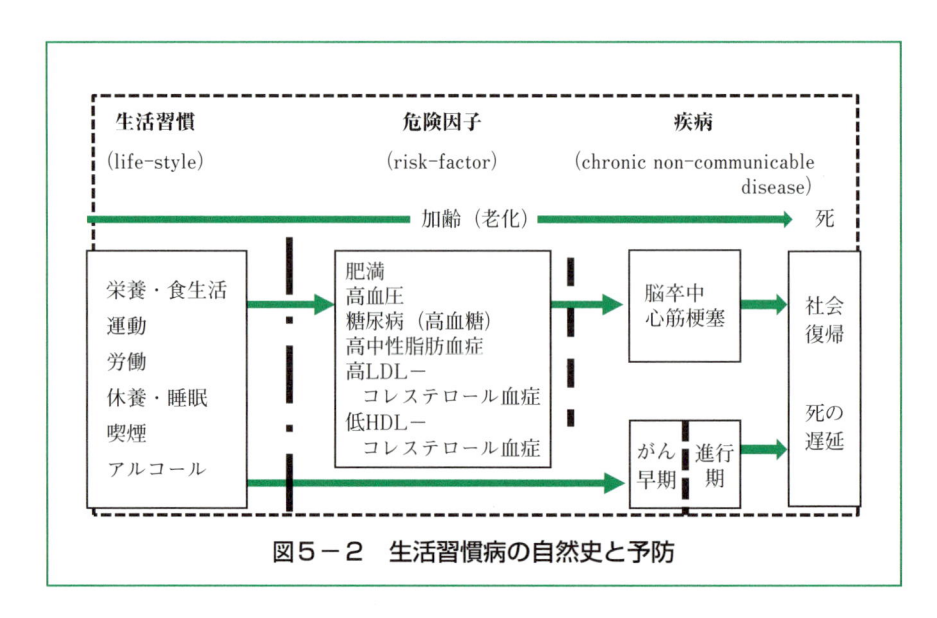

図5-2 生活習慣病の自然史と予防

うのではなく，罹患の遅延，すなわちできるだけ高齢になってからの罹患を目的としたものである。

脳卒中・冠動脈性心疾患罹患後の急性期治療（CCU，SCUなど*3）さらに回復期治療（リハビリテーション）の進歩により，死期の遅延が進み，多くの患者が社会復帰，家庭復帰できるようになった。がんについては，外科的手術だけではなく，化学療法，放射線療法などの治療法が開発され，生存率が向上した。

早期発見・早期治療の時代に成人病と呼ばれていた脳卒中・冠動脈性心疾患やがんは，約20年前から生活習慣病といわれるようになった。図5－2の左側に示されているように，生活習慣病の要因が明らかにされ，生活習慣の修正により，がんの罹患リスクを低減させ，脳卒中・冠動脈性心疾患の危険因子保有の遅延と，脳卒中・冠動脈性心疾患罹患リスク低減を図る一次予防対策が実施されるようになった。たとえば，がんの生活習慣要因のなかで，非常に強いものは喫煙である。もし喫煙者の全員が禁煙に成功すると，がんの死亡数は30％減少するといわれている。また，日常の食生活・栄養（食品添加物や農薬，肥料ではない）が適切に営まれると，がんによる死亡数は35％減少すると推定されている。ここに，社会は管理栄養士に大きな期待を寄せている。

3）高齢者の死亡者数の増加

さて，疾病の原因は多要因原因説に基づいている。遺伝要因を核にして，環境要因と宿主要因との交互作用により発生するというモデル（図5－3）である。生活習慣病の遺伝要因は研究の途上にあり，たとえわかっても遺伝要因のコントロールは非常に困難である。環境要因のなかでは生活習慣が重要（図5－2）であり，その修正方法も示されるようになった。生活習慣病をもっとも特徴づけている宿主要因は加齢（老化）である。

集団レベルで加齢と疾病とのかかわりを検討してみよう。図5－4は，横軸

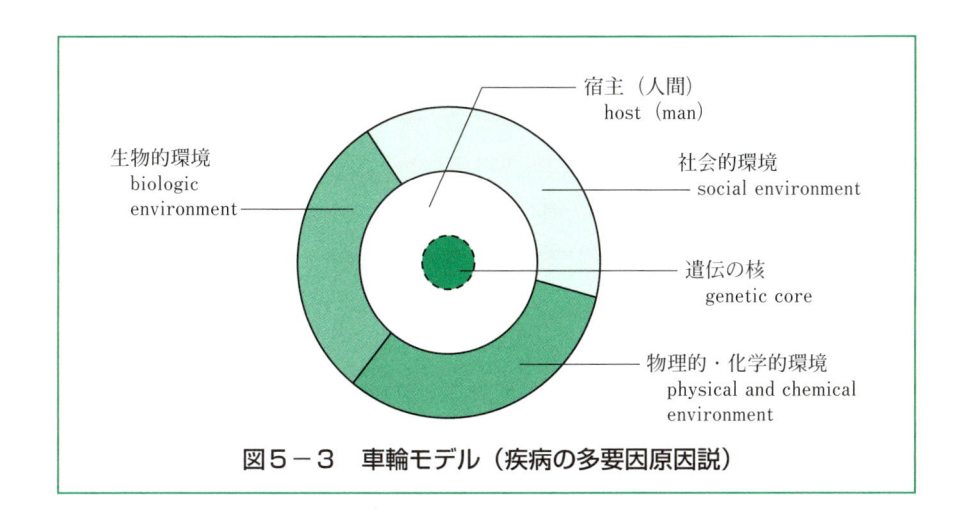

*3 CCU，SCU：
CCUはCoronary Care Unit（冠動脈性心疾患集中治療室），SCUはStroke Care Unit（脳卒中集中治療室）のことである。最新の高度な治療により回復が期待できる心筋梗塞患者あるいは脳卒中患者の急性期治療のための治療室で，診断機器，治療機器，専門医，治療チームなどが完備されている。

図5－3　車輪モデル（疾病の多要因原因説）

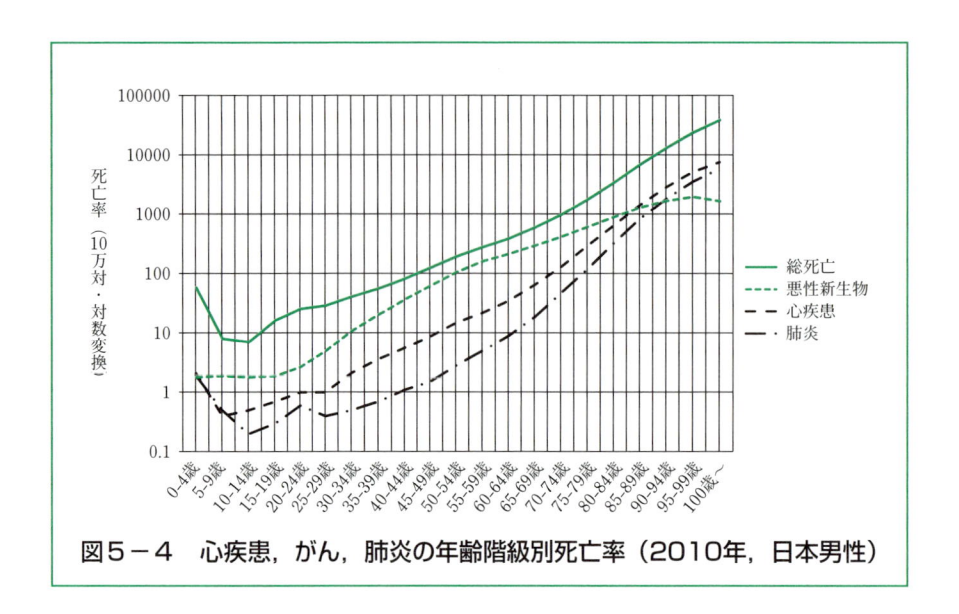

図5-4　心疾患, がん, 肺炎の年齢階級別死亡率（2010年, 日本男性）

に年齢階級を, 縦軸に死亡率（対数変換）をとっている（2010年, 日本の男性）。この半対数グラフにおいては, 全死亡の曲線に対する各線は成人後, 直線的となっていて, Gompertz関数*4に一致している[1]。疾病と加齢とのかかわりは, 死因別死亡率が全死亡による曲線と平行になるか（①）, 年齢が増すにつれて全死亡の曲線から離れ落ちるか（②）, 全死亡の曲線よりも傾斜が急になるか（③）, どうかを調べることによって知ることができる[1]。

①の疾病は加齢過程が主要因で, 集団の構成員にあまねく起こり, 通常の状態下では漸進性, 不可逆性である。動脈硬化症が典型的な例である。図5-4では心疾患を例示している。そして環境要因（とくに栄養）, 遺伝要因, そのほかの宿主要因がこの疾病の進行速度に影響している。

②の疾病は, 集団の全構成員に起こるものではないが, 集団の年齢が進むのに伴って罹患率の増加する疾病である。環境要因が主要因であり, がんがその一例である。しかし, 部位によっては, ①の曲線を示すがんもある。動脈硬化症である脳卒中も①の曲線を示すと考えられるが, 高度経済成長時代以前には②の曲線であった。

③の疾病は, すべての個体に起こるものではなく, また罹患率が年齢に強く関連しているわけではないが, ひとたび起こると, その個体が高齢であればあるほど一層重大な結果となる疾病である。呼吸器系感染症, 肺炎が典型的な例である。生活習慣病の原因を加齢とのかかわりで考えると, ①または②のグループに入る疾病である。

生活習慣病の予防と治療の進歩により高齢者の死亡数が増加し, 図5-1の2010年のデータからわかるように, ピーク年齢80～84歳以降の死亡数の合計は約64万人である。今後も年間死亡者数は増加傾向を示すと予測されている。高

*4 Gompertz関数：Gompertz（1779-1865）は英国の保険統計学者。死亡の確率は, 成熟後, 年齢の進むにしたがって指数関数的に増加する。死亡率を対数変換すると, 加齢とともに直線的に増加する。

表5-1 "非がん"患者と"がん"患者との違い
（梶原診療所・平原佐斗司氏による）

	非癌（心疾患, 脳血管障害, 肺炎など）	癌
特徴	平均年齢84.0歳（神経難病69.5歳）[1] 平均在宅日数744日（中央値318.5日）[1]	平均年齢74.1歳[2] 平均在宅日数67日（中央値34日）[2]
基本的病態	細胞壊死と退行性変化による衰退が基本的病理だが, 疾患によって機能が低下する部位や臓器は様々。	癌の自律増殖と浸潤・転移。末期には異常な内分泌・代謝状態である悪液質に陥る。
自然経過	疾患ごとに経過が異なり, 経過に影響する因子は疾患の全経過を通じて多様で, 共通性, 法則性が乏しい。	症状や臨床経過に一定の共通性・法則性が認められ, 終末期になるほど顕在化する。
予後予測	月単位, 週単位の予後予測は困難。	比較的容易。
病状	体の機能が衰えることの苦痛に悩まされる。特に, 最期は生体保持に必要な呼吸機能や嚥下機能などが低下することが多いため, 終末期の症状としては呼吸困難や嚥下障害, 食思不振が出現しやすい。	侵害受容器や神経に浸潤し, 比較的早期から疼痛が発生, 増強しながら長期に持続。原発巣や転移先での癌の増大により呼吸不全, 麻痺, 肝不全などの生体臓器の機能不全を起こす。最期はだるさと食思不振, 痩せなどの全身症状（悪液質）を引き起こす。

出典）「特集　死なせる医療」『日経メディカル』2011年12月号, 日経BP社
癌患者は終末期に在宅に戻ってから1～2ヵ月で死亡することが多い。一方非癌は徐々に機能低下を起こし, 看取りまでの期間が長い。1) 梶原診療所など在宅医療を手掛ける7ヵ所の医療機関が2000～06年にかけて在宅で看取った242例についての研究から。2) 梶原診療所の訪問診療のデータ。

齢患者の受け皿となる病床数は減少し, 介護施設も大幅な増加は見込めない。家庭での介護力も低下してきている。終末期医療をどうすべきかが大きな課題となってきている[2]。2010年の80歳以上の全死亡数のうち心疾患・脳卒中, 肺炎などの"非がん"の占める割合は約45％であるのに対し, "がん"の占める割合は約20％で, "非がん"の死亡数はさらに多くなると予測されている。しかし, "非がん"では, どこからが終末期なのか判断するのが困難である（表5-1）[2]。

終末期の基準が不明確であるので, 医師は治療の差し控えや中止をするにも判断に迷うという。栄養関係では胃瘻を差し控えることなどである。医師は, "非がん"患者の半数に対して死が近いと予測し, 家族に告知しているに過ぎず, そのほとんどが死亡前数日から2, 3週間前にしか予測できなかったという。緩和ケアに使える薬剤も限られている。

わが国では, 出産にまつわる死亡と肺結核（偶発的原因）による死亡を克服し, 加齢関連疾患である生活習慣病の増加と平均寿命の延長をもたらした。このことは, 公衆衛生学的に非常に高く評価されている。しかしその結果として, 高齢者の終末期医療が国民的課題となってきたのである。

2. 肥満とやせの二極化現象

　平成22年国民健康・栄養調査報告によると，男性では肥満者（BMI25以上）の頻度およびBMIの平均値は増加傾向を示しており，2010（平成22）年には20歳以上の肥満者の頻度は30.4％であった（図5－5）。一方，女性では肥満者の頻度もBMIの平均値も減少傾向を示している。2010年，女性の20歳以上の肥満者の頻度は21.1％であり，やせの者（BMI18.5未満）の頻度は11.0％に達し，とくに20代女性のやせの頻度は29.0％と高い数値を示している（図5－6）。このように，男性では全体的に肥満者の頻度が増加傾向であるのに対して，女性では20歳代を中心にやせの者の頻度が増加傾向である。

　また，わが国の男性では，肥満者の割合と所得との関係はみられなかったが，女性の場合には世帯所得が200万円未満および200万円～600万円未満の世帯に肥

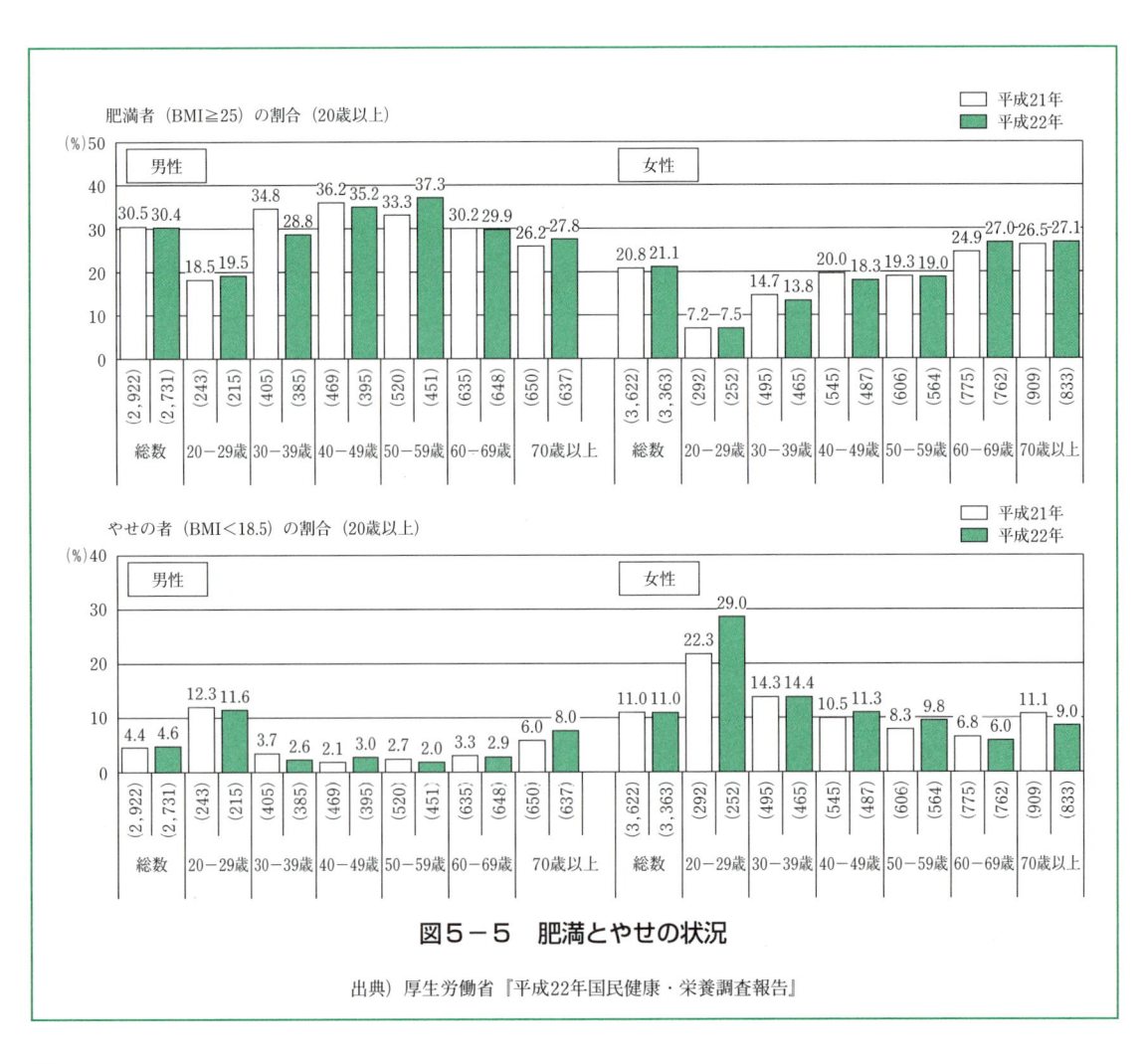

図5－5　肥満とやせの状況

出典）厚生労働省『平成22年国民健康・栄養調査報告』

図5-6 肥満及びやせの者の割合の年次推移（20歳以上）

グラフデータ：
- 20〜60歳代男性肥満者の割合：平成7年25.3、8年24.0、9年24.3、10年27.4、11年26.6、12年27.6、13年29.3、14年29.4、15年29.5、16年29.0、17年29.3、18年31.6、19年31.2、20年29.6、21年31.7、22年31.2
- 20歳代女性やせの者の割合：平成7年26.0、8年25.2、9年25.2、10年25.3、11年25.5、12年24.9、13年24.5、14年26.4、15年25.0、16年24.6、17年24.6、18年24.1、19年23.0、20年23.3、21年24.6、22年29.0
- 40〜60歳代女性肥満者の割合：平成7年24.8、8年23.9、9年22.4、10年22.9、11年23.1、12年22.9、13年23.9、14年23.6、15年23.9、16年22.5、17年21.9、18年23.1、19年23.1、20年21.7、21年21.8、22年22.2

※20歳代女性やせの者の割合は，移動平均により平滑化した結果から作成。
移動平均：グラフ上の結果のばらつきを少なくするため，各年次結果の前後の年次結果を足し合わせ，計3年分を平均化したもの。ただし，平成22年については単年の結果である。

出典）厚生労働省『平成22年国民健康・栄養調査報告』

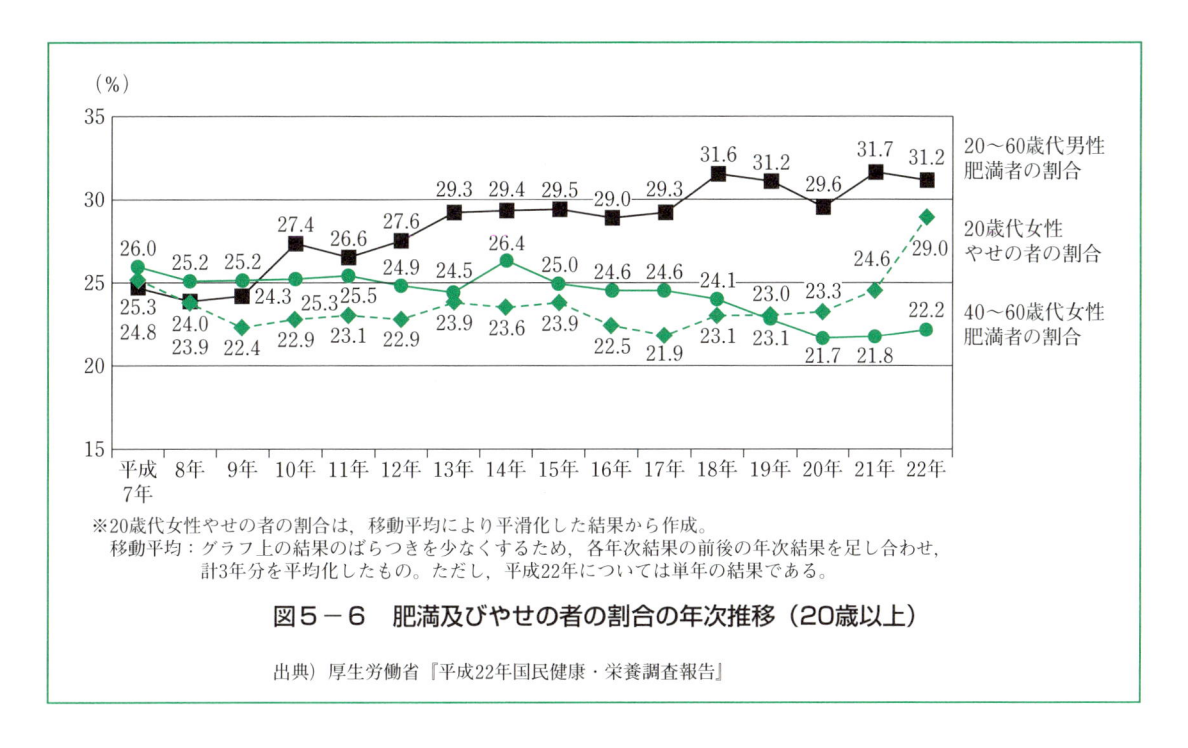

表5-2　所得と生活習慣等に関する状況（20歳以上）

※世帯の所得額を当該世帯員に当てはめて解析
※★は600万円以上の世帯の世帯員と比較して，差のあった項目

		世帯所得 200万円未満 人数	世帯所得 200万円未満 割合または平均*	世帯所得 200万円以上〜600万円未満 人数	世帯所得 200万円以上〜600万円未満 割合または平均*	世帯所得 600万円以上 人数	世帯所得 600万円以上 割合または平均*	200万円未満**	200万円以上〜600万円未満**
体型	1．肥満者の割合（男性）	380	31.5%	1,438	30.2%	600	30.7%		
	（女性）	587	25.6%	1,634	21.0%	686	13.2%	★	★
食生活	2．習慣的な朝食欠食者の割合（男性）	499	20.7%	1,900	18.6%	816	15.1%	★	★
	（女性）	718	17.6%	2,038	11.7%	878	10.5%	★	
	3．野菜摂取量（男性）	455	256g	1,716	276g	755	293g	★	★
	（女性）	678	270g	1,880	278g	829	305g	★	★
運動	4．運動習慣のない者の割合（男性）	302	70.6%	1,050	63.7%	381	62.5%	★	
	（女性）	492	72.9%	1,315	72.1%	505	67.7%	★	★
たばこ	5．現在習慣的に喫煙している者の割合（男性）	497	37.3%	1,896	33.6%	815	27.0%	★	★
	（女性）	719	11.7%	2,034	8.8%	877	6.4%	★	★
飲酒	6．飲酒習慣者の割合（男性）	497	32.6%	1,898	36.6%	816	40.0%	★	
	（女性）	719	7.2%	2,037	6.4%	877	8.0%		
睡眠	7．睡眠の質が悪い者の割合（男性）	499	11.1%	1,900	11.8%	816	10.8%		
	（女性）	718	15.9%	2,037	15.4%	878	11.4%		★

*年齢と世帯員数で調整した値
**世帯の所得について600万円以上を基準とする多変量解析（割合に関する項目はロジスティック回帰，平均値に関する項目は線形回帰）を実施

出典）厚生労働省『平成22年国民健康・栄養調査報告』

満者の割合が多くみられた（表5-2）。

40〜50年前のアメリカでは，白人や富裕層の人々に肥満者が多かったが，最近では，非白人や低所得階層に多いという[2-3]。逆に，開発途上国では，高所得階層に肥満者が多く，低所得階層に低栄養の者が多い。国が経済的に貧困であると，高所得階層に肥満者が多くなり，経済的に余裕ができてくると，高所得階層や高学歴の人々に健康と栄養に関する知識・態度・行動が早い段階から普及し，肥満者は減少するのであろう。その一方で先進国の問題として若い女性のやせ願望が摂食障害を引き起こし，社会問題となっている。このように世界各国では，さまざまな形で，肥満とやせの二極化現象が認められている。

図5-7，図5-8は，長期間にわたるコホート研究の結果で，BMI別に総

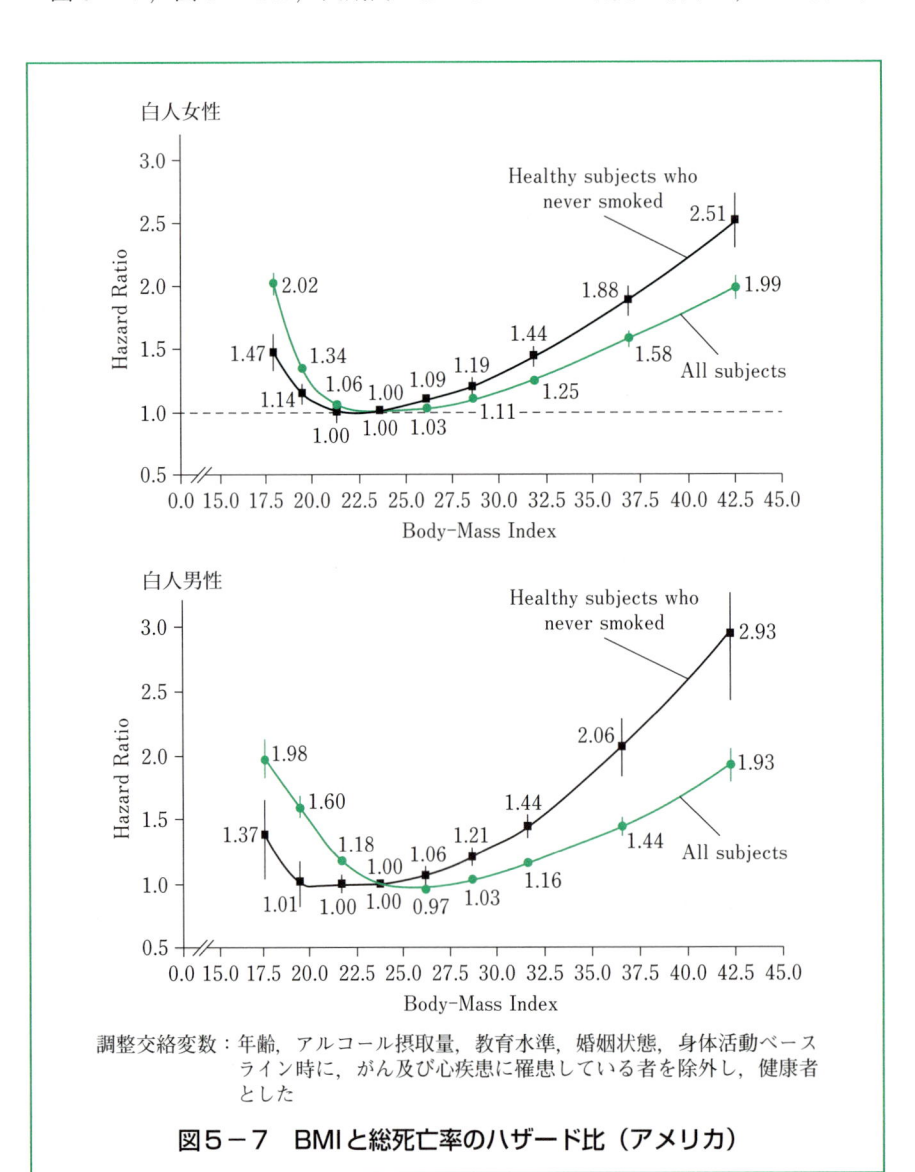

調整交絡変数：年齢，アルコール摂取量，教育水準，婚姻状態，身体活動ベースライン時に，がん及び心疾患に罹患している者を除外し，健康者とした

図5-7　BMIと総死亡率のハザード比（アメリカ）

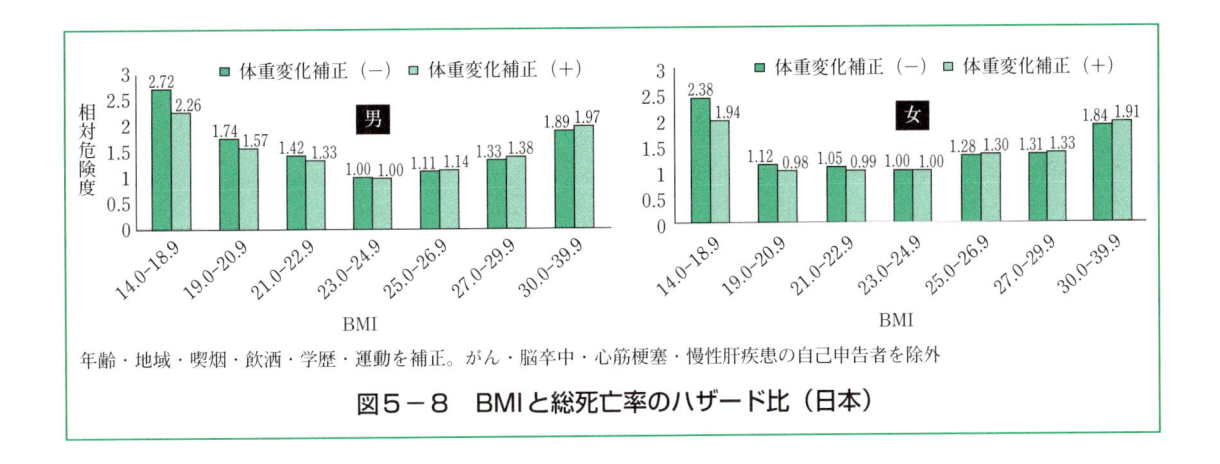

図5-8 BMIと総死亡率のハザード比（日本）

年齢・地域・喫煙・飲酒・学歴・運動を補正。がん・脳卒中・心筋梗塞・慢性肝疾患の自己申告者を除外

死亡リスク[*5]をみたものである。いくつかの交絡変数[*6]を補正し，観察初期の死亡を除外して解析している。日本，アメリカともU字型の曲線を示しており，肥満者のみならずやせの者に死亡率が高い。結論的には，BMI 22〜23くらいの体重であると死亡リスクがもっとも低いといえよう。

3. 臨床領域における低栄養問題

1）低栄養問題とは

　人間は，食べることを中止すると健康を害し，最終的には餓死する。古今東西を問わず，食事は生命を維持する上で重要なことと考えられ，どのような医療方法においても，食養生や食事療法は存在する。16世紀以降，自然科学として医学が進歩するなかで，生理学から独立して，現在のような栄養学の基礎を築いたのは，フランスの化学者ラヴォアジェ（⇒p.58）である。彼は，長年にわたり燃焼と動物の呼吸との関係を検討して1790年『動物呼吸についての第一の論文集』を出版し，現在のエネルギー代謝の基礎を築いた。その後，多くの研究者によりエネルギー源となる炭水化物と脂質が発見され，さらに窒素を含むたんぱく質の働きが明らかにされた。その後，このようなマクロ栄養素以外にも，生体の調節を司る各種のビタミン，ミネラルが発見され現在の栄養学が体系化された[1]。

　栄養（Nutrition）とは，生体が必要な成分を体外から取り入れて，利用し，生命を維持し，成長，発育し，健全な活動を営む現象をいい，取り入れるべき必須成分を栄養素（Nutrients）と定義している。マクロ栄養素には，炭水化物，脂質，たんぱく質があり，すべてエネルギー源となり，ミクロ栄養素には，各種代謝調整の役割をする有機化合物であるビタミンと，代謝調整の役割と同時に構成成分にもなる無機化合物であるミネラルがある。

　このようなエネルギーと各種栄養素の摂取量が，必要量に比べて過不足を生

*5 死亡リスク：
図5-7，5-8でいう相対危険あるいはハザード比とは，BMI 22〜24.9の人々の総死亡率を1とした場合，ほかのBMIの人々の死亡率が，BMI 22〜24.9の死亡率の何倍になるかをみたもので，その比のことを相対危険（あるいはハザード比）という。

*6 交絡変数：
ある要因Xとある疾病・状態Yとの統計学的関連を検討する場合，Xに関連するほかの要因やYに関連しているほかの要因が多く存在しているので，これらほかの要因のことを考慮して，XとYとの関連を調べなければならない。こうしたほかの要因のことを交絡変数という。また，ほかの要因のことを考慮することを補正または調整，あるいは標準化という。

じ，健康状態に障害が生じた場合を栄養障害といい，不足したケースを低栄養障害という。低栄養障害により生じる種々の栄養問題が低栄養問題である。

2）低栄養障害の種類[2]

　生命のエネルギーは，マクロ栄養素が持つ化学結合のエネルギーを転換することによって補給され，その生理的燃焼値は1gにつき，炭水化物は4kcal，脂質は9kcal，たんぱく質は4kcalである。人間が1日に消費するエネルギー量は，健康人の場合，生きていく上で最低限必要な基礎代謝，身体活動による活動代謝，さらに食後熱産生（DIT）や寒冷暴露によっておこるものの総量となる。傷病者の場合は，これらのほかに疾病によるエネルギー代謝の変化，手術による侵襲，薬物の作用などによる影響などがエネルギー必要量を増大させる。一方で，疾病による味覚の変化や食欲の低下などにより摂取量が減少することもあり，これらの要因が重なってエネルギー不足状態が生じ，エネルギーが不足すると，体脂肪，体タンパク質の分解が亢進する。

　たんぱく質は，生体の内臓類，筋肉，皮膚，毛，ホルモン，酵素，さらに免疫体などの主成分となり，炭水化物や脂質と異なり，炭素，水素，酸素以外に約16％の窒素を含み，約20種類のアミノ酸から構成されている。そのうち9種類が人体で合成できないか，合成されても必要量が満たされないために必須（不可欠）アミノ酸とよばれる。たんぱく質が不足すると，成長障害，浮腫，腹水，食欲不振，下痢，疲労感，貧血，精神障害，さらに，感染症への抵抗力の低下など種々の障害が出現する。

　脂質は，単純脂質，複合脂質，ステロイドの3種に分類される。摂取された脂質は，腸液により鹸化[*7]され，胆汁酸により乳化されて膵液の脂肪分解酵素でグリセリンと脂肪酸に分解されて腸管壁から吸収される。吸収された大部分は，絨毛細胞[*8]内でただちに脂肪に再合成され絨毛内でリンパ管に入り，胸管を経て左鎖骨下で直接血流に入り全身を循環する。リノール酸，リノレン酸，アラキドン酸は体内で合成されないために必須脂肪酸とよばれる。コレステロールは生体膜の成分であるとともに，胆汁酸やステロイドホルモンの前駆体となるが，血中濃度が高い状態が続くと動脈硬化の誘因となる。動物食品に多い飽和脂肪酸が血中コレステロールを上昇させるのに対して，植物油に多い不飽和脂肪酸は血中コレステロールを低下させる。植物油に多いα-リノレン酸や魚油に多く含まれるエイコサペンタエン酸（EPA）とドコサヘキサエン酸（DHA）はn-3系脂肪酸とよばれ，血小板凝集能抑制，炎症抑制，血中トリグリセライド低下などの作用があり，これらの摂取不足は循環器疾患の誘因となる。

　炭水化物とは，炭素，水素，酸素の3元素より構成される化学成分で，消化酵素の存在する糖質と非消化性の食物繊維に分けられる。糖質は，単糖類，小糖類，多糖類に分類され，それぞれが消化酵素により消化され，小腸上皮細胞の膜

*7 鹸化：
油脂（エステル）が加水分解されて酸とアルコールになる化学反応をいう。もとは，油脂をアルカリで加水分解して石鹸をつくる操作をさしていた。

*8 絨毛細胞：
子宮と胎児との間で，ガスや栄養・老廃物を交換する器官である胎盤のなかで，母体に接する部分にある細胞をいう。

表面に局在する二糖類分解酵素により，膜の表面で消化と吸収が平衡して行われる。小腸から吸収されたブドウ糖，果糖，乳糖は門脈を経て肝臓に入り，単糖類は，すべてブドウ糖の代謝経路に入る。肝臓にて，ブドウ糖の大部分はグリコーゲンとして蓄積され，残りはブドウ糖として血液中に放出されてエネルギー源となる。脳，神経系などでは，正常時にはブドウ糖を唯一のエネルギー源とし，絶食時にはほかの臓器では利用されにくいケトン体*9がエネルギー源となる。

食物繊維は，人の消化酵素では消化されない食物中の難消化成分の総体をさす。食物繊維には，植物組織に含まれるセルロース，ペクチン*10，リグニン*11，コンニャクマンナン（グルコマンナン）*12，寒天，アルギン酸，グアーガム*13，動物組織に含まれるキチン，ヒアルロン酸などがある。食物繊維は，消化されないが，咀嚼の増大，消化管運動の活性化，腸管内通過時間の短縮，消化吸収能の抑制，腸肝循環する胆汁酸の減少，腸内細菌の変動，便容量の増大などの生理作用を有し，各種生活習慣病などの予防に有効的に働く。そのために，食物繊維が不足する食事は，生活習慣病に対するリスクの高い食事となる。

ビタミンには，水溶性と脂溶性があり，前者はそのまま小腸より吸収されるが，脂溶性の場合は，胆汁の分泌による脂肪の消化と吸収が必要となる。各種ビタミンによってそれぞれ独自の代謝経路を持つが，一般に脂溶性ビタミンは肝臓に蓄積され，必要に応じて血液中へ放出され，たんぱく質と結合して各組織に移動する。水溶ビタミンは，ほかの物質と結合し全身を巡回する場合が多い。ビタミンの働きは多様であるが，一般に水溶性ビタミンの多くは各種代謝の補酵素としての役目を果たし，脂溶性ビタミンはそれぞれ独自の生理作用を持つ。

たとえば，ビタミンB_1はエネルギー代謝や糖質代謝の補酵素*14として働き，ビタミンB_2はエネルギー代謝やアミノ酸代謝，さらに脂質代謝などの酸化還元反応に関与する補酵素となる。ナイアシンは糖質代謝や脂質代謝の酸化還元反応，ビタミンCはアミノ酸代謝やたんぱく質代謝に関与する補酵素となる。ビタミンAは視覚作用，あるいは皮膚や粘膜の正常化に働き，ビタミンDはカルシウムの腸管からの吸収促進，腎尿細管*15での再吸収促進，骨形成*16の促進に関与する。ビタミンEは抗酸化作用，生殖の正常化，膜の安定化に作用し，ビタミンKは血液凝固因子の合成に働く。ビタミンは，種類により含有する食品がそれぞれ異なるが，一般に，牛乳・乳製品，レバー，緑黄色野菜，未精製の穀類に豊富に含まれ，不足すると種々の欠乏症が生じる。

ミネラルとは，生体内で種々の生理作用を有し体内で合成されないために，外部より摂取する必要がある無機質である。ミネラルは体内に3〜5％存在し，比較的多く存在するのがカルシウム，リン，カリウム，イオウ，ナトリウム，塩素，マグネシウムである。一方少ないのが鉄，亜鉛，銅，ヨウ素，マンガン，セレン，クロム，コバルト，モリブデン，フッ素などでこれらを特別に微量元素（トレースエレメント）とよんでいる。

---

*9 ケトン体：
アセト酢酸や酪酸，さらにアセトンの総称をいう。飢餓や糖尿病の際に，糖分の不足で脂肪の分解が亢進し，ケトン体の血液中濃度と尿への排出量が増大し，このことにより血液が酸性に傾き意識障害や不整脈などの原因になる。

*10 ペクチン：
食物繊維の一種である非セルロース性多糖類であるペクチニン酸の一部がメチルエステル化したもの。ペクチンは熟した果実に大量に存在し，砂糖を加えると固まってゼリー状になる。

*11 リグニン：
食物繊維の一種で木質素ともよばれる。木材中の20〜30％を占め，セルロースと結合した状態で存在する。

*12 コンニャクマンナン（グルコマンナン）：
食物繊維の一種で，こんにゃくいもに多く含まれる水溶性中性多糖。別名グルコマンナンともよばれる。ヒトの消化酵素で消化できず，胃のなかで水を吸って膨れるため，ダイエット食品に利用され，便秘解消，血糖値や血中コレステロールの低下作用も認められている。

*13 グアーガム：
食物繊維の一種で，グアー豆の胚乳部から得られる水溶性多糖類。マンノースにガラクトースの側鎖を持ち，血糖値上昇抑制作用，コレステロール低下作用，便通改善などの生理効果が認められている。

*14 補酵素：
酵素反応の化学基の授受に機能する低分子量の有機化合物。一般に補酵素は，酵素のたんぱく質部分と強く結合を行わず，可逆的に解離して遊離型になる性質がある。ビタミンの多くは補酵素として働く。

ミネラルは小腸の上部で吸収されるが，各ミネラルにおいて吸収率は食事の条件により異なる。たとえば，カルシウムの吸収率は約50％であるが，低たんぱく質だと吸収率が悪くなる。またほかの食品より牛乳，乳製品からの吸収率が高い。ミネラルには，それぞれに種々の代謝に特徴がある。たとえば，カルシウムは酸・塩基平衡[*17]，筋肉の収縮，血液凝固，浸透圧[*18]の維持，神経の伝達などの機能に，リンはリン酸塩として組織や細胞に存在し，浸透圧の維持，酸・塩基平衡の維持に，カリウムは主として細胞内液に存在し，浸透圧の維持，酸・塩基平衡の維持，筋肉運動，神経伝達機能などに関与している。

臨床領域には，傷病者の食欲低下や摂取能力の障害，さらに疾患やその治療の侵襲による必要量の増大などにより，各種の栄養障害が生じ，そのために多くの問題が起こる。

3）臨床における低栄養問題

1970年代から欧米では，入院性低栄養障害（Hospital Malnutrition）が注目を浴びた。栄養アセスメントにより入院患者の栄養状態を評価，判定すると約半数が栄養失調状態にあり，放置されていることが明らかになってきた[3]。その後，わが国においても，病院や福祉施設の入院患者や入所高齢者の30〜50％に低栄養障害が発症していることがわかってきた。

低栄養障害でとくに問題になるのがエネルギーとたんぱく質の不足である[4]。エネルギーが不足すると，脳・神経系へのエネルギーを補給するために，脂肪組織[*19]や骨格筋の分解が亢進してブドウ糖やケトン体が産生され，結果的に脂肪組織や骨格筋の萎縮[*20]が起こり，体重減少が起こる。この場合，骨格筋からアミノ酸は放出されて肝臓での取り込みも正常なので，肝臓ではたんぱく質が普通に生産され，血清アルブミン値は比較的正常域に保たれ，浮腫の出現も少ない。

一方，炭水化物や脂肪の摂取によりエネルーが供給されているが，たんぱく質のみが不足している場合，エネルギーが満たされているので骨格筋からのアミノ酸の放出が抑制されて，血中のアミノ酸が低下，またアミノ酸の摂取量が不足しているので肝臓でのたんぱく質の合成量も減少し，血清アルブミンなどのたんぱく質濃度が低下して浮腫が出現する

このような低栄養障害を放置すれば，手術の回復が遅れ，薬物効果が低下し，免疫能が低下して，自然治癒力が低下する。そして感染症が増大して，結果的に入院日数が増大し，医療費が増大する[4]。低栄養障害の原因には種々のことが考えられる。たとえば，疾患そのものの症状として，味覚や食欲が低下したり，消化吸収能力が低下したり，さらにエネルギー代謝などの亢進により必要量が増大したり，栄養素の排泄量が増大することにより栄養状態が低下することがある。疾患の治療に用いられる薬物や手術により，前述した変化が起こる場合もある。さらに，病院食や栄養補給の管理システムが不適正で，摂取量が必要量を満たさ

---

*15 腎尿細管：
腎臓における糸球体から集合管にいたるまでの組織をいう。腎尿細管は，糸球体から伸びる毛細血管によって取り巻かれ，腎小体のボーマン嚢に排出された原尿の成分のうち，ブドウ糖，水，無機塩類などの物質を再吸収して再び利用する。尿細管で再吸収し切れなかった成分が尿中に排出される。

*16 骨形成：
骨芽細胞により弾力性のある新しい骨がつくられることをいう。骨の有機質の大部分はコラーゲンといわれる膠質からなり，これにミネラルであるリン酸カルシウムがついて丈夫な骨ができる。一方，古くなった骨を壊したり，骨からカルシウムを供給する作業を破骨細胞が行い，骨吸収という。

*17 酸・塩基平衡：
体細胞の生命活動が正常に営まれるよう，体液の水素イオン濃度［pH］を一定の範囲に保ち平衡状態を維持することをいう。pHを一定に保つため，血液や体液の緩衝機構，呼吸による調節作用，腎臓による調節機構が存在し，平衡が維持できなくなると体液は酸性（アシドーシス）やアルカリ性（アルカリドーシス）に偏る。

*18 浸透圧：
濃度の異なる2種の溶液を，半透膜を境にして接触させると，溶質濃度の薄い方から濃い方へと溶媒の移動がおこる。この現象を浸透という。つまり，溶媒分子が高い方から低い方へ移動し，平衡状態に達するまで続くことになる。このような溶媒の移動を阻止するためには，濃厚溶液に余分の圧力を加える必要があり，この圧力を浸透圧という。

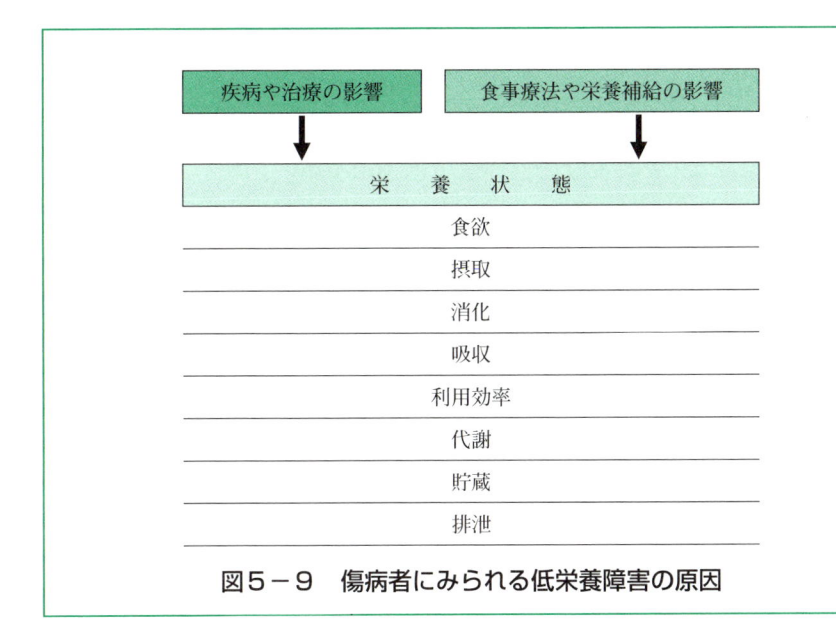

```
疾病や治療の影響          食事療法や栄養補給の影響
         ↓                         ↓
┌─────────────────────────────────────────┐
│              栄 養 状 態                  │
└─────────────────────────────────────────┘
                   食欲
                   摂取
                   消化
                   吸収
                  利用効率
                   代謝
                   貯蔵
                   排泄
```

図5-9　傷病者にみられる低栄養障害の原因

*19　**脂肪組織**：
脂肪細胞で構成された結合組織のこと。脂肪組織には，脂肪としてエネルギーを蓄えたり，外界からの物理的衝撃を吸収したり，外界の温度変化から断熱して体温を保つ働きがある。近年，ホルモンをつくり出す内分泌器官としても注目されている。

*20　**骨格筋の委縮**：
筋組織に含まれる一本一本の筋線維の萎縮や筋線維数の減少により，筋力が低下することをいう。原因には，細胞の変性，壊死や崩壊などが報告されている。

れていない場合もある。

　従来，わが国の病院給食にみられたように，入院患者の栄養状態が評価，判定されないままに給食が提供されていたために，患者個々の必要量が満たされない場合が多くみられた。また，糖尿病食では低エネルギー食が，腎臓病食では低タンパク食が実施され，治療食そのものに栄養障害を発生させる誘因が内在している。以上のように傷病者にみられる低栄養障害は，多様な誘因から発症するために，これらの問題点を解決できる包括的な臨床栄養管理が必要となる[5]（図5-9）。

4．栄養補給と栄養管理

　栄養補給とは，食物や栄養剤を種々の方法により体内に補給することである。従来，人間は，食物を摂食，咀嚼，嚥下，消化，吸収することにより栄養素を体内に補給していたが，近年の医療技術や臨床栄養学の進歩により，特殊な食品や栄養剤を管（カテーテル）で消化管に投入したり，栄養剤を直接的に静脈に投与することが可能になった[1]。栄養補給とは，管により強制的に補給することをいう場合と，食事をも含めて総称していう場合がある。ここでは，経口栄養，経鼻・経腸栄養，さらに経静脈栄養の3つのルートによる栄養補給について述べる。

1）経口栄養

　口腔（こうくう）を通し，食物を摂食し，咀嚼，嚥下，消化，吸収することにより栄養素を

補給する方法である．もっとも生理的で，ほかの強制的な栄養補給の方法に比べ有利な点は多い．なかでも，食べることにより，おいしさを味わい精神的満足感を得ることは，傷病者のQOLを維持，向上するために重要である．さらに，口腔内で咀嚼し，食欲と味覚を満たすことは，その後の消化，吸収，代謝のイニシエーター*21として重要な働きをする．たとえば，健常者が味のついた普通の食物を食べると食後に胃液やガストリン*22が分泌されるが，味のないチューブは咀嚼しても，消化液が分泌されない．これは，食物の特定の成分が消化管に作用するのではなく，おいしいという感覚情報が中枢神経を介して大脳に伝達され，その情報が消化管に作用し，消化のための準備体制をつくるのだろうと考えられる．

食事の感覚は食後の熱産生にも影響を与えている．たとえば，食物を経口的に摂取すると摂食直後にエネルギー消費の増大がみられるが，経管栄養で投与すると，このような上昇がみられない．経口摂取から起こる種々の味覚情報は，大脳に伝わり自律神経系*23を介して来るべき事態を予測し，消化，吸収，さらに代謝までの準備体制を整えようとしていることが考えられる．このことは，生体のfeed forwardとかcatch upとよばれる現象であり，味覚刺激はそのインシエーターになっている．逆にいえば，カテーテルを用いた強制的な栄養補給法では，このような作用がないままに栄養剤を投与していることになる．

人間にとっておいしい食物を味わいながら食べ，その結果として栄養素が補給できれば，それはもっともすぐれた栄養補給の方法である．傷病者の場合は，種々の理由で通常の摂食が困難な状況がしばしば発生する．そこで，食事を食べやすく形態的に変化をつける工夫がなされている．食事は，その形態的特徴により，ご飯を主食とした普通の食事である常食，粥食を主体とした軟食，流動物を組み合わせた流動食，ミキサーにかけたミキサー食，常食や軟食をきざんだきざみ食，粘性をつけ口腔内と食道での通りをよくしたとろみ食などである．さらに，治療食として含有されたエネルギーや栄養素を調整した食事，1日に3回以上摂食する頻回食，さらに投与時間をずらした食事などがある．食事は，傷病者の病態や栄養状態，さらに摂食，消化，吸収能力などが評価された上で，選択されることが必要である．

2) 経管・経腸栄養

経管・経腸栄養は，カテーテルを用いて食物や栄養剤を消化管に投与する方法であり，腸管壁を介して栄養素を吸収する[2]．経腸栄養は，食欲の低下や摂食障害により，経口的に摂取できない場合や経口摂取がある程度可能でも，摂取量が必要量を満たさない場合に消化管へ強制的に流動食を投与する方法として開発された．1日に必要なエネルギーや栄養素をすべて投与させる必要性から，高濃度の流動食を用いたために濃厚流動食といったこともある．かつて，経腸栄養食品

---

*21 イニシエーター：
一般には，創始者や教導者を意味するが，種々の分野で使い分けがなされ，生物化学の分野では起爆剤，開始剤，初発因子，起動装置，開始因子，起爆薬などの意味で用いられる．

*22 ガストリン：
胃の幽門前庭部に存在するG細胞から分泌される消化管ホルモン．ペプシノゲンや胃酸の分泌促進作用，胃壁細胞増殖作用，さらにインスリン分泌促進作用などが認められている．

*23 自律神経系：
脊椎動物の末梢神経のひとつで，意志とは無関係に作用する神経．消化器・血管系・内分泌腺・生殖器などの不随意器官の機能を促進または抑制している．交感神経系と副交感神経系からなる．

は，流動食をミキシングや裏ごしをして各施設でつくっていたが，食品加工技術の進歩により製品化されるようになり，その種類も現在のように豊富になり，使用目的により使い分けられるようになった。現在用いられている経腸栄養剤は，含有される成分により天然濃厚流動食，半消化態栄養剤，それに完全消化態栄養剤に分類され，含有される成分や形態が少しずつ異なっている。

(1) 天然濃厚流動食

天然濃厚流動食とは，重湯，牛乳，卵，にんじん，食パン，スキムミルクなどの自然の食品を材料として，ブレンダーして流動性を高めた食品である。ほかの経腸栄養食品に比べて，消化・吸収に関する積極的な工夫がなされていない問題点はあるが，微量栄養素や未知の必須成分も含めて，各種栄養素が通常の食事と同じように補給できる利点がある。消化・吸収能に著しい低下がなく，長期に経腸栄養による補給が必要な場合にすぐれている。

(2) 半消化態栄養食品（剤）

天然の食材のみだけではなく，一部消化された材料を用いて加工し，商品化されたタイプで，種類も多く，もっとも広く用いられている。多くが牛乳と大豆のたんぱく質をベースにしているが，乳カゼインや粉乳単独のもの，乳カゼインに粉乳や大豆タンパク，さらにペプチドやアミノ酸などをプラスしたものまで多様である。脂質は，エネルギー比で30～40％となる程度まで添加され，大豆油，乳脂肪，米油，コーン油，ヤシ油，さらに吸収されやすいMCTなどが使用されている。炭水化物は多くがデキストリンをベースにしているが，砂糖，果糖，ブドウ糖などを添加したものもある。また，食物繊維やガラクトオリゴ糖を添加したものもある。食物繊維には消化管粘膜の萎縮を防ぐこと，大腸内の微生物分布を改善すること，発酵産生物による生理的効果をもたらし，さらに下痢の予防効果などが期待されている。ビタミン，ミネラル，微量元素は推奨量や目安量が確保されるように調節されている。消化管の一部が障害を受けている場合に半消化態栄養剤が用いられる。

(3) 完全消化態栄養剤・成分栄養剤

完全消化態栄養剤や成分栄養剤は，消化を必要としない栄養素を混合した栄養剤で，エレメンタリダイエットともいわれる。窒素源として結晶遊離アミノ酸や，アミノ酸が2～3個エステル結合したペプチドが用いられている。ペプチドは粘膜上皮細胞内でアミノ酸まで分解され吸収される。アミノ酸は吸収過程で相互の競合が起こるが，ペプチドはそのまま濃度勾配により吸収されるので吸収率が高い。炭水化物は浸透圧の上昇を抑えるためにデキストリンが用いられている。そのために，腸管内でのアミラーゼ，粘膜上皮でのアルターゼによる消化作用を受ける必要がある。そのほか，必須脂肪酸，ビタミン，ミネラルが含有されている。

胃部が広範囲に切除され，腸の一部にも障害があり消化機能がほとんど期待で

きない場合に用いられる。また，消化酵素分泌障害，嚥下防止のための空腸内への注入，炎症性腸疾患におけるアレルゲンの除去などを目的としても用いられる。

3）静脈栄養

　静脈栄養とは，静脈に直接栄養剤を投与する方法であり，四肢の末梢静脈を利用する末梢静脈栄養と上大静脈に挿入する中心静脈栄養がある。静脈栄養は消化管が利用できない患者や利用されても経腸栄養だけでは必要量が確保できない場合に用いられる。末梢静脈を利用する場合，高濃度，高浸透圧の輸液では静脈炎を起こすために投与量に限界があるか，中心静脈を用いる場合は血流量が多い部位に高濃度の輸液が投与できるので，1日に必要な栄養量を投与することができる。

　投与される栄養剤は，ブドウ糖，アミノ酸，脂肪乳剤，ビタミン，ミネラル，微量元素などで構成される。また，病態により炭水化物やアミノ酸の内容が調節される。静脈栄養は，消化管機能が低下し，消化管が利用できないが積極的な栄養補給の必要性がある場合に用いられる。

4）栄養補給の管理[3]

（1）経管栄養の投与法

　市販されている経腸栄養食品（剤）には，多くの種類があり，それぞれに特徴がある。ほとんどが液状タイプで，操作が必要ないので衛生管理にはすぐれているが，多くが1kcal/mlの濃度なので，濃度調節に不便さがある。1.5kcal/mlや2.0kcal/mlの高濃度の製品もあり，高濃度にすると投与量が少なくなるので患者の負担が軽くなるが，脱水症には注意が必要となる。

　経腸栄養による代表的な合併症に下痢があり，その要因には浸透圧，栄養剤の組成，投与速度，細菌による汚染などがある。とくに細菌性の下痢は経腸栄養剤の不衛生な取り扱いが原因となることが多いので，その防止のためには，独立した無菌室において，消毒された調整器具により，滅菌水製造装置による調整水を用いて調整する。下痢が著しい場合は，栄養剤の濃度を低下させたり，成分としての脂質の量や質，さらに食物繊維の有無を検討したり，投与速度を低下させる。

　経腸栄養のルートは，経口的か，カテーテルを用いて経鼻的か胃瘻により投与されるのが一般的である。経口的に飲む場合は，各製品が持つ味の特徴を把握し，患者のニーズに沿って処方することが長期投与の鍵となる。カテーテル留置中には，消化管内容物や栄養剤によりカテーテルの閉塞が起こらないようにすることが必要であり，閉塞の予防には，水によるフラッシュや洗浄が重要である。

（2）各種栄養補給の特徴と栄養管理

　経口，経管・経腸，さらに経静脈による栄養補給には，それぞれメリット，デメリットがある。たとえば，経口栄養には，食べ物を準備するための献立作成や

調理，摂食，咀嚼，嚥下の過程が必要になるが，経管・経腸栄養では，カテーテルを介して流動食を直接消化管に投入するために，これらの過程が不要になる。したがって，経管・経腸栄養は，外傷で摂食機能がなく，食欲や味覚機能が低下し，さらに脳・神経障害により咀嚼や嚥下に障害がある場合にはすぐれた栄養補給法となる。しかし，料理を味わって，みんなでおいしく，楽しく食べるという精神的満足感を得ることができなくなる。

経静脈栄養は，摂食，消化，吸収の過程が不必要になり，消化管によるほぼすべての機能が失われても，栄養素を補給することができる。したがって，クローン病などで大規模に消化管を除去する手術をした後でも，完全静脈栄養により必要な栄養素を補給し，生命を維持することができる。しかし，食物が消化管を通過しないために，消化酵素や消化管ホルモンなどへの刺激がなく，さらに栄養素が吸収されて門脈を経由し肝臓を通過しないことから，肝臓による栄養素の調整機能を受けないままに栄養素が全身循環する問題点もある。消化管を使用しないために消化管の委縮が起こり，腸内細菌が消化管壁を通過するバクテリアルトランスロケーション[*24]が起きやすく，衛生管理の不備によるカテーテル感染による敗血症の原因にもなる。また，栄養の補給ルートを確保，維持するための処置，装置，設備が必要になり，コスト高にもなる。

以上のことから，栄養補給は対象者の摂食や消化・吸収能力を総合的に評価，判定して選択し，施行後も定期的にモニタリングとアセスメントを繰り返し，不都合が生じている場合は，投与している食品や栄養剤，さらに投与ルートを変更していくことが必要になる[4]。

2006（平成18）年度に「入院時栄養管理実施加算」が診療報酬のなかに新設

●*24 バクテリアルトランスロケーション：大腸に存在する腸管内細菌が粘膜バリアーを通過して，体内に移行する状態をいう。全身的な栄養不全や種々のストレス，消化管疾患などによる免疫能低下などで起こるが，近年，消化管を使用しない完全静脈栄養の長期使用による腸粘膜萎縮が原因になることが注目されている。

表5-3 栄養管理実施加算算定上の留意事項

(1) 栄養管理実施加算は，入院基本料を算定している入院患者に対して栄養管理を行なった場合に算定できる。
(2) 管理栄養士をはじめとして，医師，薬剤師，看護師その他の医療従事者が共同して栄養管理を行なう体制を整備し，あらかじめ栄養管理手順（栄養スクリーニングを含む栄養状態の評価，栄養管理計画，定期的な評価等）を作成すること。
(3) 栄養管理については，以下のア～オまでに掲げるとおり実施すること。
　ア　入院患者毎の栄養状態に関するリスクを，入院時に把握すること（栄養スクリーニング）。
　イ　栄養スクリーニングを踏まえて栄養状態の評価を行い，入院患者毎に栄養管理計画を作成すること。
　ウ　栄養管理計画には，栄養補給に関する事項（栄養補給量，補給方法，特別食の有無等），栄養食事相談に関する事項（入院時栄養食事指導，退院時の指導の計画等），その他栄養管理上の課題に関する事項，栄養状態の評価の間隔等を記載すること。
　エ　栄養管理計画を入院患者に説明し，当該計画に基づき栄養管理を実施すること。
　オ　栄養管理計画に基づき患者の栄養状態を定期的に評価し，必要に応じて当該計画を見直すこと。
(4) 当該栄養管理の実施体制に関する成果を含めて評価し，改善すべき課題を設定し，継続的な品質改善に努めること。
(5) なお，調理業務の委託先にのみ管理栄養士等が配置されている場合は，当該加算を算定できないこと。

された。「入院時栄養管理実施加算」は，個々の患者の栄養状態を評価，判定し，問題点を明らかにし，解決のための計画を作成して，関連する職種が連携し，食事・栄養補給や栄養指導を行い，そしてその成果をモニターしていく，いわゆるマネジメントケアに基づいた栄養管理である（表5－3）。全入院患者が対象となるために，複雑な病態や治療法に関しては，医師から食事の介助や背景となる生活，さらに食事や各種栄養補給の状況把握は看護師との連携が必要になる。また，薬物と栄養や食事との相互関係，静脈栄養や一部経腸栄養の内容や補給法に関しては薬剤師に聞かなければならないように，関連する多くの職種と連携が必要となり，それらの情報を総合的に収集して，栄養状態を評価，判定し，栄養計画を作成し，その成果をモニターしていくのが管理栄養士の役割となる[5]。

5．食生活・食行動面から（不規則性と孤食・個食）

　日本人の食生活は，第二次世界大戦前後の食料「不足」の時代から，高度経済成長とともに豊になった「充足」の時代を経てバブル経済で「飽食[*25]」の時代を迎え，食の大切さに対する意識の低下から「乱食[*26]」に，そして現在はその改善を図る「食育[*27]」の時代になっている。

　近年におけるわが国の「食と健康」をめぐるさまざまな問題に対処するため，2000（平成12）年3月，文部省（当時），厚生省（当時），農林水産省は3省合同で「食生活指針」を策定し，国民一人ひとりの食生活の見直しを支援する環境づくりを開始した。そして，2005（平成17）年6月には「食育基本法」が公布され，日本のフードガイド「食事バランスガイド」も策定された。さらに2006（平成18）年には「第1次食育推進基本計画」が，2011（平成23）年には「第2次食育基本計画」が制定され，食育の推進が図られている。

　本節では，「生涯にわたって健全な心身を培い，豊かな人間性を育む」（食育基本法第一条）ために必要な，朝食摂取にはじまる望ましい生活習慣の形成，家族との絆(きずな)を深める食卓という視点から，日本人の食生活面での課題について考える。

1）不規則な食生活

　朝食の欠食に代表される食習慣の乱れは，厚生労働省が2000（平成12）年に策定した「21世紀における国民健康運動」（健康日本21）の栄養・食生活分野の改善課題のひとつになっている。「朝食を欠食する人の減少」の目標値（欠食する人の割合）を，中学・高校生0％，20～30歳代男性15％以下とした。この際の基準値は，1997（平成9）年の国民健康・栄養調査結果の中学・高校生6.0％，20歳代男性32.9％，30歳代男性20.5％であった。中間評価の2004（平成16）年では，それぞれ6.2％，34.4％，25.9％，直近の2009（平成21）年の結果は，7.2

*25 飽食：
食料がありあまるほどあること。その結果，摂取カロリー過多による肥満，食べ残しによる食料廃棄量の増加などの問題が生じている。

*26 乱食：
さまざまな種類の食べものを興味や嗜好のおもむくままに食べ散らかすこと。

*27 食育：
さまざまな体験を通じて「食」に関する知識と「食」を選択する力を習得し，健全な食生活を実践することができる人間を育てること。2005（平成17）年に食育基本法が，その翌年には食育推進基本計画が制定され，小中学校での食育が積極的に行われている。

％，33.0％，29.2％で，中学・高校生と20歳代男性には有意な変化はみられなかったが，30歳代男性の数値は有意に増加している。

なお，2009年の国民健康・栄養調査の生活習慣調査で，習慣的に「朝食をほとんど食べない」と答えた人は，同様に20歳代と30歳代の男性が21.0％と21.4％で多く，2005（平成17）年と比較しても減少しているとはいえない（図５－10）。また，習慣的に朝食を欠食している人の朝食欠食開始時期は，男性の約半分，女性の６割が20歳以降だが，「小学生の頃から」と「中学，高校生の頃から」をあわせると，2009年の場合，男性32.7％，女性25.2％で，1997年から増加傾向にある。さらに，朝食を食べるには，「家族や周りの人の支援」（とくに男性）「自分で朝食を用意する努力」（とくに女性）と「早く寝る」ことなどの必要性が提

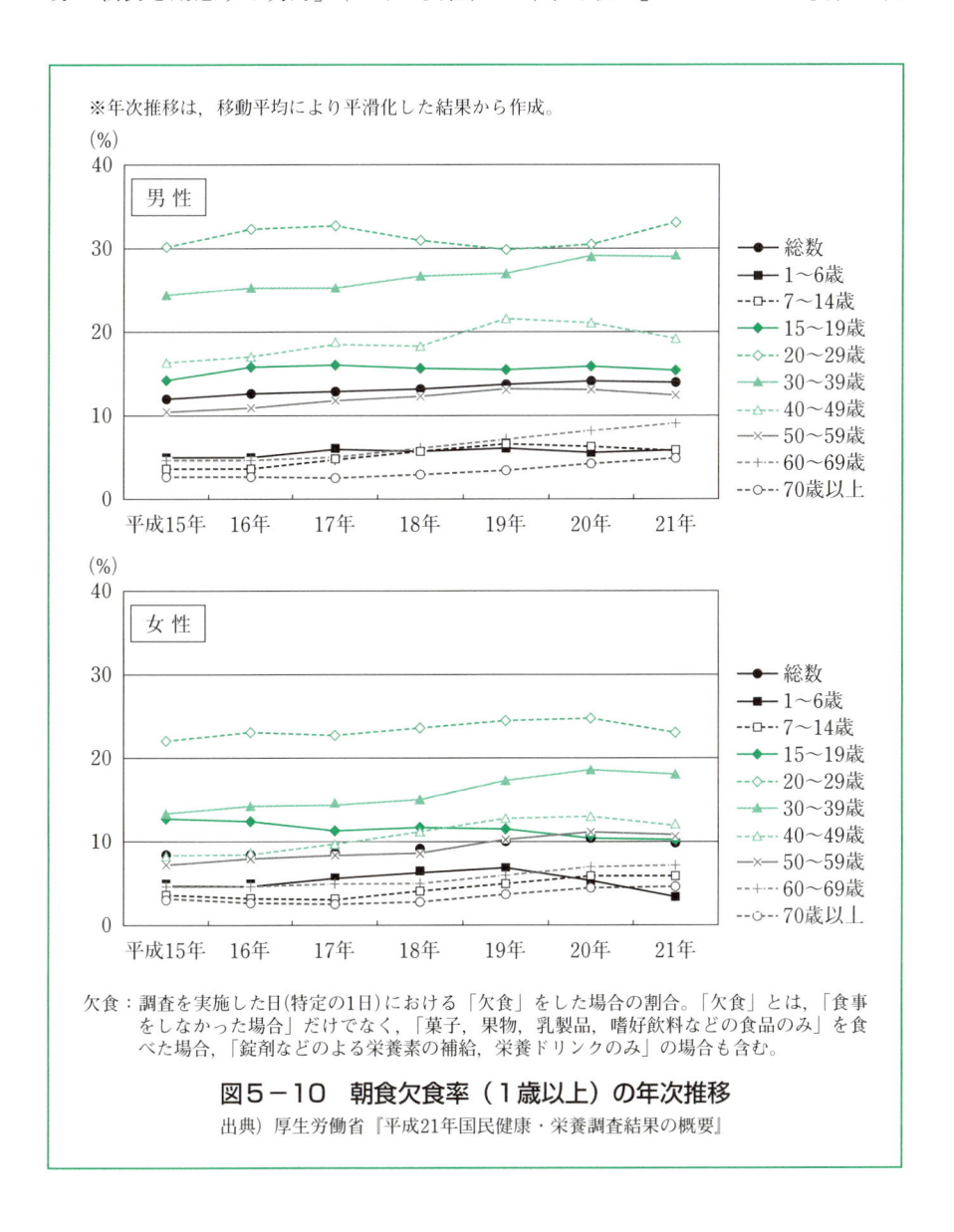

欠食：調査を実施した日(特定の１日)における「欠食」をした場合の割合。「欠食」とは，「食事をしなかった場合」だけでなく，「菓子，果物，乳製品，嗜好飲料などの食品のみ」を食べた場合，「錠剤などのよる栄養素の補給，栄養ドリンクのみ」の場合も含む。

図５－10　朝食欠食率（１歳以上）の年次推移
出典）厚生労働省『平成21年国民健康・栄養調査結果の概要』

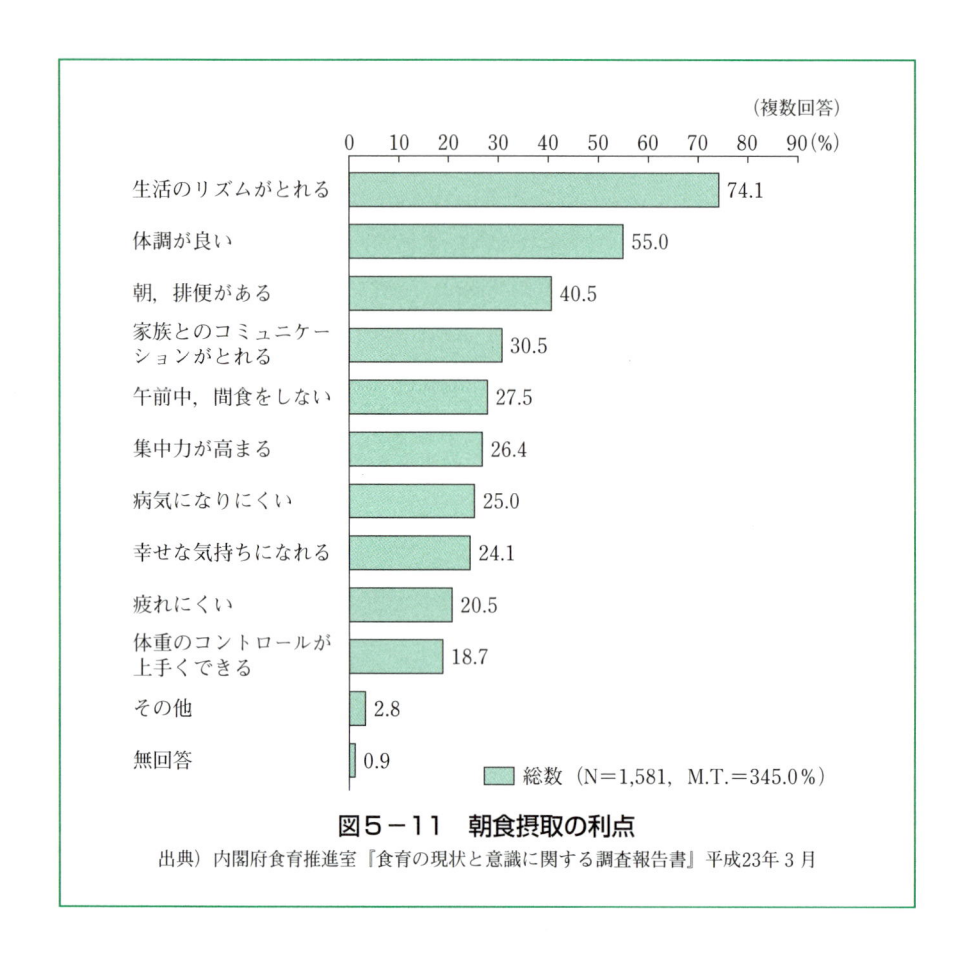

```
                                          （複数回答）
              0  10  20  30  40  50  60  70  80  90(%)
生活のリズムがとれる ████████████████████ 74.1
体調が良い        ██████████████ 55.0
朝，排便がある     ██████████ 40.5
家族とのコミュニケー
ションがとれる     ███████ 30.5
午前中，間食をしない ███████ 27.5
集中力が高まる     ██████ 26.4
病気になりにくい   ██████ 25.0
幸せな気持ちになれる ██████ 24.1
疲れにくい        █████ 20.5
体重のコントロールが
上手くできる      ████ 18.7
その他            █ 2.8
無回答            | 0.9
                  ■ 総数（N＝1,581，M.T.＝345.0％）
```

図5-11　朝食摂取の利点

出典）内閣府食育推進室『食育の現状と意識に関する調査報告書』平成23年3月

示されたが，朝食欠食者の夕食時間は遅い傾向にあり，とくに10歳代男女の朝食欠食者と20～40歳代男性において，午後9時以降に食べる人が多くなっている。

　一方，内閣府の「食育の現状と意識に関する調査報告書」では，朝食を「ほとんど毎日食べる」は85.3％で，性・年齢別朝食摂取頻度をみると，20歳代男女と30～50歳代男性の朝食欠食者が多かった。同調査では，食育に関心がある人の92.6％，よく味わって食べる人の88.0％が「ほとんど毎日食べる」であったことが報告されている。

　また，朝食摂取の利点として，「生活リズムがとれる」74.1％，「体調が良い」55.0％をあげた人が多かった（図5-11）。さらに，「この5年程度で朝食を食べる回数が変わったか」という問いに対し，「増えた」と答えた人が6.9％，「減った」が3.6％で，男女ともに20～40歳代で増えた人が多かったが，20歳代男性では増えた人よりも減った人が多かった。朝食を食べる回数が増えた理由は，「時間的余裕ができた」32.3％，「健康に不安が生じた」29.9％，「朝お腹が空くようになった」29.1％が多く，減った理由はその逆で，「時間的余裕がなくなった」が53.0％で，もっとも多かった。

2）共食と孤食

「家庭における共食を通じた子どもの食育の推進」は，2011（平成23）年3月に決定された第2次食育推進基本計画の重点課題のひとつである。食卓を囲む家族との団らんは，楽しく家族とのコミュニケーションを図り，食事のマナーや食習慣の基礎を身につけるために，もっとも有意義で不可欠なものである。家族そろって食事をする機会が減少し，子ども（未就学児から中学生）だけ，とくに子ども1人で食事をとる「孤食」が増えるのは問題である。

平成17年国民健康・栄養調査結果では，「朝食を子どもだけで食べる」と答えた子どもの割合は，増加傾向を示しており，小学生でも40％を越えていた（図5-12①）。また，子どもだけで食べると答えた子どものうち，1人で食べる子どもの割合は小学校1～3年生で13.5％，中学校で25.7％であった（図5-12

図5-12①　朝食を子どもだけで食べている割合の年次推移

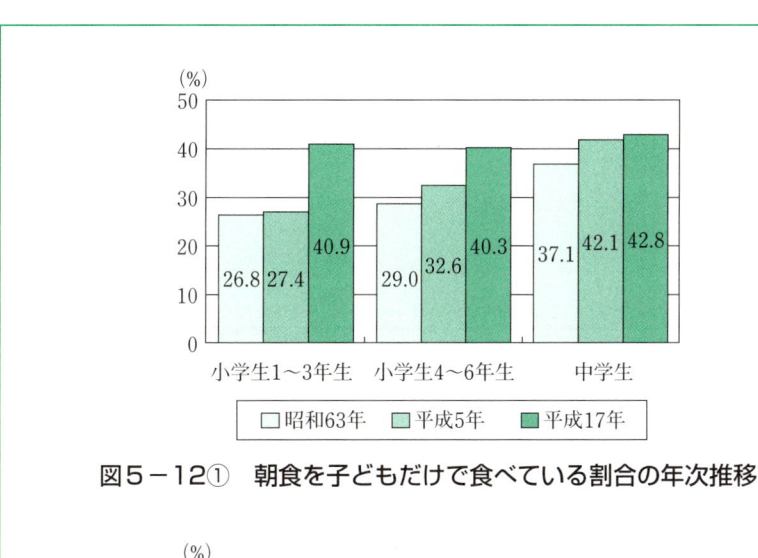

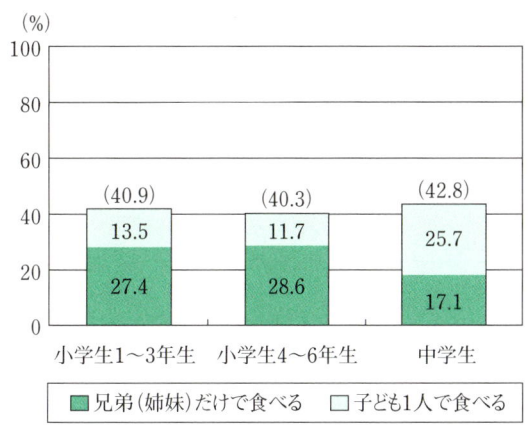

図5-12②　朝食を子ども1人で食べている割合

出典）厚生労働省『平成17年国民健康・栄養調査報告』

②）。

　内閣府の「食育の現状と意識に関する調査」2010（平成22）年度結果によれば，朝食を家族と一緒に「ほとんど毎日食べる」50.1％，「ほとんど食べない」25.5％で，前年結果と大きな差異はみられなかった。性・年齢別では，「ほとんど毎日」は男女ともに60歳代，70歳以上で多く，「週2～3日」は30～40歳代男性で，「週1日程度」は50歳代男性と30～40歳代女性で，「ほとんど食べない」は20～40歳代男性と20歳代女性で，それぞれ多かった。

　夕食については，家族と一緒に「ほとんど毎日食べる」56.5％，「ほとんど食べない」8.8％と，前年と同様の結果で，共食する割合が朝食よりも高かった。性・年齢別では，「ほとんど毎日」は男女ともに60歳代，70歳以上で多く，「週2～3日」は20～40歳代男性と20歳代女性で，「週1日程度」は50歳代男性で多かった。

　また，「食事を家族と一緒に食べることは，1人で食べるよりどのような良い点があると思うか」という問いに対して，上位3つ選んでもらった結果，「家族とのコミュニケーション」81.1％，「楽しい」66.2％，「規則正しい」35.4％，「栄養バランスが良い」34.0％が利点として多くあげられた。

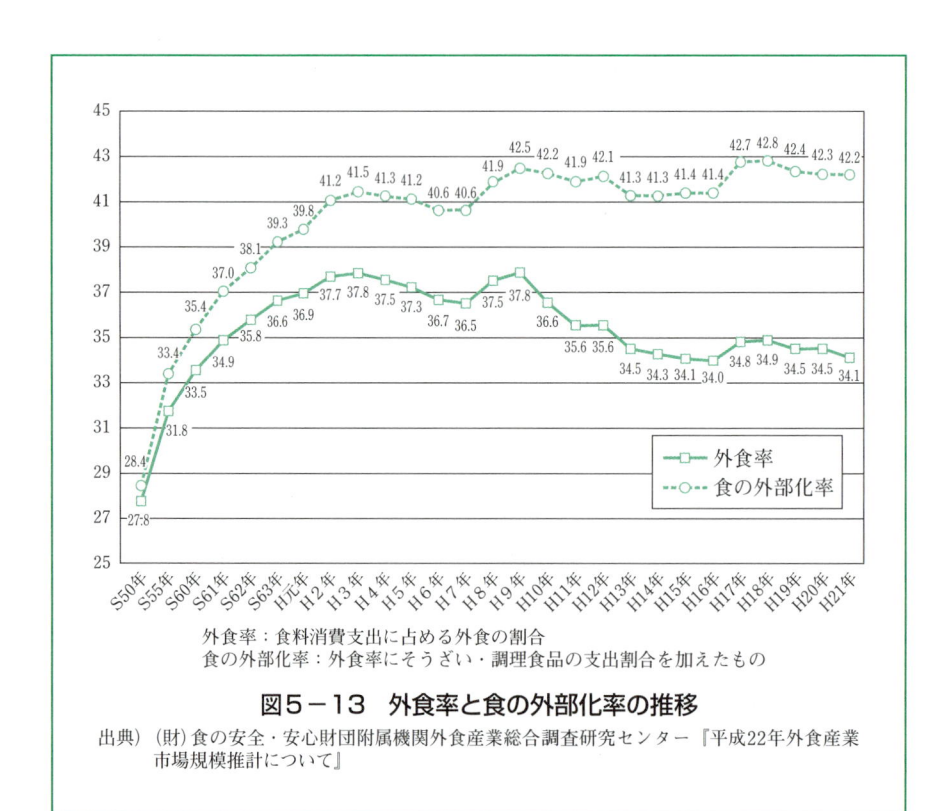

外食率：食料消費支出に占める外食の割合
食の外部化率：外食率にそうざい・調理食品の支出割合を加えたもの

図5-13　外食率と食の外部化率の推移

出典）（財）食の安全・安心財団附属機関外食産業総合調査研究センター『平成22年外食産業市場規模推計について』

3）食の外部化と個食

　家庭内で行われていた調理や食事を食品産業に依存する，いわゆる食の外部化が進み，「ふだん外食をする」人は，20～40歳代男性と20歳代女性では50％以上，とくに昼食の外食率は，20～50歳代男性で40％以上になっている。

　また，2010年の外食産業（飲食店や給食など）の市場規模は23兆6,450億円，持ち帰り弁当やそうざい，調理食品やなどの料理小売業（中食[*28]）が6兆2,342億円で増加傾向にあり，食の外部化率に占める割合が大きくなっている（図5－13）。

　ライフスタイルや家族のあり方が多様化し，調理や後片づけの手間と時間を減少させるために，家庭外での食事（狭義の外食）だけでなく，家庭内食でも中食の利用が増えている。食の外部化，食の多様化が進み，個々人の食行動も多様化して，家族が個々に自分の好きな物を食べる「個食」が，簡便に安易に普通にできる環境になってきている。

[*28] 中食（なかしょく）：家庭内で調理して食べる「内食（うちしょく，ないしょく）」と，家庭外の飲食店で食事をする「外食」の中間にあって，市販の弁当やそうざいなど，家庭外で調理・加工された食物を家庭や職場・学校・屋外などへ持ち帰って食べること。

6．食品面から（食品の多様性と安全性）

　日本人のエネルギー摂取量は50年間ほとんど変化していないが，食物の内容は，主食の米中心から，副食（おかず）中心へと，食品構成は大きく変化している。「日本型食生活」について，2011（平成23）年版食育白書では，「日本の気候風土に適した米を中心に水産物，畜産物，野菜等多様な副食から構成され，栄養バランスに優れているだけでなく，日本各地で生産される農林水産物を多彩に盛り込んでいる特徴を持つ」と記されている。国民1人当たりの供給量，摂取量，食料費など，わが国で実施されている調査結果に基づき，食品摂取の状況と食品の安全性について考える。

1）食品供給・摂取量の変化

　農林水産省から毎年発表される食料需給表[*29]に基づく，国民1人当たりの品目別供給量と供給熱量の年次推移をみると，1960（昭和35）年から2009（平成21）年にかけて，米は約半量にまで急激に減少しているが，牛乳・乳製品は急増し90g以上に，また肉類，油脂類，鶏卵，果実なども増加しており，米以外の食品の供給量が増えていることがわかる（図5－14）。

　総務省家計調査報告の，1世帯当たり年間食料費に占める費目別構成比をみると，穀類，魚介類，肉類，乳・卵類，野菜・海藻，果物などの食材が，1980（昭和55）年には62.8％を占めていたが，2010（平成22）年には48.8％に減少しており，調理食品や外食の割合が増加している。さらに，穀類については，米が減少し，パンや麺類が増えている。

[*29] 食料需給表：国内で消費される食料の生産から最終消費にいたるまでの総量を表したもので，食料自給率（国内生産量÷国内消費仕向量）の算出基礎となるもの。国内消費仕向量は，国内生産量＋輸入量－輸出量－在庫の増加量（あるいは＋在庫の減少量）によって算出される。

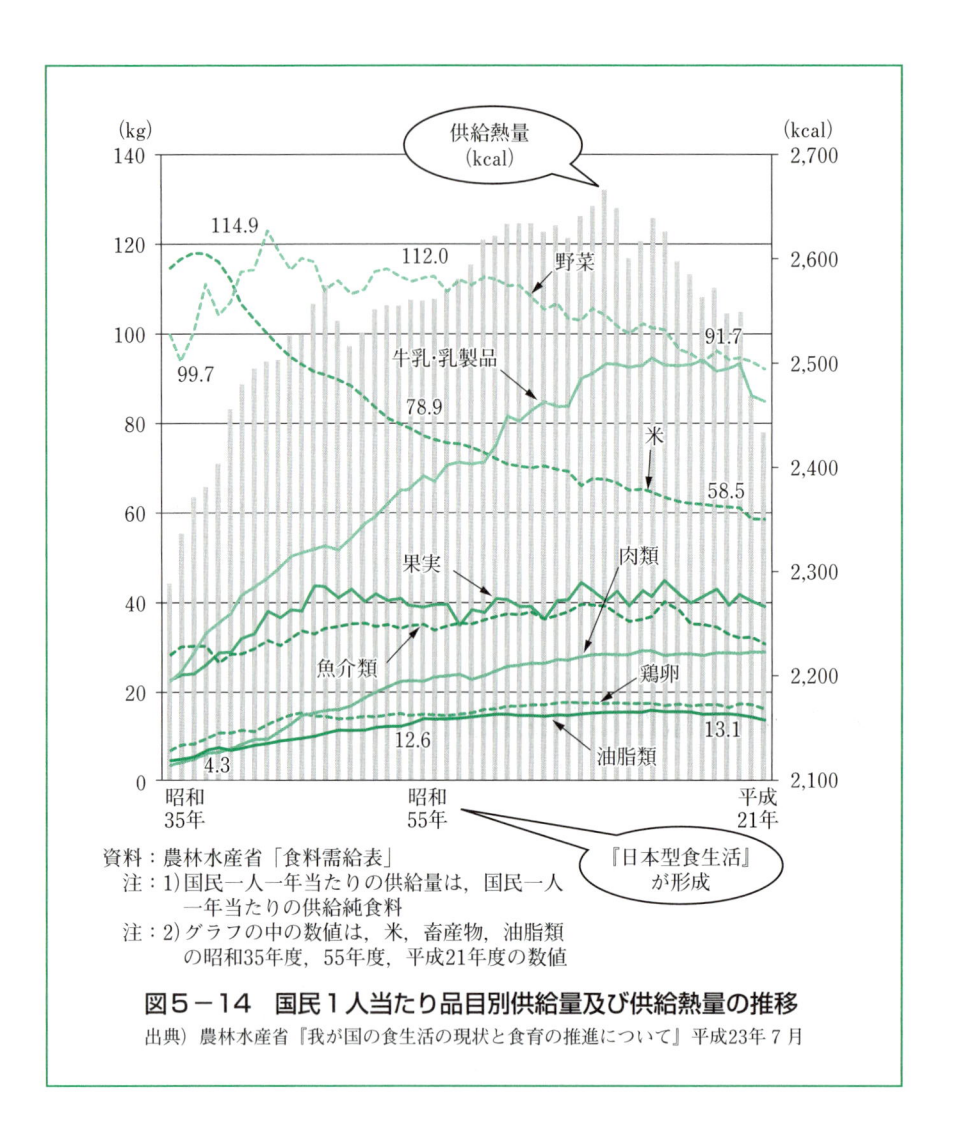

図5-14 国民1人当たり品目別供給量及び供給熱量の推移

資料：農林水産省「食料需給表」
注：1) 国民一人一年当たりの供給量は，国民一人一年当たりの供給純食料
注：2) グラフの中の数値は，米，畜産物，油脂類の昭和35年度，55年度，平成21年度の数値

出典) 農林水産省『我が国の食生活の現状と食育の推進について』平成23年7月

　一方，厚生労働省で毎年行われる摂取量調査（国民健康・栄養調査）結果に基づき，エネルギー量，たんぱく質，脂質，カルシウムの食品群別構成比と摂取量の推移をみると，摂取量では1960年から2008年にかけてエネルギー量が減少し，逆に脂質とカルシウムの摂取量は増加している。食品構成については，いずれも米類・穀類由来が減り，肉，卵，乳類，とくに加工品などその他の占める割合が増えている。このことから，各栄養素が多様な食品から摂取されるようになってきていることがわかる。

　また，2008年のコレステロール，カルシウム，カリウム，食物繊維，ビタミンB_1の各摂取量の食品群別寄与率[*30]をみると，コレステロールは卵類，カルシウムは乳類，カリウムや食物繊維は野菜・きのこ・海藻から，ビタミンB_1は補助食品に由来するものが多く，栄養素の種類によって，各食品群からの寄与率に差異があることがわかる。

*30 **食品群別寄与率**：
1日当たりに摂取する各栄養元素の実測値あるいは計算値を100%とした際の個々の食品または食品群の値が占める割合。

2）食品の安全性

　食品の安全性の確保については，食品安全基本法の基本理念（①国民の健康の保護を最重要視，②食品の生産から消費までの各段階で確保，③科学的知見）に基づき，リスク分析を導入して，食品安全委員会が評価を実施，各省庁と連携して食品安全に取り組んでいる（図5－15）。なお，健康食品の安全性・有効性に関する情報は，国立健康・栄養研究所のホームページ http://hfnet.nih.go.jp/ に掲載されている。

　また，農林水産省では，食品の安全性向上のために，科学的根拠に基づくリスク管理の実施を進めており，農業生産各工程でのGAP（Good Agricultural Practice：農業生産工程管理）[*31]手法の取り組み，食品の製造段階においてはHACCP（Hazard Analysis and Critical Control Point：危害分析重点管理点）[*32]手法の導入，食品トレーサビリティ[*33]の確立，さらに食品表示の適正化を促進している。

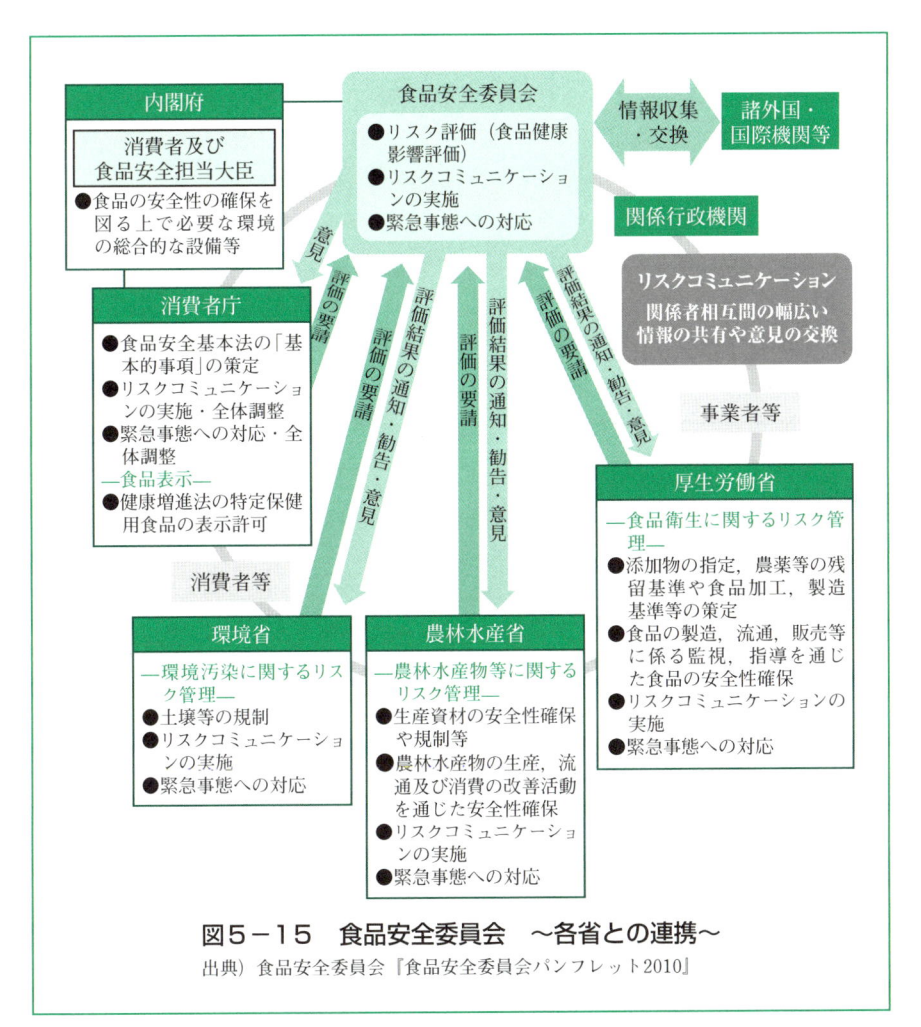

*31 GAP：Good Agricultural Practice（農業生産工程管理）の略称。農業生産活動を行う上で必要な関係法令などの内容に即して定められる点検項目に沿って，農業生産活動の各工程の正確な実施，記録，点検および評価を行い，作業の改善を行うこと。

*32 HACCP：Hazard Analysis and Critical Control Point（危害分析重要管理点）の略称。製造における重要な工程を連続的に管理することによって，製品の安全性を保障しようとする衛生管理法で，危害分析，重要管理点，管理基準，モニタリング，改善措置，検証，記録の7原則から成り立つ。

*33 トレーサビリティ（Traceability System）：生産，加工および流通の特定のひとつまたは複数の段階を通じて，食品の移動を把握できること。食中毒などの早期原因究明や問題食品の迅速な回収，適切な情報の提供などに役立てることを目的とする。

図5－15　食品安全委員会　〜各省との連携〜
出典）食品安全委員会『食品安全委員会パンフレット2010』

7. 食料面から（食物の海外依存と食品ロス）

わが国の食料自給率は，主食の米摂取量の減少とともに大きく低下し，先進国中最低の水準になっている。こうした食料の海外依存度の高さは深刻な問題である。食料需給表から算出される食料自給率の推移と，食べ残しや食品の廃棄の現状について考える。

1）食料需給表と食料自給率

食料需給表は，国際連合食糧農業機関（FAO）の作成の手引きに準拠して，1960（昭和35）年以降，毎年度農林水産省において作成されている。食料需給の全般的動向，供給栄養量の水準とその構成，食料消費構造の変化などの把握が，食料自給率の算出の基礎となっている。

食料自給率は，国内の食料消費が国内でどの程度まかなえているかを示す指標であり，品目別自給率と，穀物自給率，総合食料自給率がある。通常，食料自給率として使用されるのは，供給熱量ベース（カロリー，エネルギーベース）の総合自給率である（図5-16）。

わが国のエネルギーベースの食料自給率は，1960年度78％であったが，2009年度には40％まで大きく低下している。また，諸外国と比較しても，最低の水準であり（図5-17），日本人は食料の多くを海外に依存して食生活を営む，極めて不安定な状態にある。

この自給率の低下は，私たちの食生活が変化した結果であり，「日本型食生活」

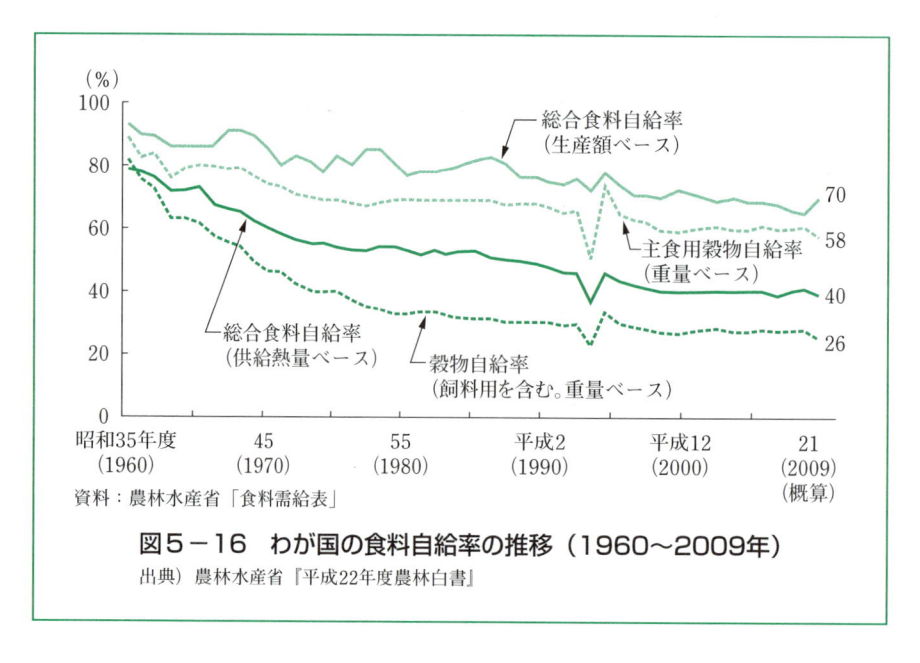

図5-16　わが国の食料自給率の推移（1960～2009年）
出典）農林水産省『平成22年度農林白書』
資料：農林水産省「食料需給表」

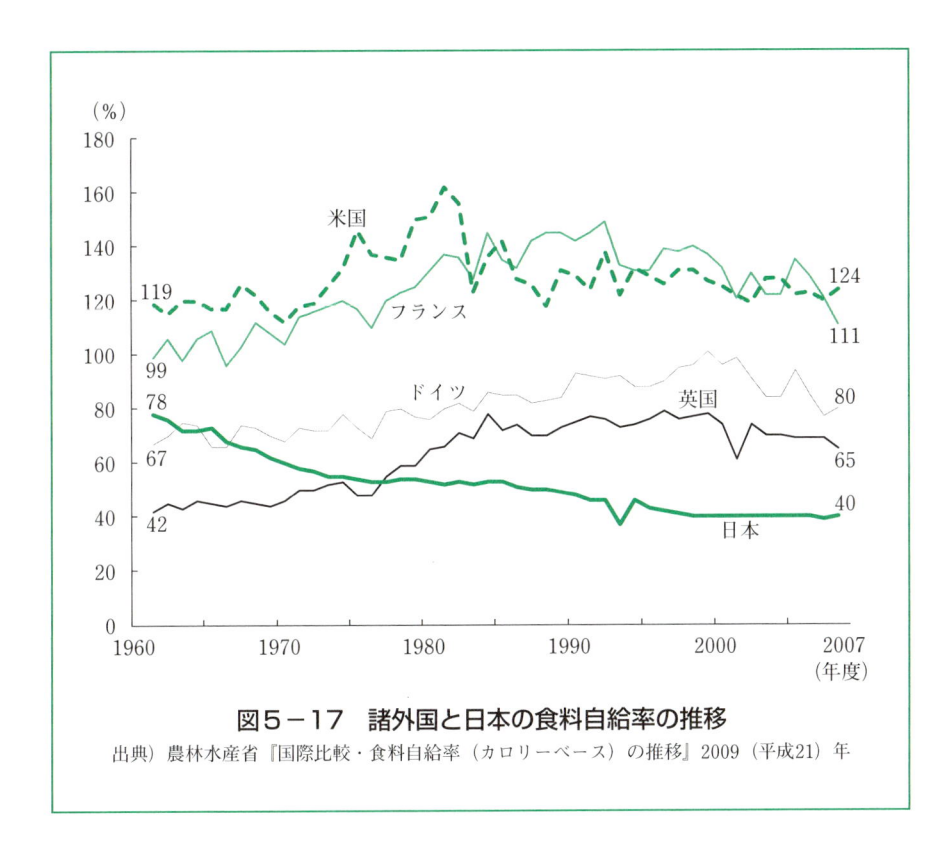

図5-17　諸外国と日本の食料自給率の推移
出典）農林水産省『国際比較・食料自給率（カロリーベース）の推移』2009（平成21）年

の中心であった「米」の消費減と，輸入飼料・原料に依存している畜産物・油脂類の消費増が大きく影響している。そのため，食料自給率向上に向けた国民運動「FOOD ACTION NIPPON」が推進されており，国産食材の消費拡大に向けて，生産者だけでなく，企業，各種団体と連携した取り組みが必要になっている。

2）食品ロス

　生産から流通・調理・食物摂取にいたる各段階で生じる食品の廃棄や食べ残しなど，大量の「食品ロス」は，供給熱量の約25％にもなっている。世界で約9億人以上が飢餓で苦しんでいる状況下において，食べ残しや食品の廃棄による，食糧資源の浪費や環境への負荷は大きな問題である。

　日本では，年間約1,900万トンの食品廃棄物が発生している。このうち，一般家庭から約1,100万トン，うち可食部分と考えられる食品ロス（食べ残しや無駄な廃棄）は200～400万トン。食品関連事業者（食品製造業・卸売業・小売業，外食産業）から，約800万トン，うち可食部分と考えられる（規格外品，返品，売れ残り，食べ残し）量は300～500万トン。すなわち，本来食べられるにもかかわらず捨てられている，いわゆる食品ロスが，約500～900万トンと推計されている。なお，食品由来の廃棄物1,900万トンのうち，家畜の飼料などへの再生利用量は500万トン，焼却等が1,400万トンとなっている（図5-18）。

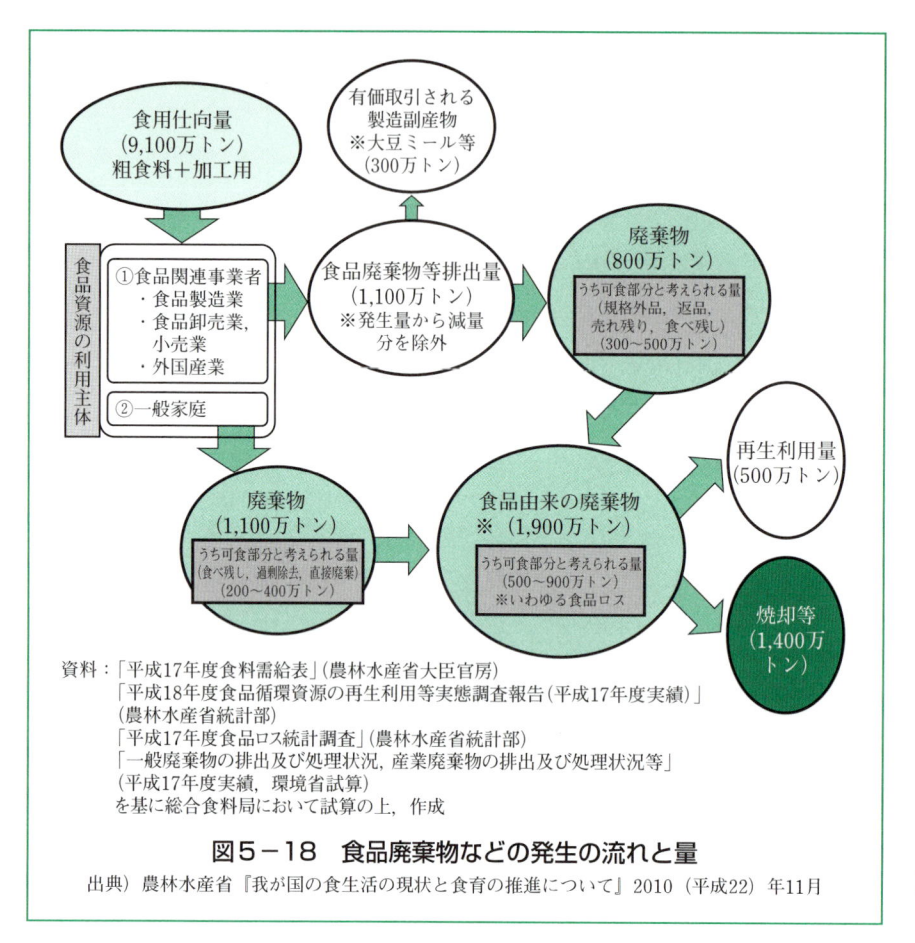

図5-18 食品廃棄物などの発生の流れと量

資料：「平成17年度食料需給表」(農林水産省大臣官房)
「平成18年度食品循環資源の再生利用等実態調査報告(平成17年度実績)」(農林水産省統計部)
「平成17年度食品ロス統計調査」(農林水産省統計部)
「一般廃棄物の排出及び処理状況，産業廃棄物の排出及び処理状況等」(平成17年度実績，環境省試算)
を基に総合食料局において試算の上，作成

出典）農林水産省『我が国の食生活の現状と食育の推進について』2010（平成22）年11月

　一般家庭における食べ残しや食品廃棄の割合（食品ロス率）の最近10年間の推移をみると，世帯計で2000（平成12）年の7.7％から2006（平成18）年には3.7％に減少し，その後は横ばいで推移している。また3人以上世帯では3.4％にまで減少している。食品ロスが発生したおもな理由は，「料理の量が多かった」71.7％，「鮮度が落ち，腐敗したり，カビが生えた」51.7％，「消費期限，賞味期限*34が過ぎた」50.0％などであった。また，食品廃棄物を減らすために，「食べきれる量の食品購入」24.9％，「賞味期限を過ぎても判断して食べる」24.7％，「賞味期限で在庫管理を行う」20.9％などの消費者の取り組みが報告されている。今後はこのような取り組みを拡大し，食品ロスの縮減をさらに進めていかなければならない。

　外食産業における食べ残しの割合も減少傾向にあるが，宿泊施設では増加しており，客の好みや喫食量にあわせた料理の提供に努める必要がある。また，食品関連業者における，科学的根拠に基づく消費期限・賞味期限の設定，納入期限・販売期限の設定，食品の有効活用（フードバンク活動*35）など，食品ロス削減の取り組みも重要である。さらに，食品廃棄物を効率的かつ最大限リサイクルす

*34 消費期限，賞味期限：
消費期限は，食品を開封していない状態で保存できる期間をさす。生鮮食品，弁当，生菓子など長期保存ができない食品に表示されており，期間内に消費する（食べる）ことが原則である。賞味期限は，製造者が保証する食品の安全性，味・風味を損なうことなく賞味できる期間。おもに衛生面で長期間保存できる加工品などに表示され，賞味期限が過ぎても食べられなくなるというわけではない。

*35 フードバンク活動（Food Bank）：
まだ食べられるにもかかわらず廃棄されてしまう食品（いわゆる食品ロス）を削減するための活動。食品企業の製造工程で発生する規格外品などを引き取り，福祉施設などへ無料で提供するなどの取り組みを行っている。

る，食品産業の食品循環資源の再生利用促進への取り組みに期待したい。

【参考文献・資料】

第1節

1）Kohn RR. *Principles of Mammalian Aging.* Prentice-Hall, Englewood Cliffs, New Jersey, 1971

2）日経メディカル編集部「特集「死なせる医療」」『日経メディカル No. 529』54-73，2011

第2節

1）厚生労働省『平成22年国民健康・栄養調査報告』2012（www.mhlw.go.jp/bunya/kenkou/eiyou/h22-houkoku.htpl）

2）Hu FB: Obesity epidemiology *Methods and Applications.* Oxford Univ Press, Oxford, 2008（訳本：小林伸身哉ほか『肥満の疫学』名古屋大学出版会，名古屋，2010）

3）WHO Consultation on Obesity: Obesity; *Preventing and Managing the Global Epidemic*, WHO Technical Report series No 894. WHO, Geneva, 2000

第3節

1）高瀬幸子「栄養学発展の概要」『栄養学総論』15-22，共立出版，1993

2）中村丁次監修「栄養素の種類と働き」『食事指導のABC』20-72，日本医師会編，2008

3）Mowe Morten, et al. *Reduced Nutritional Status in an Elderly Population is Probable before Disease and Possibly Contribute to the Development of Disease.* Am. J. Clin. Nutr. 59, 317-324, 1994

4）Bernstein LH. et al. *Financial Implication of Malnutrition.* Clin. Lab. Med. 13, 491-507, 1993

5）中村丁次「新しい栄養管理」『ビジュアル臨床栄養実践マニュアル（第一巻）』10-15，小学館，2003

第4節

1）中村丁次「食事療法と強制栄養法の選択」『臨床栄養学の進歩1991』166-177，光生館，1991

2）岩佐正人，小越章平「経腸栄養に関する最近の動向」『医学のあゆみ173』（5），479-483，1995

3）中村丁次「栄養管理に必要な技術，体制」『栄養-評価と治療15』9-14，1998

4）細谷憲政「臨床栄養序論」『チーム医療に必要な人間栄養学の取り組み』2-28，第一出版，2012

5）中村丁次編著「チーム医療」『チーム医療に必要な人間栄養学の取り組み』

29-33, 第一出版, 2012

第5節～第7節

1) 文部省, 厚生省, 農林水産省『食生活指針』2000
2) 農林水産省『食生活指針の解説要領』http://www.maff.go.jp/j/syokuiku/pdf/yo-ryo-.pdf
3) フードガイド（仮称）検討会『食事バランスガイド検討会報告書』厚生労働省・農林水産省, 2005
4) 農林水産省『望ましい食生活の実現に向けて～食生活指針と「食事バランスガイド」』http://www.maff.go.jp/j/syokuiku/nozomasiisyokuseikatu.html#nihon_gata
5) 『食育基本法』http://law.e-gov.go.jp/htmldata/H17/H17HO063.html, http://www8.cao.go.jp/syokuiku/data/whitepaper/index.html
6) 内閣府『食育推進基本計画』http://www8.cao.go.jp/syokuiku/about/plan/index.html
7) 内閣府『食育白書』http://www8.cao.go.jp/syokuiku/data/whitepaper/index.html
8) 内閣府『食育に関する意識調査』http://www8.cao.go.jp/syokuiku/more/research/syokuiku.html
9) 内閣府『食事に関する習慣と規範意識に関する調査報告書』http://www8.cao.go.jp/syokuiku/more/research/h21/netchosa/index.html
10) 厚生労働省『1960～2000年度国民栄養調査結果』1965 – 2005
11) 厚生労働省健康局総務課生活習慣病対策室『平成19年国民健康・栄養調査結果の概要』http://www.mhlw.go.jp/houdou/2008/12/h1225-5.html
12) 厚生労働省健康局総務課生活習慣病対策室『平成21年国民健康・栄養調査結果の概要』http://www.mhlw.go.jp/stf/houdou/2r9852000000xtwq.html
13) 厚生労働省『健康日本21（栄養・食生活）』http://www1.mhlw.go.jp/topics/kenko21_11/b1f.html
14) 厚生労働省（健康日本21評価作業チーム）『「健康日本21」最終評価』（平成23年10月）http://www.mhlw.go.jp/stf/houdou/2r9852000001r5gc-att/2r9852000001r5np.pdf
15) （財）食の安全・安心財団外食産業総合調査研究センター『平成22年外食産業市場規模推計について』http://anan-zaidan.or.jp/data/c2011-1-1.pdf
16) 総務省統計局『家計調査報告』http://www.stat.go.jp/data/kakei/2.htm
17) 総務省統計局『家計簿からみたファミリーライフ』（平成23年8月）http://www.stat.go.jp/data/kakei/family/pdf.htm
18) 総務省統計局・政策統括官・統計研修所『家計ミニトピックス』（平成23年5月）http://www.stat.go.jp/data/kakei/tsushin/pdf/23_5.pdf

19) 農林水産省『食料需給表』(1960〜2010) http://www.maff.go.jp/j/zyukyu/fbs/index.html
20) 農林水産省『我が国の食生活の現状と食育推進について』(平成23年7月) http://www.maff.go.jp/j/syokuiku/pdf/genjou_suisin_201107.pdf
21) 農林水産省『食料・農業・農村白書』(平成23年5月31日公表) http://www.maff.go.jp/j/wpaper/w_maff/h22/index.html
22) 食品安全委員会『食品安全委員会パンフレット2010』http://www.fsc.go.jp/sonota/pamphlet/2010/pamphlet2010_japall.pdf
23) 農林水産省『食料需給表「平成22年度食料自給率をめぐる事情」』http://www.maff.go.jp/j/zyukyu/fbs/pdf/22slide.pdf
24) 農林水産省『食品自給率目標の考え方及び食料安全保障について』(平成22年1月) http://www.maff.go.jp/j/council/seisaku/kikaku/bukai/18/pdf/data1-1.pdf
25) FOOD ACTION NIPPON http://syokuryo.jp/index.html
26) 農林水産省『我が国における食糧問題の現状と課題』(平成20年10月) http://www.maff.go.jp/j/press/kanbo/anpo/pdf/081007-07.pdf
27) 農林水産省『食品ロス統計調査』http://www.maff.go.jp/j/tokei/kouhyou/loss/index.html
28) WFP『世界の飢餓状況』http://www.wfp.or.jp/kyokai/hunger.html

管理栄養士・栄養士と栄養実践活動の原則　Chapter 06

1. 知識技術者としての管理栄養士

　ドラッカー（Peter Ferdinand Drucker. 1909－2005）によれば，資本主義社会のつぎにやって来ている社会は「知識社会」であるとされている[1-2]。それは資本や労働力に代わって，知識がもっとも重要な生産手段になった社会である。そして知識を用いて組織（企業，政府機関・地方行政機関，大学，研究所，病院など）の成果に責任を持つ人を知識労働者とよぶ。さらにこの知識労働者[2]のなかで，知識と技術とを使って実践活動に従事している人を知識技術者（Knowledge Technologist）とよぶ。管理栄養士は知識技術者である。つまり医学と食品学を基盤にした人間栄養学の知識と技術を駆使する専門職業人（プロフェッショナル）である。

　人間栄養学の知識と技術の基本は大学4年間で学ぶ。しかし，自分自身で情報を収集し，何が正しいかを判断し，知識と技術を絶えず更新していかなければならない。つまり科学的根拠*1に基づいた情報を自分のものにしていくことが求められる。体験談，新聞・テレビ・雑誌の広告，新聞・テレビの健康番組，健康や栄養に関する雑誌などには偏りがある。また大学教授，研究所の部長など専門家といわれる人たちの話にも偏りはあるだろう。また，学会発表は予備的な段階での情報であるので，確実に信頼できるとは言い難い。では，科学的根拠に基づいた情報として何を参考にすればよいかというと，学術論文ということになる。学術論文は，3人程度の専門家が審査してから学術雑誌に掲載される。その後，同じテーマの学術論文が蓄積されると，これら論文による系統的レビュー*2が行われたり，あるいはメタアナリシス*3がなされ，一定の結論が下されると，ほぼ間違いのない情報となると考えてよい。

　人間集団を対象とした研究には，疫学研究方法によって，ある栄養学的要因と健康状態との因果関係の信頼性に差がある。生態学的研究，横断研究，症例対照研究，コホート研究，無作為化比較試験*4の順に因果関係が強くなっていく。無作為化比較試験，コホート研究，症例対照研究は仮説検証研究方法であり，これらの系統的レビューやメタアナリシスを情報発信に採用するのがよい。横断研究や生態学的研究は，あくまでも仮説設定のものである。

　栄養・食生活，身体活動のみならず医薬品などによる疾病の予防と治療に関するメタアナリシスを集大成しているものは，コクランライブラリー（Cochran Library）[3]である。しかし，管理栄養士が実際的に利用できるものは，いくつか

---

*1　科学的根拠：
このパラグラフで記述されている順に，科学的根拠のレベルが高くなっていく。管理栄養士は，体験談，マスコミの広告・番組，新聞・雑誌の記事，教授の話，学会発表に惑わされてはならない。卒業時には，最低限，学術雑誌に掲載されている論文を批判的に読める力を身につけておかなければならない。何が正しいのかを判断できるようになっておく。

*2　系統的レビュー（systematic review）：
従来から学術雑誌に掲載されている総説（review）は，その分野の第一人者といわれているような権威者が，あるテーマ（一般的には範囲が広い。たとえば，「栄養・食生活と生活習慣病の予防」など）に関して文献をまとめて解説するものである。ときには，その著者の考えを支持する文献のみを引用されることがあり，偏った内容になっている場合もあった。系統的レビューでは，「減塩指導と血圧値の低下」などテーマや焦点が絞られている。つぎに検索語を決め，データベースの選択（たとえばPubMed，日本医学中央雑誌など）と検索を実行する。あらかじめ決めておいた一定基準に基づいて文献の採用と除外を行う。そして批判的吟味をして，まとめる。

の医学会が公表している疾病診療ガイドラインであろう（数年に1回，改訂されるので，最新版を取得すること）。診療ガイドラインは，系統的レビューをまず行って，その後，専門家間のコンセンサスを形成する方法をとっている。生活習慣病については「日本肥満学会：肥満症治療ガイドライン[4]」「日本高血圧学会：高血圧治療ガイドライン[5]」「日本動脈硬化学会：動脈硬化性疾患予防ガイドライン[6]」「日本糖尿病学会：糖尿病治療ガイド[7]」などを利用する。がんの食品，栄養，運動による予防については「世界がん研究基金・アメリカがん研究所：食品，栄養，身体活動とがんの予防[8]」などがある。エネルギー，栄養素の必要量などについては，厚生労働省の「日本人の食事摂取基準[9]」が，身体活動については，「健康づくりのための運動指針（エクササイズガイド）[10]」が有用である。

　管理栄養士は，科学的根拠に基づいた情報を一般の人々にわかりやすいように伝達する媒介者である。そして，ここに管理栄養士と人々との人間関係が生まれるので，科学（知識と技術）のみならず技（art）も身につけておかなければならない。技とは，知識，技術，人間関係を包括的にとらえた概念である。

　情報の発信方法は，集団あるいは個人を対象として栄養教育・指導を行うことである。近年ではインターネット，携帯電話なども発信に利用されている。栄養教育・指導とは，個人，集団（家庭，地域，職域，学校など）が直面している栄養，身体活動に関する問題を解決するために，自ら必要な知識と技術を獲得して，必要な意思決定ができるように，そして直面している問題に自ら積極的に取り組む実行力を身につけることができるように援助することである。自分の栄養・身体活動状態がわかり，健康の維持・増進，疾病の予防・治療，QOL[*5]向上のために，栄養，身体活動についてどんなことをすればよいかがわかるセルフケア（セルフコントロール）できる状態を目指す。知識の習得，理解，行動変容への態度の形成，行動変容とその維持のためには，行動科学理論・モデルが応用される。

　健康の維持・増進，疾病の予防・治療，QOL[*5]の向上のためには，栄養，身体活動だけでなく，労働，休養・睡眠，喫煙，飲酒などの生活習慣の修正（life-style modification）も重要であり，当然のことながら医療（薬物療法，外科療法など）の存在も忘れてはならない。

　患者が病院・クリニックを訪れると，医師は科学的根拠に基づいた医学の知識と技術とをもって，診断，治療方針の樹立，治療の実施，監視・評価，そしてフィードバックというマネジメントサイクル（⇒PDCAサイクル，p. 107，128）を循環させて，診療にあたる。医療は医師と患者との間の信頼関係で成り立つ。この関係には，相互の情報交換と意志の疎通が必須である。医療の現場では，患者は，病歴を話し，身体を曝し，生理学的・生化学的・生物学的検査を受け，手術時には自分が見たこともない体内の臓器を見せ，個人情報の，ほぼすべてを曝け出すことになる。患者は，このような場であることに理解を示せても，完全に

---

*3 メタアナリシス (meta-analysis)：
系統的レビューで複数の文献がみつかると，それらの結果を統計学的に統合するものである。1研究だけであると，真の値から大きく外れているかどうかは分からないが，複数の研究を統合すると，より真の値に近づくことができる。

*4 無作為化比較試験 (randomized controlled trial)：
被験者を無作為に介入群（たとえば，ある健康食品を投与する群）とプラセボ群（外見上，健康食品とまったく同じではあるが，成分は，原則として何の効果もないものを投与する群）とに分ける。標本数は事前に統計学的に決定しておく。一定期間後にアウトカム（outcome，平均余命，死亡率，QOLなど）や代理アウトカム（surrogate outcome，血圧値，血糖値など）を比較する。研究者にも被験者にも誰があるいは自分が介入群であるのかプラセボ群であるのかを知らせない（二重目隠し法 double blind method）。研究途中での脱落・補充した被験者と最終的に解析した被験者との数と理由を流れ図で明確にする。この試験では，投与と非投与以外の諸因子が両群間でほぼ一致することから，もっとも科学的根拠の高い研究である。

*5 QOL (quality of life)：
人生の質，生活の質，生命の質などと訳されている。個人が自分自身について，身体的，情緒的および社会的に機能することができると感じる生活の程度をさす。疾病・障害の受容，志気（生きる意味を見出し，自己実現を目指すこと），幸福感，満足感，生きがい感，自尊心，家庭や社会との交流などで，個人個人によって異なる。

受け入れることはできない。ここに，親密な医師・患者関係の成立の困難な理由があると思われる。これを乗り越えるには，「知識＋技術」と「医師・患者関係」との比を 4：6 にしなければならないという。生活習慣病が進行してきて，日常生活が危機に陥り，生命予後が見えてくると，この比は 2：8 となるであろう。しかし，「心がよくても，腕の悪い医師は信用されない」ということを，肝に銘じておかなければならない。

日本人の三大死因は，がん，心疾患，脳卒中である。これらの生活習慣病に罹患すると，患者は，もっとも基本的なことである食事をすることと飲むことが障害され，そして話すこと，聞くことなど，日常生活動作を営むことも難しくなる。がんの治療過程では，容貌が変化し，疼痛，転移，生命予後に対する不安が起こってくる。生活習慣病の発生は，その人の人生と生活習慣の総決算であるので，医師は患者のすべてを理解し，あるいは少なくとも興味を示さなければならない。医師は患者に共感し，患者は医師のパートナーである。

臨床栄養学専門職業人（プロフェッショナル）としての管理栄養士は，上述の「医師」という言葉を「管理栄養士」に置き換えることができる存在であってほしい[11]。栄養学・食品学の知識と技術とを駆使して，食べることに対応する主役であっても，そのこと以上に管理栄養士・患者関係（人間関係）を重視すべきである。嚥下障害のある患者に対して，経管あるいは経腸栄養から軟食（とくに軟菜食）の経口摂取に切り替えることによって，患者の栄養状態，引いては予後がよくなるのは確かであろう。しかし，それだけで「よし」とするのではなく，患者の幸福感，満足感，生きがいなどの主観的QOLに配慮し，常食への転換を常に念頭に入れておいてほしい。口から通常の食事を摂取することは生きていくうえでもっとも基本的な楽しみである。医師が病棟回診時に患者に問いかけることでもっとも多いのは，「食べていますか？」である。

2. マネジメントの基本

管理栄養士は，臨床栄養，公衆栄養，給食経営管理などの場で栄養実践活動を行う。しかし，本節では栄養実践活動にはまったく触れず，「ドラッカーのマネジメント」[1-2]に基づいて経営学でいうマネジメントの概略を述べる。将来，マネジメントの理論，とくにマネジメントサイクル（⇒PDCAサイクル，p. 128）を自分自身で栄養実践活動に適用できるようになってほしい。

2010年，「もし高校野球の女子マネージャーがドラッカーの『マネジメント』を読んだら」[2]という本がベストセラーになった。主人公の川島みなみは，野球部のマネージャーになって，はじめにしたことは，国語辞典でマネージャー，そしてマネジメントということばの意味を調べ，つぎに近所の大型書店に出かけ

た。店員は，マネージャーあるいはマネジメントについて書かれた本のなかで，もっとも有名なもので，世界で一番読まれているピーター・ドラッカーの本を勧めた。野球とは関係のない企業経営について書かれた本であったが，結果的には，この本によって，野球ではいわば無名の公立高校（ただし，受験校）を甲子園に出場させたという青春小説である。知識技術者（Knowledge Technologist）である管理栄養士は，栄養関連組織のマネージャーを目指せ！

現代社会は組織社会である。組織とは，企業，政府機関，学校，研究所，病院などである。多くの管理栄養士は，病院や企業（とくに食品産業，給食産業）に勤務している。マネジメントとは，組織に成果をあげさせるもの，組織を社会に貢献させるもので，マネジメントの役割は，その組織に特有の使命を果たせ，そこに働く人たちを活かし，社会に貢献すること（社会に富を還元すること）である。

企業が利潤をあげることは，目的でなく，条件である。すなわち企業は，高い利益をあげて，はじめて社会に貢献することができる。企業の目的は顧客を創造することである。顧客が価値を認め購入するのは，物（製品）やサービスそのものではなく，物やサービスが提供するもの，すなわち効用，満足感である。顧客を創造する方法は，マーケティングとイノベーションである。マーケティングとは，どちらかというと短期的な視野で，顧客をよく理解し，物やサービスが顧客に適合し，ひとりでに売れるようにすることである。イノベーションとは，中・長期的視野で考え，顧客の新しい満足を生みだすことである。顧客の新しい欲求にこたえ，満足してもらえる物やサービスを創造することである。

一方，非顧客にも目を向けることが大切である。非顧客とは，消極的な買い手で，購入意欲の低い人，できれば代替品で間に合わせようとする人である。つまり，その企業の製品を使用しないと決めた顧客や，現在の製品に不満を持つ顧客である。そして市場から距離を置く人たちで，その企業の製品も代替品も使用しない人や既存の市場からも遠い存在である。

公的機関が自らに課す必要のある条件は，①事業の目的とそれに基づいた目標を明らかにする，②活動の優先順位を決める，③成果を評価するための尺度を定める，④評価をフィードバックする，⑤目標に照らして成果を監査する，である。つまりマネジメントサイクルである。

マネジメントの第2の役割は，生産的な仕事を通じて，働く人たちに成果をあげさせることである。管理栄養士という知識労働者あるいは知識技術者の生産性を高めるのがマネジメントの課題である。

知識労働者の生産性を向上させる条件として，①仕事の目的についていつも話し合う，②個々人自らがマネジメントを行う，③個々人が継続してイノベーションを行う，④自らが継続して学びみんなで共有する，⑤知識労働者の生産性は量よりも質であることを徹底する，⑥知識労働者は組織にとっての資本財，の6つ

である。知識労働者から「やる気」を引き出すには，地位と権限をもたせて価値観を満足させる，より水準の高い仕事を担当させる，自己管理に有用な情報（経営環境，決算内容，事業の進捗状況，他者の動向など）を提供する，意思決定に参画させ，よい意見なら積極的に採用して任せることである。ドラッカーは，知識社会に対応した明日の組織のモデルはオーケストラ型のチームだと指摘している。オーケストラのメンバーが知識労働者で，指揮者がマネージャーである。

マネジメントの第3の役割は，企業の社会的責任（CSR, Corporate Social Responsibility）の遂行である。企業が果たすべきもっとも重要な社会的責任は使命の遂行である。これには顧客の創造を伴い，顧客の創造により社会は経済的な発展が可能となる。つぎに，自らの活動によって生じた副産物に対する責任である。「知りながら害するな」（⇒表4－2「ヒポクラテスの誓い」p. 42）は至上命令である。組織の活動とかかわりなく起こったものに対する責任であるが，いわゆる社会問題に取り組むことである。

企業が利益を追求するだけでなく，企業の活動が社会へ与える影響に責任を持ち，あらゆるステークホルダー（stakeholder. 利害関係者：消費者，株主，そして社会全体）からの要求に対して適切な意思決定をすることである。以前は，①利益を目的としない慈善事業（philanthropy），寄付行為，芸術の支援（美術館，博物館の設置，オペラ，オーケストラなどの後援，学校の役員としての奉仕など），②被雇用者（労働者）に対する責任，③私的な倫理と公的な倫理との問題，の3分野をさしていた。なお，私的な倫理と公的な倫理の関係について，極端な例を示す。「戦争には正義のあるものがある」と以前からいわれているように，国家が戦争を起こし，敵を殺すことが容認される場合もあるが，個人が殺人を犯すことは絶対に許されない。では企業にとって，個人として非倫理的とみなされる行動がどこまでを許されるのか，という問題がある。

現在では，企業の社会的責任は，①企業の使命にしたがって顧客を創造し，経済発展に寄与する責任，②自らの活動によって生まれたものに対する責任，③企業の活動とかかわりなく起こったものに対する責任，をさす（図6－1）。企業の使命にしたがって石油コンビナートを設置し，地域の雇用を促進した。地域には人々が集まり，商業施設，娯楽施設なども増加し，①の責任を果たした。しかし，石油コンビナートは大気汚染を起こし，人々の健康を損なうようになり，②の責任が生じた。

③については，かなりの議論があるが，ここでは日本経済団体連合会（経団連）の「企業行動憲章　実行の手引き（第6版）」の「6．良き企業市民として，積極的に社会貢献活動を行う」[4]を引用する。社会貢献活動の具体的アクション・プランの例として，既述の①慈善活動などに加えて，環境（清掃や植林などの地域環境の保全，生物多様性の保護など），地域の活動（地域活動への参加や協賛，施設開放など），国際交流・協力（青少年の交流事業，難民支援など），災害被災

図6−1　組織の社会的責任（CSR）

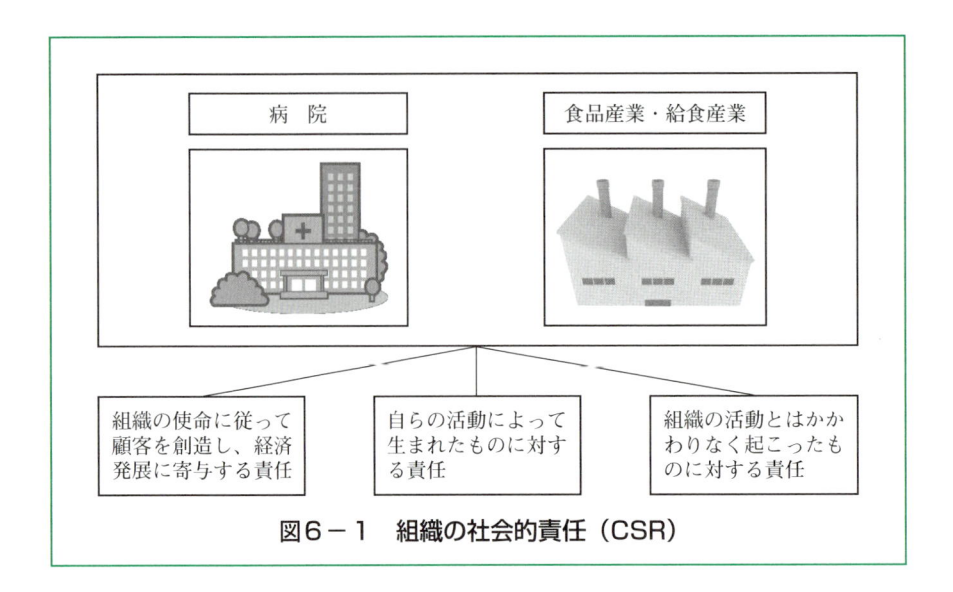

地支援，防災まちづくり・防犯，人権・ヒューマンセキュリティ，NPO[*6]・NGO[*7]の基盤形成，雇用創出，就労支援が列挙されている。ステークホルダーとの連携・協働の具体例は，NPO・NGO，ボランティア団体の潜在的なパートナーからの企業へのアプローチを促す，企業とNPO・NGOとの中間支援組織（日本NPOセンター，国際協力NGOセンターなど）の仲介や支援を利用する，地域社会の活動を支援する，行政・国際機関との連携を図る，パートナーとの対等な連携関係を築くなどである。

　従業員の自発的な社会参加の支援としては，長期間にわたってボランティア活動に参加する場合（青年海外協力隊）の休職を認める制度，ボランティア活動や地域活動のために，有給休暇を提供する制度，ボランティア活動者表彰制度，ボランティアを目指す従業員のための研修制度，マッチング・ギフト制度（従業員が市民活動団体などへ寄付する場合，企業も同じ団体に寄付を行う），地域貢献活動を促進するための方針策定・全社的運動，NPO・NGOへの出向制度（一定期間），ボランティア活動やNPO・NGOに関する情報を，インターネット，掲示板，社内報などを通じて提供すること，社会参加の機会を提供すること，社内ボランティア組織を支援することが例示されている。業界や経済界としての社会貢献活動に参画することとしては，業界の強みを活かした取り組みを推進すること（専門的な知識やノウハウを持った人材の派遣，市民活動のリスクマネジメントの講座開催），経済界全体で行う社会貢献活動に協力すること，緊急支援に協力することである。

　管理栄養士は，栄養学の知識と技術を日頃から収集し，最新のものを身につける。そして種々の媒体を使って発信し，ステークホルダーと共有する。これはいうまでもないことである。もうひとつは社会活動への参画である。たとえば，

*6 NPO：NonProfit Organization（非営利団体）の略称。団体構成員への利益配分を目的とせずに，さまざまな社会貢献活動を行う団体。このうち「特定非営利活動法人」とは，特定非営利活動促進法に基づき法人格を取得した法人をさす。

*7 NGO：Non-Governmental Organization（非政府組織）の略称。民間人，民間団体によってつくられた国際協力，人権・環境問題などの国際活動をおもに行う組織。代表的なものとして"国境なき医師団""セーブ・ザ・チルドレン"などがある。

2011（平成23）年3月に東日本大震災が発生し，その約2週間後から高齢者の低栄養（Sarcopenia：骨格筋減少症）が目立つようになってきたという。災害被災地における低栄養対策は管理栄養士に期待される社会貢献活動である。同じように，青年海外協力隊に参加して開発途上国の妊婦，授乳婦，乳児の低栄養対策のコーディネーターになることができるのも管理栄養士であろう。また，管理栄養士としてではなく，一市民として，災害被災地において，行方不明者の救助活動の補助，道路の確保の補助，家屋や建具の後片づけ，生活必需品の輸送，避難所の清掃・環境保全などのボランティア活動をするのも重要である。

3．管理栄養士・栄養士発展の歴史

1）栄養士の誕生

わが国の栄養学研究は，1914（大正3）年に佐伯矩が，栄養学の体系化をめざし，私立の栄養研究所を創設したことにはじまる。佐伯は，栄養学の学問としての確立とともに，研究成果を実践に応用して食生活を改善し，当時の深刻な経済不況下で多発した栄養問題の解消をめざした。やがて，この研究所が母体となり，1920（大正9）年に国会において国立栄養研究所の建設費が承認され，内務省に栄養研究所が設置された。そして「栄養講話」というかたちで，栄養学の普及がマスコミなどを通して行われた。

しかし，当時は，政府の殖産興業・富国強兵政策により，一般庶民の生活は苦しく，重労働と低栄養の粗悪な食事は，脚気*8をはじめとする栄養欠乏症や結核*9を全国的に蔓延させる大きな要因となっていた。このように当時の栄養問題は広範で多岐にわたっていたため，刊行物の発行や講習による教育程度では，栄養の重要性を十分に国民に認識させ，食生活を改善するまでには至らなかった。

そこで佐伯は，栄養学の研究成果を理解し，栄養についての知識を国民にわかりやすく説明できる，栄養指導者の育成が必要だと考えた。つまり栄養学の知識を実践活動を通じて活用し，国民の食生活を評価・改善できる栄養指導者を養成することで，国民生活の栄養改善を図ることにしたのである。

1925（大正14）年に佐伯は政府の了解のもと私財を投じて栄養学校（佐伯栄養専門学校）を設立し，栄養学を専門に学び栄養指導を職業とする専門の技術者の養成に乗り出した。その翌年には第1回卒業生15名を「栄養技手」として世に送り出した。

当時の入学者は，おもに旧制専門学校（現在の単科大学）や高等師範学校（旧制中学校向けの教員養成大学）の卒業生が多かったが，栄養士の職場が拡大するにつれて旧制中等学校（現在の高等学校）の卒業生が増加した。修業年限が2年となり，本科では健康者の栄養学を学び，高等科では病理学，病原微生物学，病

*8 脚気：
Chapter04第5節p.53参照。

*9 結核：
結核菌によって体が侵される感染症である。結核菌を吸い込んで感染したとき，その人の免疫力が低下していると結核を発症する場合があり，免疫力を低下させる大きな要因として低栄養状態があげられている。家庭でできる予防法として，①十分な睡眠時間，②適度な運動，③バランスのとれた食事をとること，が掲げられている。

> **column** 栄養学校設立の趣旨（栄養学を志す人の為に）
>
> 佐伯 矩
>
> 　栄養問題は私達個人並びに社会の基礎として先ず解決せねばならぬ重大事である。何となれば，保健，経済並びに道徳を左右する根本義であるからである。（中略）「食糧に付帯する栄養ではなく，栄養を完成する食糧である。」
> 即ち栄養は空理でなく科学と理想に基づいた実践でなければならぬ。
> 　而（しこう）して学者が如何（いか）に栄養研究を精進しても，為政者が如何に食料政策に苦心しても，経世家が如何に社会政策に傾倒しても，実際生活に栄養を閑却し，栄養知識を軽視したのではその努力が効果を上げることは断じてできない。（後略）

態汎論など疾病に関する理論と病人料理を習得させた。

　当時の栄養士の活動・就業の場は，官公庁，学校，工場，病院，協同組合などであり，農村の栄養改善，凶作時の栄養対策，給食による栄養改善などを行った。そしてその結果を随時，栄養研究所などに報告するとともに，自らの活動の評価とつぎの活動に活かした。その結果，乳幼児の発育の向上，作業効率の向上，欠勤率の低下，罹患率の低下，医薬費の減少，食費の節減などに大きな効果をもたらした。

　栄養士は，栄養学研究の翻訳者であるだけでなく，コミニケーションスキルを有した実践指導者でもあり，自らの活動を科学的に評価する専門技術者でもあった。

2）「栄養士規則」の制定

　しかし，栄養士が誕生してからの十数年の黎明期において，栄養士はそれぞれの職場で活動していたが，その資格は法的根拠なき人格名称に過ぎなかった。そのため身分処遇が安定していなかった。そこで，「栄養士法」の制定が求められるようになった。

　1938（昭和13）年に厚生省が創設されると，1943（昭和18）年に懸案の「栄養士法」を制定することになった。しかし，全国の栄養士から意見を聴取し討議した結果，「栄養士法」にするより「栄養士規則」にする方が早く成立するとの情勢判断から，「規則」とし栄養士の身分と業務，栄養士免許の基準，栄養士の質の向上を図り，国民の栄養指導の統一と徹底を期すこととなった。そしてこの趣旨に基づき，1945（昭和20）年4月13日厚生省令第14号をもって「栄養士規則」が公布即日施行された。さらにこれとあわせて「私立栄養士養成所指定規

表6-1 栄養士規則（昭和20年4月13日厚生省令第14号）

第1条　本令ニ於（お）イテ栄養士ト称スルハ栄養士ノ名称ヲ使用シテ国民
　　　　ノ栄養ノ指導ニ関ス業務ヲ為ス者ヲ謂（い）フ
第2条　栄養士タラントスル者ハ左ノ各号ノ一ニ該当シ地方長官ノ免許受
　　　　クルコトヲ要ス
　1　厚生大臣ノ指定シタル養成所ヲ卒業シタル者
　2　栄養士試験ニ合格シタル者
第3条　左ノ各号ノ一ニ該当スル者ニハ免許ヲ与ヘヅ
　1　聾者，唖者又ハ盲者
　2　精神病者又ハ伝染病ノ疾患アル者
　3　地方長官ニ於イテ素行不良ト認ムル者
（第4条以下第14条まで省略）

column　命を懸けた栄養士規則草案

　栄養士の法的根拠は，栄養士にとっては悲願であり，その思いをひとつに厚生省に勤務する栄養士は，法制化に向け課長，技師などに理解を求め，事務官，雇員を説得し，条文作成の検討作業に入った。しかし，その第1条から徹底的に修正につぐ修正で，跡形もなく条文が変わってしまった。説明会には佐伯博士の出席も求め，議論された。会議の終了直前に佐伯博士が発言を求めた。

　佐伯博士は「栄養士の生みの親として，これが法制化されることは感慨無量である。自分としては長年の懸案であったが，自分からこれを成し遂げられず，皆さんが熱心に討議して，よいものにしたいという善意は，感謝に堪えない。栄養士の活動実績を考慮のうえ，よろしくお願いする。」と述べ，深々と頭を下げられた。かねて口やかましい親父と伝えられていた博士の心情を見て，誰一人発言もなく散会した。

　やがて，担当栄養士に召集令状が舞い込み，法案は兵庫県から出向した新たな担当栄養士に引き継がれた。当時，厚生省は木造建築物だったことから，新担当者は空襲により「栄養士規則」草案が焼失するのを恐れ，常に肌身離さず持ち歩いていた。しかし1945（昭和20）年3月10日の東京大空襲の日，彼は自宅の玄関で直撃弾を受け，無念の最期を遂げた。しかし焼けることなく残った血染めの遺稿はつぎの担当者へと引き継がれ，1か月後の4月13日，大臣決裁を得て「栄養士規則」として制定されることとなった。

> **column　栄養士規則草案**
>
> 第1条　栄養士トハ国民栄養ニ関スル指導，傷病者栄養ニ関スル指導又ハ調理，多衆ノ栄養給食ニ関スル管理 並(ならびに) 食品衛生取締ノ業務ヲ担当スルモノトスル
>
> 第2条　栄養士タラントスル者ハ年齢18歳以上ニシテ厚生大臣ノ免許ヲ受ケ栄養士名簿ニ登録受クベシ
>
> 第3条　省略
>
> 第4条　栄養士ニ非ザレバ国民栄養ニ関スル指導，傷病者栄養ニ関スル指導又ハ調理，多衆ノ栄養給食ニ関スル管理並食品衛生取締ヲ為スコトヲ得ズ栄養士ハ人体ニ危害ヲ与フル虞(おそれ)アル食物ヲ使用又ハ酒気帯ビテ調理作業ヲ行フベカラズ
>
> 第5条　栄養士ハ傷病者ノ栄養指導ヲ為ス場合ニ於(おい)テ主治医アルトキハ其ノ指示ヲ受クルコトヲ要ス
>
> 第6条　以下省略

則」が制定公布され，同年5月11日に14校が「栄養士養成所」に指定された。

3）日本栄養士会の組織化と栄養士法の制定

　当初，栄養士の組織は，栄養学校の卒業生によって栄養士会を組織し，会報や栄養改善活動で成果をあげていた。しかしその後，他校の出身者も含めた会の一本化を目的に東亜栄養振興会が発足された。そして，「栄養士規則」の制定を踏まえ厚生省と栄養士会との話合いで，1945年（昭和20年）5月21日に半官半民的な任意団体である「大日本栄養士会」の設立総会が帝国ホテルにおいて開かれた。そして8月には名称を「日本栄養士会」と改称した。

　やがて終戦を迎え，1947年（昭和22年）5月3日，日本国憲法が施行されたのに伴い，栄養士規則も改廃に関して審議されることになった。

　新憲法では，「すべて国民は，健康で文化的な最低限度の生活を営む権利を有する」（第25条）と定められており，国民の食生活を栄養的に完全なものとし，食事の面から健康を保持し向上させるには，栄養の知識の周知徹底を図ることが重要視されるようになった。また「労働基準法」で定められた「事業附属寄宿舎規定」および「労働安全衛生規則」では，1回300食以上の給食を行う場合には，「栄養士を置かなければならないこと」となっており，その業務の内容が明文化されていた。

　こうしたことから栄養士規則を引き続き存続・整備し，栄養士の身分および業

表6-2　栄養士法

> **栄養士法　（一部抜粋）**
>
> **第一条**　この法律で栄養士とは，都道府県知事の免許を受けて，栄養士の名称を用いて栄養の指導に従事することを業とする者をいう。
> 2　この法律で管理栄養士とは，厚生労働大臣の免許を受けて，管理栄養士の名称を用いて，傷病者に対する療養のため必要な栄養の指導，個人の身体の状況，栄養状態等に応じた高度の専門的知識及び技術を要する健康の保持増進のための栄養の指導並びに特定多数人に対して継続的に食事を供給する施設における利用者の身体の状況，栄養状態，利用の状況等に応じた特別の配慮を必要とする給食管理及びこれらの施設に対する栄養改善上必要な指導等を行うことを業とする者をいう。
> **第二条**　栄養士の免許は，厚生労働大臣の指定した栄養士の養成施設（以下「養成施設」という。）において二年以上栄養士として必要な知識及び技能を修得した者に対して，都道府県知事が与える。
> 2　養成施設に入所することができる者は，学校教育法（昭和22年法律第26号）第90条に規定する者とする。
> 3　管理栄養士の免許は，管理栄養士国家試験に合格した者に対して，厚生労働大臣が与える。
> **第三条**　次の各号のいずれかに該当する者には，栄養士又は管理栄養士の免許を与えないことがある。
> 一　罰金以上の刑に処せられた者
> 二　前号に該当する者を除くほか，第1条に規定する業務に関し犯罪又は不正の行為があつた者
> **第三条の二**　都道府県に栄養士名簿を備え，栄養士の免許に関する事項を登録する。
> 2　厚生労働省に管理栄養士名簿を備え，管理栄養士の免許に関する事項を登録する。
> **第四条**　栄養士の免許は，都道府県知事が栄養士名簿に登録することによって行う。
> 2　都道府県知事は，栄養士の免許を与えたときは，栄養士免許証を交付する。
> 3　管理栄養士の免許は，厚生労働大臣が管理栄養士名簿に登録することによって行う。
> 4　厚生労働大臣は，管理栄養士の免許を与えたときは，管理栄養士免許証を交付する。

務を明確にし，その資質の向上を図って国民栄養指導の徹底を期することが求められた。その結果，1947（昭和22）年12月29日法律第245号をもって「栄養士法」が公布され，1948年（昭和23年）1月1日から施行された（表6-2）。

そして1959（昭和34）年11月13日には，日本栄養士会は社団法人として厚生省（当時）に認可され，2012（平成24）年には内閣府から公益社団法人として移行認定された。

4）管理栄養士制度の導入
（1）管理栄養士制度の創設

　1958年（昭和33年）3月，厚生省（当時）栄養審議会は，栄養士の資質の向上を目的に，栄養士養成の方向性として，①修業年限を3年以上とする，②原則として栄養士養成を目的とする独立学科を必要とする，③3年生の卒業生に国家試験を課すことが望ましい，とする3つの答申を行った。

　また栄養士会としても，実務経験による栄養士試験制度を廃止し，現行養成年限を延長することを決議した。

　厚生省では，答申を受け1959年1月，栄養士法の一部を改正する法律案を提出した。しかし，国会の社会部会・文教部会の会議の場で，養成施設側の反対意見が多く，法案は成立しなかった。そのため再度，厚生省は2年制養成とし，すべてに国家試験を課すという改正案で臨むことになったが，再び反対にあい栄養士法の改正法案の上程は困難になった。

　1962年（昭和37年）9月，栄養士のうち「複雑又は困難な」栄養の指導に従事する適格性を有するものは，厚生大臣の登録を受けて管理栄養士になることができるとする，栄養士法の一部改正を行った。これは，養成施設を卒業して管理栄養士試験に合格したもの，あるいは修業年限が4年の養成施設のうち教育内容がとくに高度なものとして厚生大臣と文部大臣が共同で指定した養成施設を卒業したものは，無試験で管理栄養士として登録できるというもので，1964（昭和39）年4月1日から施行された。

（2）管理栄養士試験はすべて国家試験に

　1985年（昭和60年）6月には，管理栄養士の資質の向上を目的に，管理栄養士の登録はすべて管理栄養士国家試験に合格した者とした。そのためそれまでの，大学である栄養士養成施設のうち特別な指定を受けた施設を卒業したものを無試験で管理栄養士として登録する制度は，廃止されることとなった（なお管理栄養士養成施設卒業者には国家試験の一部を免除）。一方，栄養士の免許は，厚生大臣の指定した栄養士養成施設を卒業したすべてのものに与えるものとし，栄養士試験は5年の猶予期間をおいて廃止することとなった。その結果，管理栄養士試験の受験および管理栄養士の登録のこれまでの特例措置は1990（平成2）年3月31日までとして，この制度を廃止することとした。そしてこの新たな制度は，1987（昭和62）年4月1日より施行された（図6－2）。

　1997（平成9）年6月，（社）日本栄養士会が設置した栄養士将来像検討特別委員会は，「21世紀における栄養士活動課題」のなかで，時代性を踏まえ社会環境が変化した栄養士活動のあるべき姿を検討し，栄養管理業務すなわち栄養状態の評価・判定，栄養補給，栄養教育の能力の必要性とそれに伴う栄養士養成制度などの課題を提示した。

　翌年6月には，厚生省保健医療局長私的検討会「21世紀の管理栄養士あり方

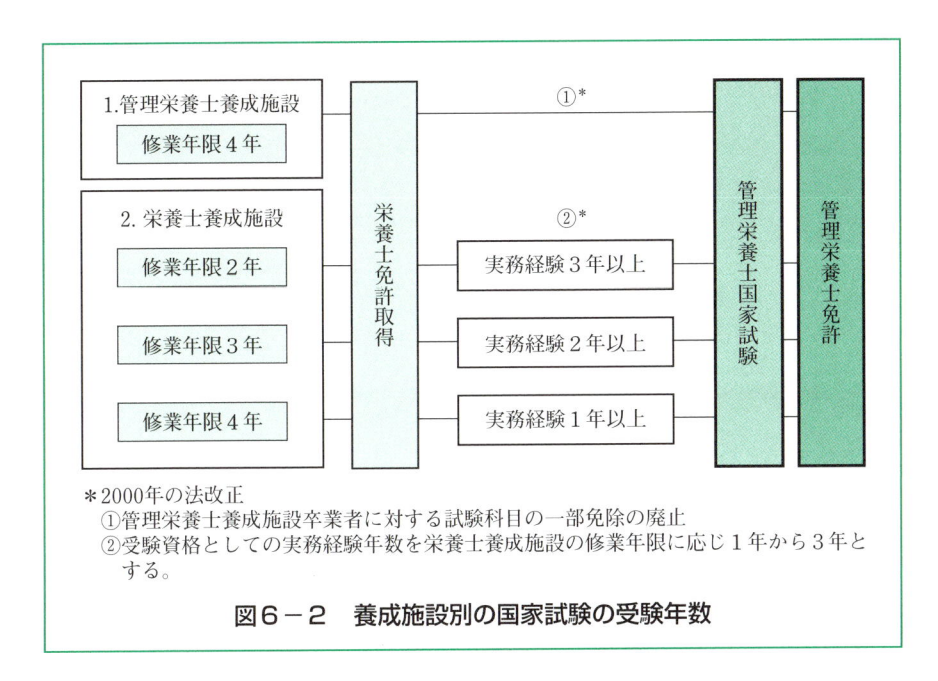

```
┌─────────────────────────────────────────────────────────────────┐
│  ┌──────────────────┐                                            │
│  │1. 管理栄養士養成施設│─────────────①*─────────────┐   ┌──┐ ┌──┐ │
│  │  修業年限 4 年    │                              │   │管│ │管│ │
│  └──────────────────┘        ┌──┐                  │   │理│ │理│ │
│                              │栄│    ┌──────────┐  │   │栄│ │栄│ │
│  ┌──────────────────┐        │養│──②*│実務経験3年以上│─│   │養│ │養│ │
│  │2. 栄養士養成施設  │        │士│    └──────────┘  │   │士│ │士│ │
│  │  修業年限 2 年    │────────│免│                   │   │国│ │免│ │
│  └──────────────────┘        │許│    ┌──────────┐  │   │家│ │許│ │
│  ┌──────────────────┐        │取│────│実務経験2年以上│─│   │試│ │  │ │
│  │  修業年限 3 年    │────────│得│    └──────────┘  │   │験│ │  │ │
│  └──────────────────┘        │  │                   │   │  │ │  │ │
│  ┌──────────────────┐        │  │    ┌──────────┐  │   │  │ │  │ │
│  │  修業年限 4 年    │────────│  │────│実務経験1年以上│─│   │  │ │  │ │
│  └──────────────────┘        └──┘    └──────────┘      └──┘ └──┘ │
│                                                                   │
│  ＊2000年の法改正                                                 │
│   ①管理栄養士養成施設卒業者に対する試験科目の一部免除の廃止       │
│   ②受験資格としての実務経験年数を栄養士養成施設の修業年限に応じ1年から3年と│
│    する。                                                         │
│                                                                   │
│             図6－2  養成施設別の国家試験の受験年数                │
└─────────────────────────────────────────────────────────────────┘
```

検討会」を設置し，管理栄養士の業務内容，養成の在り方，国家試験，生涯教育の在り方について検討された。

(3) 管理栄養士の免許化，傷病者に対する栄養指導

そして2000（平成12）年4月に，管理栄養士養成のための法律改正が行われた。これは，生活習慣病の予防が国民の健康面における大きな課題となっており，これら疾病の発症と進行を防ぐには食生活の改善が重要であることから，とくに傷病者の療養に必要な栄養指導に際して，栄養評価・判定に基づく適切な指導を行うための高度な専門知識・技能に対応できる管理栄養士育成を目的とするものであった。そのおもな内容は以下のとおりである。

① 管理栄養士を傷病者に対する療養のため，必要な栄養の指導などを行うものとして位置づける。また，管理栄養士が傷病者に対する療養のため必要な栄養の指導を行うにあたっては，主治の医師の指導を受ける。
② 管理栄養士の資格を登録制から免許制にする。
③ 管理栄養士国家試験の受験資格を見直し，管理栄養士として必要な知識および技能の一層の高度化を図る。そのほか所要の改正を行う。

なお，この法律は，2002（平成14）年4月1日から施行することになった。

4．栄養士業務にかかわる法令

1）特定給食施設等の栄養士配置規定

管理栄養士の活動領域は広く，保健，医療，福祉，産業などの各分野に及んで

表6-3 特定給食施設等の栄養士配置規定

施設の種類	配置規定法令	配置規定条文（抜粋）
病院	医療法施行規則（昭23）第19条 入院時食事療養・入院時生活療養の基準等（平6）	栄養士　病床数100以上の病院にあっては1。 入院時食事療養及び入院時生活療養の食事の提供たる療養は，管理栄養士又は栄養士によって行われていること。 患者の年齢，病状によって適切な栄養量及び内容の入院時食事療養及び入院時生活療養の食事の提供たる療養が適時に，かつ適温で行われていること。
事業所・寄宿舎	労働安全衛生法：労働安全衛生規則（昭47）第632条 労働基準法：事業附属寄宿舎規程（昭22）26条	1回100食以上または1日250食以上の給食では栄養士を置くように努めなければならない。 1回300食以上の給食では栄養士を置かなければならない。
児童福祉施設 乳児院	児童福祉法 児童福祉施設最低基準（昭23）第21条	小児科の診療に担当の経験を有する医師，又は嘱託医，看護師，栄養士，調理員を置かなければならない（乳児10人未満を入所させる乳児院を除く）。
児童養護施設	児童福祉施設最低基準（昭23）第42条	児童指導員，嘱託医，保育士，栄養士，調理員を置かなければならない。ただし，40人以下を入所させる施設では栄養士を置かないことができる。
盲ろうあ児施設	児童福祉施設最低基準（昭23）第61条	児童指導員，嘱託医，保育士，栄養士，調理員を置かなければならない。ただし，40人以下を入所させる施設では栄養士を置かないことができる。
肢体不自由児療護施設	児童福祉施設最低基準（昭23）第69条5	児童指導員，嘱託医，保育士，看護師，栄養士，調理員を置かなければならない。ただし，40人以下を入所させる施設では栄養士を置かないことができる。
情緒障害児短期治療施設	児童福祉施設最低基準（昭23）第75条	医師，心理療法を担当する職員，児童指導員，保育士，看護師，栄養士，調理員を置かなければならない。
児童自立支援施設	児童福祉施設最低基準（昭23）第80条	児童自立支援専門員，児童生活支援員，嘱託医及び精神科の診療に相当の経験を有する医師又は嘱託医，栄養士，調理員を置かなければならない。ただし，40人以下を入所させる施設では栄養士を置かないことができる。
障害者福祉施設 身体障害者厚生援護施設	身体障害者福祉法：身体障害者厚生援護施設の設備及び運営に関する基準（平15）	肢体不自由者厚生施設の配置基準第16条　栄養士1以上。 視覚障害者厚生施設の職員の配置基準第17条　栄養士1以上。 視覚・言語障害者の職員の配置基準第18条　栄養士1以上。 内部障害者の職員の配置基準第19条　栄養士1以上。 身体障害者療護施設の置くべき職員及び員数第38条　栄養士1以上。 身体障害者入所授産施設の職員の配置基準第56条　栄養士1以上。
知的障害者援護施設	知的障害者福祉法：知的障害者援護施設の設備及び運営に関する基準（平15）	知的障害者入所厚生施設の職員の配置基準第28条　栄養士1以上。 知的障害者入所授産施設の職員の配置基準第52条　栄養士1以上
高齢者福祉施設 特別養護老人ホーム 養護老人ホーム	老人福祉法第20条の5 老人福祉法第20条の4 養護老人ホームの設備及び運営に関する基準（昭41）	栄養士1以上。 栄養士1以上。 第17条　養護老人ホームは，栄養並びに入所者の心身の状況及び嗜好を考慮した食事を適切な時間に提供しなければならない。
軽費老人ホーム	軽費老人ホームの設備及び運営に関する基準（平20）	第11条　栄養士1以上

学校給食	学校給食法（昭29）第7条（学校給食管理者）	義務教育諸学校又は共同調理場において学校給食の栄養に関する専門的事項をつかさどる職員は，教育職員免許法第4条第2項に規定する栄養教諭の免許状を有する者又は栄養士法第2条第1項の規定による栄養士の免許を有する者で学校給食の実施に必要な知識若（も）しくは経験を有するものでなければならない。
	学校教育法（昭22）第37条	小学校には，校長，教頭，教諭，養護教諭及び事務職員を置かなければならない。 小学校には，前項の規定するもののほか，副校長，主幹教諭，指導教諭，栄養教諭，その他必要な職員を置くことができる。
保健所	地域保健法施行令（昭23）第5条	保健所には，医師，歯科医師，薬剤師，獣医師，保健師，助産師，看護師，診療放射線技師，臨床検査技師，管理栄養士，栄養士，歯科衛生士，統計技術者その他保健所の業務を行うために必要な者のうち，当該保健所を設置する法第5条第1項に規定する地方公共団体の長が必要と認める職員を置くものとする。
	健康増進法（平14）第19条	都道府県知事は，専門的栄養指導等を行う者として，医師又は管理栄養士の資格を有する職員のうちから栄養指導員を命ずるものとする。
市町村	健康増進法（平14）第17条	市町村は，住民の健康の増進を図るため，医師，歯科医師，薬剤師，保健師，助産師，看護師，准看護師，管理栄養士，栄養士，歯科衛生士その他の職員に，栄養の改善その他の生活習慣の改善に関する事項につき住民からの相談に応じさせ，及び必要な栄養指導その他保健指導を行わせ，並びにこれらに付随する業務を行わせるものとする。

養成施設 栄養士養成施設	栄養士法施行規則（昭23）第9条の8	栄養の指導及び給食の運営を担当する専任の教員のうち，それぞれ1人以上は管理栄養士又は管理栄養士と同等の知識及び経験を有する者であること。
管理栄養士養成施設	栄養士法施行規則（昭23）第11条の7	栄養教育論，臨床栄養学，公衆栄養学，及び給食経営管理論を担当する専任の教員のうち，それぞれ1人以上は，管理栄養士又は管理栄養士と同等の知識及び経験を有する者であること。
特定給食施設	健康増進法（平14）第21条第1項	特定給食施設であって特別の栄養管理が必要なものとして厚生労働省令で定めるところにより，都道府県知事が指定するものの設置者は，当該特定給食施設に管理栄養士を置かなければならない。
	健康増進法施行規則（平14）第7条	管理栄養士を置かなければならない施設 ①医学的管理を必要とする者に食事を提供する特定給食施設であって，継続的に1回300食以上又は1日750食以上の食事を供給するもの。 ②①の特定給食施設以外の管理栄養士による特別な栄養管理を必要とする特定給食施設であって，継続的に1回500食以上又は1日1500食以上の食事を提供するもの。
	健康増進法施行規則（平14）第8条	③栄養士又は管理栄養士を置くように努めなければならない特定給食施設のうち，1回300食又は1日750食以上の食事を供給する施設の設置者は当該施設に置かれる栄養士のうち少なくとも1人は管理栄養士であるように努めなければならないこと。
	健康増進法（平14）第21条第2項	（前項に規定する）特定給食施設以外の特定給食施設の設置者は，当該特定給食施設に栄養士又は管理栄養士を置くように努めなければならない。

> **column** 「栄養士法」廃止の危機と「栄養改善法」の議員立法
>
> 　1950（昭和25）年，全国知事会では行政簡素化案として「栄養士法」を廃止するとの新聞報道がなされた。これは連合国軍の占領政策の一環として，業種についての身分法などを整理しようとの方針に基づくものであった。
>
> 　これに対して，行政担当者はむろんのこと，栄養士会幹部も栄養改善の危機を憂慮したのである。そこで山下義信参議院議員は参議院厚生委員会で，「栄養士法廃止の阻止」という消極的なことよりも，国民すべてが低栄養にある今，積極的に栄養改善の推進を図る新法を成立すべきである，と厚生省に強く働きかけた。事務当局は，20年余の栄養士による活動が国民的利益に多大な影響を与えてきた事実をまとめ上げ，「国民栄養法案」を作成した。しかし省内の関連法や栄養関連省庁の合意，財政事情などにより，政府提案としての上程は見送られた。
>
> 　そのため，日本栄養士会は，議員立法として提案することとし，国民栄養法制定促進大会を開催し，栄養改善の緊急性と栄養改善の成果を広く国民に訴えた。そして，1952（昭和27）年7月「栄養改善法」として国民栄養調査の実施，自治体による栄養指導，食品の栄養成分の検査，栄養成分の表示などを規定し公布した。
>
> 　この「栄養改善法」制定から50年以上が経過し，国民の多くが栄養不良であった時代から飽食の時代へと変わり，社会構成も少子・高齢化社会となった。その結果，生活習慣病の増加に伴う医療費の高騰など，国民を取り巻く環境は大きく変化している。給食施設の栄養管理基準をとってみても，かつては集団を対象とした栄養量の確保が重要視されたが，現在では一人ひとりの利用者の身体状況，栄養状態，生活習慣などを把握し，適正な栄養量とその品質管理と評価を行うよう，時代に即した規定に改正されている。こうした時代の変化をうけて栄養改善法は，2002（平成14）年8月「健康増進法」の公布に伴い，その法趣旨を健康増進法に託して，廃止されたのである。

いる。そしてそれぞれの領域の法令などに管理栄養士・栄養士の配置基準が規定されている。その概要は表6－3のとおりである。

5．管理栄養士・栄養士の栄養にかかわる実践活動と業務

1）各分野における管理栄養士・栄養士の実践活動

　管理栄養士・栄養士の存在は，医療・福祉現場のみならず，さまざまな分野で

重要視されている。以下に，各分野における実践活動の概要を述べる。

(1) 医療分野での活動

医療機関（病院，診療所，老人保健施設など）においては，医療活動の一環として臨床面から患者に対し，適正な食事の栄養量の管理・運営管理を行う。こうした活動を通して，疾病の治療，重症化予防，合併症予防，再発防止をめざし，患者の食事や栄養管理，栄養食事指導に加え，在宅療養者の食事や栄養管理，調査研究などを行っている。

(2) 福祉分野での活動

福祉施設における業務は，施設利用者の健康管理の一環としての食事提供が主であり，それに加えて行事食や選択メニュー，バイキングなどにウエイトを置き，献立・調理を主とした給食運営業務を行っている。また乳幼児，高齢者，障害者を対象にした福祉施設では，給食経営管理に加え，多職種による栄養ケアを含めた栄養ケア・マネジメントを行っている。

(3) 学校分野での活動

学校の栄養教諭や栄養職員（管理栄養士・栄養士の免許を有する者）は，小・中学校（特別支援学校を含む）や学校給食センターおよび夜間定時制高校に勤務し，学校給食を活用した食に関する実践的な指導を行っている。また，国，都道府県・市町村の教育委員会にも勤務し，学校給食に関する行政指導を行っている管理栄養士もいる。学校における教育目的の実現のための学校給食の目的は以下のように規定されている。

① 適切な栄養の摂取による健康の保持増進を図ること。
② 日常生活における食事についての理解を深め，健全な食生活を営むことができる判断力を培い，望ましい食習慣を養うこと。
③ 学校生活を豊かにし，社交性および協調の精神を養うこと。
④ 食生活が自然の恩恵の上に成り立っているという事実を正しく理解し，生命および自然を尊重する精神ならびに環境の保全に寄与する態度を養うこと。
⑤ 食生活が食にかかわる人々のさまざまな活動に支えられていることについての理解を深め，勤労を重んずる態度を養うこと。
⑥ わが国や各地域の優れた伝統的な食文化についての理解を深めること。
⑦ 食料の生産，流通および消費について，正しい理解に導くこと。

(4) 産業分野での活動

産業分野（事業所）では，オフィス，工場，寄宿舎，研修所などにおいて，特定の事業体に所属する勤労者を対象に食事を提供することがおもな業務である。事業所給食は，福利厚生の一環として実施されているだけでなく，勤労者の健康の保持・増進，生活習慣病の予防のための栄養管理をめざした特定給食施設としての役割も重要となっている。そのため，給食の場を活用し，健康管理や栄養に関する情報の提供と実践的な「食に関する指導」を展開する場ともなっている。

（5）行政分野での活動

　管理栄養士・栄養士の活動は，都道府県や保健所，市町村保健センターなどでも行われている。そこでの活動は，行政管理栄養士・栄養士による健康づくりや栄養・食生活の改善に関する事業展開となり，地域保健法や健康増進法に基づき行われている。

　なかでも2000（平成12）年に厚生省（当時）によりはじめられた第三次国民健康づくり運動である「健康日本21」の目標達成に向け，健康増進計画や保健医療福祉計画などの策定に参画している。具体的には，健康づくりのための食育推進や，生活習慣病予防・介護予防のための栄養改善，健康増進のための食環境整備などの公衆栄養活動を企画・実施している。

　また，2005（平成17）年の食育基本法の制定に伴い，地域における栄養・食生活改善のための取り組みのさらなる推進が求められるようになった。さらに，2008（平成20）年からは高齢者の医療の確保に関する法律に基づき，特定健康診査・特定保健指導も開始された。これは高齢期における適切な医療の確保を目的に，糖尿病，高血圧症，脂質異常症などの生活習慣病の有病者，予備軍の25％削減をめざすもので，その推進体制の整備や企画・評価，実践，ポピュレーション・アプローチ*10の展開などの業務についても新たな発想で取り組んでいくことになる。

　行政管理栄養士・栄養士は，地域住民一人ひとりの健康づくりを支援するとともに，健康な地域づくりを推進する重要な役割を担っており，具体的には「地域における行政栄養士による健康づくり及び栄養・食生活の改善について」（2008年10月）により示されている。

2）管理栄養士・栄養士の業務
（1）給食経営管理（食事を提供するために）

　特定給食施設の管理運営では，以下の活動が行われる。

　①給食実施計画，②献立作成（普通食，治療食），③食材料の購入・検収・保管の監督，④給食施設および設備の改善計画，⑤調理・配食の指導・検食，⑥衛生管理，⑦給食従事者の健康・労務管理，⑧給食事務（原価計算，予算管理），⑨特別治療食の栄養管理（調理，盛り付け指導）研究，⑩患者の栄養教育および指導（入院患者，外来患者，在宅患者），⑪臨床研修（医師など）・看護学生・栄養実習生・給食従事者の教育，⑫給食部門と関係他部門との連携，⑬給食委員会の運営，⑭栄養業務の調査・研究・統計，などの業務がある。

（2）栄養管理サービス（対象者の栄養ケアのために）

　栄養管理とは，対象者の栄養状態に問題があると見られるものを早期にふるい分け，評価・判定し，栄養上の課題を改善するために個々人に適した栄養ケア計画を作成することである。そこでは栄養補給・栄養教育などを行い，さらに効果

*10　ポピュレーション・アプローチ（ストラテジー）：生活習慣病予防をはじめとする健康政策を効果的にすすめるうえで，小さなリスクを負った大多数の集団から発生する患者数が，大きなリスクを抱えた少数の高リスク集団からの患者数よりも多いという予防医学の考え方に基づき，集団全体に働きかけ，集団全体の健康障害のリスクを軽減させ，発症を予防する方策。

図6-3 栄養管理サービスの手順

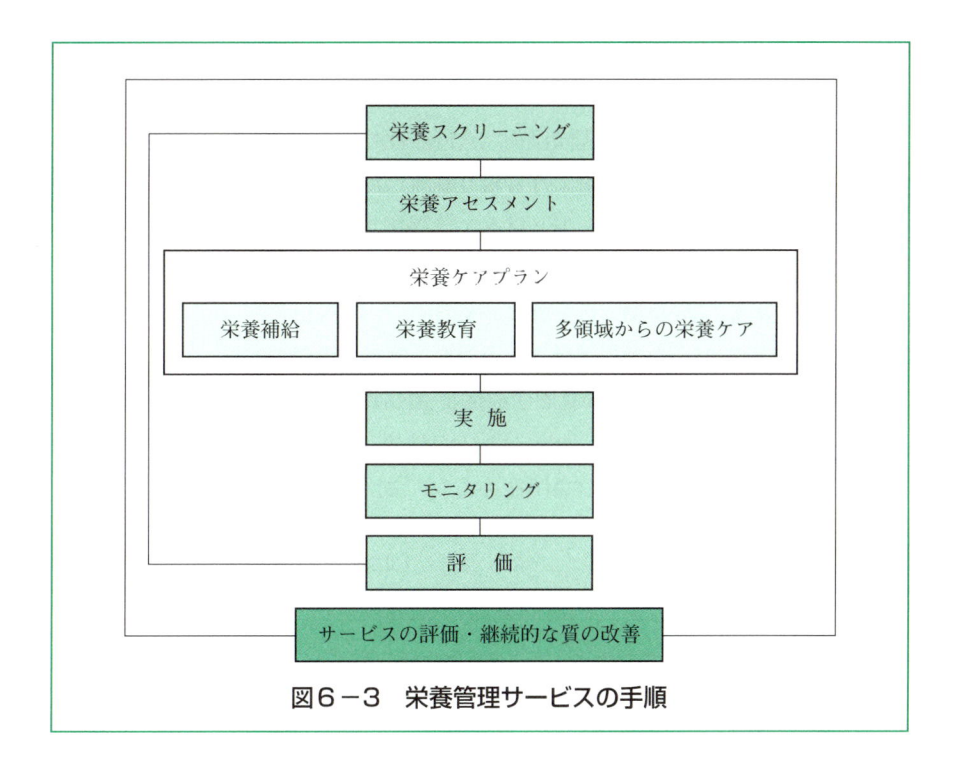

判定を繰り返し、栄養状態の改善を図るものである。その手順を図6-3に示す。

(3) 栄養教育（食育のために）

2005年の「食育基本法」制定を背景に誕生した栄養教諭（管理栄養士・栄養士の免許を有する）には、子どもたちが将来にわたって健康に過ごせるように正しい食事のとり方の指導や、食物アレルギー・肥満などの個別的な指導、学校全体の指導計画を作成し校内における食育推進の中心となり、さらに学校・地域・家庭との連携、調整を図ることなどが期待されている。

2005年の栄養教諭制度設立当初は、栄養教諭の職務は「児童生徒の栄養の指導及び管理をつかさどる」と簡潔に規定されていたが、2008（平成20）年の学校給食法の改正においては、上記の栄養教諭の果たす役割の重要性から、栄養教諭は「学校給食を活用した食に関する実践的な指導を行うものとする」と明確に規定されるようになった。

また、特定健診・特定保健指導の導入によって、保険者のための生活習慣病予防に焦点を絞った食事指導（メタボリックシンドローム対策）を目的とした、給食の場を活用して健康情報を発信・提供するポピュレーション・アプローチや、関連する組織や職種と連携をとりながら行うハイリスク・アプローチ[*11]も、管理栄養士・栄養士の大きな役割となっている。

(4) 多職種協働（質の向上のために）

管理栄養士は、医療分野でチームの一員として、医師やほかの医療スタッフと

*11 ハイリスク・アプローチ（ストラテジー）：すでに健康障害に関して高いリスクを持ち、疾患を発生しやすい人を対象にして絞り込んで個別に対処すること。たとえば特定健康診査は、高いリスクの人を選別し階層化して、その結果を受け、各人のリスクの種別や生活習慣などに応じた内容で実施する特定保健指導である。

ともに連携・協働しており，その成果が期待されている。

　近年，質が高く，安心できる安全な医療サービスを求める患者・家族の声が高まる一方，医療の高度化や複雑化に伴う業務の増大により，医療の在り方が根本的に問われている。現在の医療の在り方を大きく変えうる取り組みとして，多種多様な医療スタッフが各々の高い専門性を前提として，目的と情報を共有し，業務を分担するとともに互いに連携・補完し合い，患者の状況に的確に対応した医療を提供するチーム医療がさまざまな医療現場で広まりつつある。

　チーム医療の具体的な効果としては，疾病の早期発見・回復促進・重症化予防など医療・生活の質の向上，医療の効率性の向上による医療従事者の負担の軽減，医療の標準化・組織化を通じた医療安全の向上，などが期待されている。

　こうしたチーム医療の現場にあって，管理栄養士の専門性をさらに活用するた

> **column　時代性を踏まえた栄養士活動**
>
> 　黎明期の栄養士活動のひとつは，国策である富国強兵政策を支えた炭鉱や製糸工場などの事業所給食の改善であった。従業員のかかる病気は，粗食による栄養障害による脚気を含む慢性消化器疾患や結核であった。栄養士たちは，給食の改善と従業員の健康の関係とについて6か月にわたって調査し，栄養改善と疾患に及ぼす影響に関する調査結果を，栄養研究所で開かれた栄養学会で発表した。
>
> 　戦中戦後のすべての人たちが空腹に耐えていた食料不足時代の給食施設の栄養士は，運動場や空き地で野菜を栽培するなど食料確保に大きな時間を割いていた。また，各地域では，海藻を小麦に混ぜた海藻うどんや，家畜の飼料として開発されたいもやそのつるまで活用した代用食や救荒食品の研究と伝達講習を行うことも大きな役割であった。
>
> 　食料事情の悪化がその極に達していた1945（昭和20）年末，連合軍司令官覚書に基づき，国民栄養調査が行われた。栄養指導の手順として実態の把握，問題点の発見，その診断，計画の樹立，実施，評価が行われ，栄養指導は栄養行政における基本的な事業と位置づけられた。
>
> 　栄養指導が必要な人たちに指導を行うため，自動車の機動性を活用した栄養指導車（キッチンカー）を考案し，地域の隅々へ普段着で参加できる栄養指導を実施した。
>
> 　また，臨床での栄養療法は，病んだ臓器に負担をかけないような食事を提供することであるが，免疫力が低下した患者への無菌食の開発や栄養指導方法などの研究活動も積極的に行われた。
>
> 　いずれの時代であっても，先人たちが時代性を踏まえ最善の努力をした結果，道がひらかれ，今があることを忘れてはならない。

め，現行制度下においては，以下の事柄も管理栄養士が積極的にかかわる栄養サポート業務とされている。

① 一般治療食（常食）について，医師の包括的な指導[*12]に基づく食事内容や形態の決定・変更。
② 特別治療食については，医師に対する食事内容や形態の提案（変更の提案を含む）。
③ 患者に対する栄養指導について，クリティカルパス[*13]による明示など，医師の包括的な指導に基づき，適切な実施時期を判断しながら実施すること。
④ 経腸栄養法を行う際に，医師に対し，使用する経腸栄養剤の種類の選択や変更などを提案すること。

6. 管理栄養士に求められる役割と資質

2000（平成12）年に栄養士法の一部改正があり，2002（平成14）年には栄養改善法に代わって，「健康増進法」が成立した。

時代性を踏まえ，栄養士に関する身分法，事業法が改正されたことに伴い，管理栄養士業務は，「給食運営」に加え「人の栄養管理」へ，「集団」から「個別」のサービスへと変化し，その内容も「栄養スクリーニング」「栄養アセスメント」「栄養ケアプラン」「計画の実施」「モニタリング」「評価」という一連の流れのなかで，多職種協働ですすめることが求められるなど大きく変化してきた。

これらは，栄養ケア・マネジメントとよばれるものであるが，求められる業務内容は，それぞれの職域（対象）によって若干の違いがみられる。

1）管理栄養士の役割と資質
（1）医療機関

病院などの医療機関においては，それぞれの職種が専門性を発揮するチーム医療を通して，栄養ケア・マネジメントによる入院患者個々人に即した栄養改善計画の作成と実施，また効果的な栄養・食事指導により治療効果を高め，入院期間の短縮化などが期待されている。一方，診療所での栄養管理や栄養・食事指導が行われはじめたが，病院と診療所などとの連携による栄養サマリーでは，治療中の情報のやりとりが行われていない。そのため重症化予防や治療効果の持続，また栄養に関する病院・診療所との連携，在宅療養のための地域連携の体制づくりが重要になってきている。

（2）福祉施設

福祉施設に働く管理栄養士・栄養士の役割は，利用者の個別性が高く概括的に

---

*12 医師の包括的な指導：管理栄養士が患者の状態に応じて柔軟に対応できるよう，患者の状態の変化を予測し，その範囲内で管理栄養士が実施すべき行為を一括して医師が指導すること。

*13 クリティカルパス：質の高い医療を行うため，特定の病気を持つ患者や担当の医療者に対して，入院から退院までの医療の内容（検査，手術，処置，投薬，注射，リハビリテーション，看護ケア，栄養食事指導，安静度，退院指導など）を時間軸に沿って標準化し，計画表にまとめたものである。クリニカルパスともよばれている。

述べることは難しい。それは，小児においては発育，発達の個人差が，高齢者においては摂食能力の差が，また障害者の場合には重症度の個人差が大きいことによる。そのため，栄養ケア・マネジメントサイクルに基づく個人対応のみならず，多職種と協働して利用者のQOL（Quality of Life，生活の質）を満たしていくことが強く求められている。

（3）学校

学校には栄養教諭と学校栄養職員の2つの職種がある。従来からの学校栄養職員は，給食運営を主体に行ってきたが，栄養教諭は，学童・生徒に対する食育コーディネーターとしての役割とともに肥満や食物アレルギーなどに対する個別指導も求められている。また食育などの展開においては，学校内に留まることなく，家庭や地域との連携や，多くの職種や団体などと協働して効果を上げる必要がある。

（4）産業分野

産業保健に携わる管理栄養士は，これまで企業などの従業員に栄養価が高く，安価でおいしい食事を提供することが求められてきた。しかし企業にとって人材は，もっとも高価な資源であり，疾病予防は企業の生産性に大きな影響を与える。そのため食事提供を，従来の従業員への福利厚生という考え方から，働く人一人ひとりの健康管理のためのサービスとしてとらえることが求められている。そのためには，利用者が自らの身体状況などを理解し，食事を選択できるよう支援することを含め，健やかな生活習慣を身につけるためのサポーターとしての役割が重要となっている。

（5）行政機関

行政栄養士の役割は，「地域における行政栄養士による健康づくり及び食生活の改善の基本指針について」（厚生労働省生活習慣病対策室長通知，2008年）で，その概要が示されている。地域の栄養問題をどのように改善するのかという課題解決のため，施策の立案と事業展開とその評価，優先順位を定めた計画行政など，いわゆる課題解決能力や政策形成能力が期待されている。

（6）管理栄養士養成施設

管理栄養士養成施設において教育に携わる管理栄養士は，この10年間で大きく変化した社会ニーズ，管理栄養士業務に対応できる人材を教育することが求められている。また同時に，短期間に変化する時代ニーズにも敏感に対応できることも必要である。

現在，栄養士会では一丸となって，「栄養ケア・ステーション機能」の体制づくりをすすめている。これは，管理栄養士・栄養士の専門性を社会貢献に役立てていくための拠点とするもので，その担い手はこれまで地域で活動を展開してきた管理栄養士・栄養士である。そのため，豊富な経験に基づき，時代が求める質を確保しながら，栄養士会の顔としての活躍が期待されている。このような活動

を通して管理栄養士・栄養士が起業していくこともおおいに期待される。

　職域による違いを述べてみたが，対象者一人ひとりの栄養管理を通して，疾病の発症予防，重症化予防，社会復帰などにかかわり，対象者の自己実現に寄与することが，管理栄養士の専門職としての責任と義務であり，専門性が高くなれば，その分責任も大きくなる。

　そのため専門職としての管理栄養士は，生涯自らの質を向上させる不断の努力を続ける必要がある。

2）栄養改善活動と評価

　栄養改善活動は，対象者（対象集団）が有する栄養問題を解決するために提供される。問題解決にあたって直観的，あるいは試行錯誤を通じて解決する方法もあるが，専門職としては，科学的根拠に基づいた論理的解決法を提示できなければならない。

(1) 情報収集

　対象集団の栄養問題は何か，現状や習慣，どのようなニーズがあるのかなどを明らかにし，その問題の原因や背景を探ることが重要である。栄養問題は健康課題や経済状況などとも深くかかわり，それらの情報もあわせて把握することが必要である。栄養問題は，栄養状態を体格や身体所見，血液性状などにより観察する場合と，食事に関する調査としての栄養調査により明らかにする場合がある。

　情報収集にあたっては，対象者との信頼関係が基本であり，対象者とともに問題解決にあたることを忘れてはならない。また，対象者の問題意識やニーズを大切にし，正確な情報を収集して記録すること。さらに情報がなければ栄養教育ができないと考えるのではなく，かかわっているその時点で可能な栄養教育を考えることである。そして，もっとも大切なことは個人情報に対する守秘義務を遵守することである。

　①健康調査
　・体格（BMI）：肥満，あるいはやせの指標となるが，体格は遺伝的要因もあり，一概に肥満者を過剰摂取，あるいはやせを栄養不良と断定することはできない。
　・身体所見：医師による診察により，貧血による眼瞼結膜の赤み消失やスプーン爪，浮腫，膝蓋反射の消失などが診断される。
　・血液検査：栄養状態を反映する血液検査としては，血清コレステロールや中性脂肪などの血清脂質，血清たんぱく質，アルブミンなどが用いられる。
　・尿検査：ナトリウムはほとんどが尿中に排泄されるので24時間蓄尿などにより摂取食塩量を推定する。

　②栄養調査
　・調査時の事象に関する調査：食事記録法（秤量調査，目安量調査），陰膳法

図6-4　PDCAサイクル

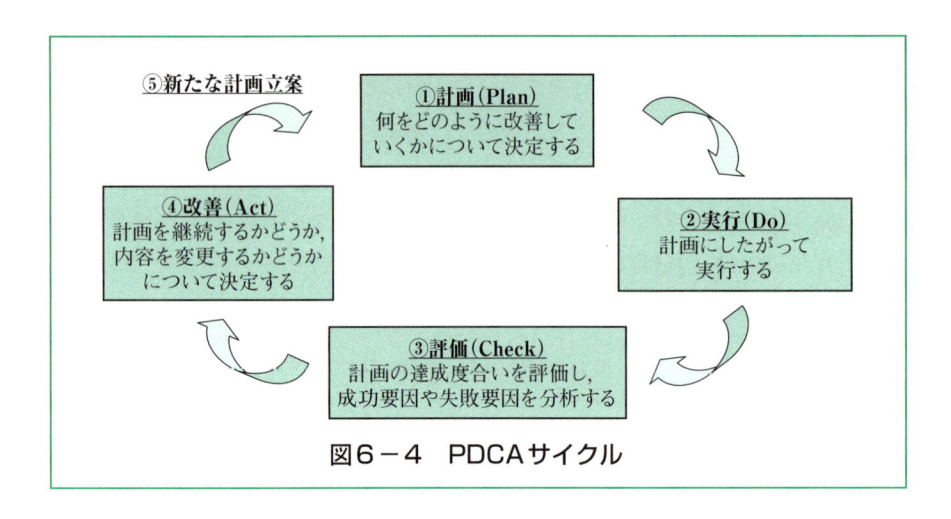

（①計画（Plan）何をどのように改善していくかについて決定する　②実行（Do）計画にしたがって実行する　③評価（Check）計画の達成度合いを評価し，成功要因や失敗要因を分析する　④改善（Act）計画を継続するかどうか，内容を変更するかどうかについて決定する　⑤新たな計画立案）

（分析法）などがある。
・過去の事象に関する調査：24時間思い出し法，食物摂取頻度調査法，食事歴法などがあるが，それぞれ長所と短所があり，調査の目的により選択することが重要である。

　健康問題と栄養問題の因果関係を明らかにするには，問題点を記述し，両者の関係について仮説を立て，それを統計学的に分析して検証する。さらに人を対象に実験を行い，仮説が正しいことを疫学手法などにより証明する必要がある。

（2）栄養改善活動

　対象者の栄養問題，原因などが明らかになったならば，その問題を解決し，改善するための活動が必要となる。改善活動を計画的かつ確実に進めるためのひとつに，マネジメント手法を用いるものがある。計画（Plan）―実行（Do）―評価（Check）―改善（Act）の順に進め，一巡したらつぎのステップに進み，らせん状に改善を進めていくものである（図6-4）。

（3）活動の評価

　評価は，計画時に検討した目標に照らして効果を判定するとともに，PDCAのそれぞれの段階で評価することで，客観的に判断できる。評価には，栄養量やBMIなど数値で表しやすいものと，意識，意欲，理解度，行動変容など数量化しにくいものとがある。数量化しにくいものは，点数化や指数化して評価しやすくする。また達成度や改善度を評価するには，介入前後を比較することも必要である。

　PDCAのそれぞれの段階で評価すると，実態の把握に誤りはなかったか，問題の発見・分析が適切であったか，問題のとらえ方，優先順位に誤りはなかったか，を評価する。目標を決定する段階では，目標は目的を達成するための手立てになっているか，計画は集団や対象者に配慮した効果的かつ具体的なものとなっ

ているか，対象者の選定や栄養教育の内容，指導媒体，方法，回数などは適切であったか，計画の立案に住民参加があったか，関係機関や関係者との連携がとれていたか，実施にあたっての経費や時間が効果的に割り振られていたか，などについて評価する。活動の終了時には全体評価として，最初に設定した目標が達成できたか，栄養量の摂取状況の変化，食習慣に関する意識や態度，行動の変化，身体状況の変化などを評価する。

栄養問題の解決や改善は一般的には時間を要することが多いが，意識，理解度，行動の変化や体重などは，短かい期間でも効果が現れてくるものである。

7. 世界の管理栄養士・栄養士

栄養士（dietitian）は，国際的に使用されている名称である。しかし，その役割や活動内容，養成制度は各国で違いが認められる。

1）国際標準職業分類による栄養士

国際労働機関（ILO）が作成している国際標準職業分類（International Standard Classification of Occupations, ISCO-08）では，各国のモデルとなる職業分類を示している。そのなかで栄養士は，歯科医師や薬剤師などとともに「other health professionals（その他の保健分野の専門職）」のなかに位置し，「dietitians and nutritionists（栄養士，食事療法士）」として分類されている。具体的には「食物と栄養が人の健康にもたらす効果の向上を目的としたプログラムを評価・計画・実施する者」としている。

ISCO-08ではdietitians and nutritionistsの職務として以下が記載されている。
① 個人・家族・地域の栄養指導，食物が持つ健康上の効用を最大限に引き出しかつ健康への潜在的リスクを減らす食事療法の計画と調理。
② 食事サービスが提供される場での栄養管理を目的とした食事と献立の計画，食事の用意・給仕，食物摂取と品質の監視。
③ 給仕される食物あるいは消費する食物の栄養価に基づく個人・グループ・地域の健康と栄養状態に関するデータのまとめと評価。
④ 個人・地域の栄養状態改善を目的とした栄養状態の評価・介入プログラム・教育および研修の計画・実施。
⑤ そのほかの保健分野の専門職・保健医療提供者との協議による患者の食事と栄養面のニーズ管理。
⑥ 栄養の必要量を満たす食物・栄養製品の開発と評価。
⑦ 栄養に関する研究，学会その他の場における研究成果の発表。

2）国際栄養士連盟による栄養士の定義

　世界40か国以上の国で栄養士（dietitian）の名称が使用されており，各国の集合体として国際栄養士連盟（International Confederation of Dietetic Associations, ICDA）が存在する。国際栄養士連盟では，国際的な栄養士の定義，および栄養士養成教育の国際的スタンダードを示している。

　そこでの栄養士の定義は，「栄養と食事療法の分野で，国が承認した資格を有するものをいう。栄養士は，栄養に関する科学的知識を，集団および個人を対象とした，健康と疾病に関する教育や食事療法に応用するものである」と示されている。

　また，栄養士養成教育の国際的スタンダードは，①学士号の取得（四年制大学卒業）と，②監督下での専門的な実習500時間を実施することとし，これを最低必須条件としている。

　国際栄養士連盟では，会員各国の調査を実施し，各国の栄養士の教育制度や教育内容の実態などを把握するとともに，栄養士の資質向上をめざした活動も行っている。

3）世界の栄養士制度
（1）諸外国と比較した日本の管理栄養士制度

　日本では管理栄養士と栄養士の2種類の資格が存在するが，諸外国においては一般的ではない。また，実務経験を積むことで栄養士から管理栄養士に移行できる点も他国にはない制度である。

　国際栄養士連盟が示す教育の国際的スタンダードと比較すると，日本の管理栄養士は，学士号が必須ではない。また，臨地・校外実習については，栄養士法施行規則で4単位以上（管理栄養士）と規定しており，厚生労働省では1単位を45時間と定めていることから，最低必須時間は180時間となる。これは国際スタンダードの500時間を満たしておらず，諸外国のなかでも臨地・校外実習の時間数が少ない。

　日本では卒業生が栄養士として就業する率が低く，管理栄養士課程卒業生のうち栄養士として就職する者の割合は約半数である。栄養士として就職した管理栄養士のうち，もっとも多い職場は，工場・事業所（38％）である。そのほかの内訳は，福祉施設約20％，病院勤務者約20％，学校5.9％，官公庁3.8％，養成施設0.7％である。これは，諸外国において栄養士が病院などで医療職として活躍している状況とは異なっている。職域の幅が広いのも日本の特徴である。

　一方で，人口10万人当たりの管理栄養士の人数は，世界でももっとも多い（図6－5）。さらに，栄養士の数を加えれば日本の管理栄養士・栄養士総数は世界でも類を見ない最高レベルにある。

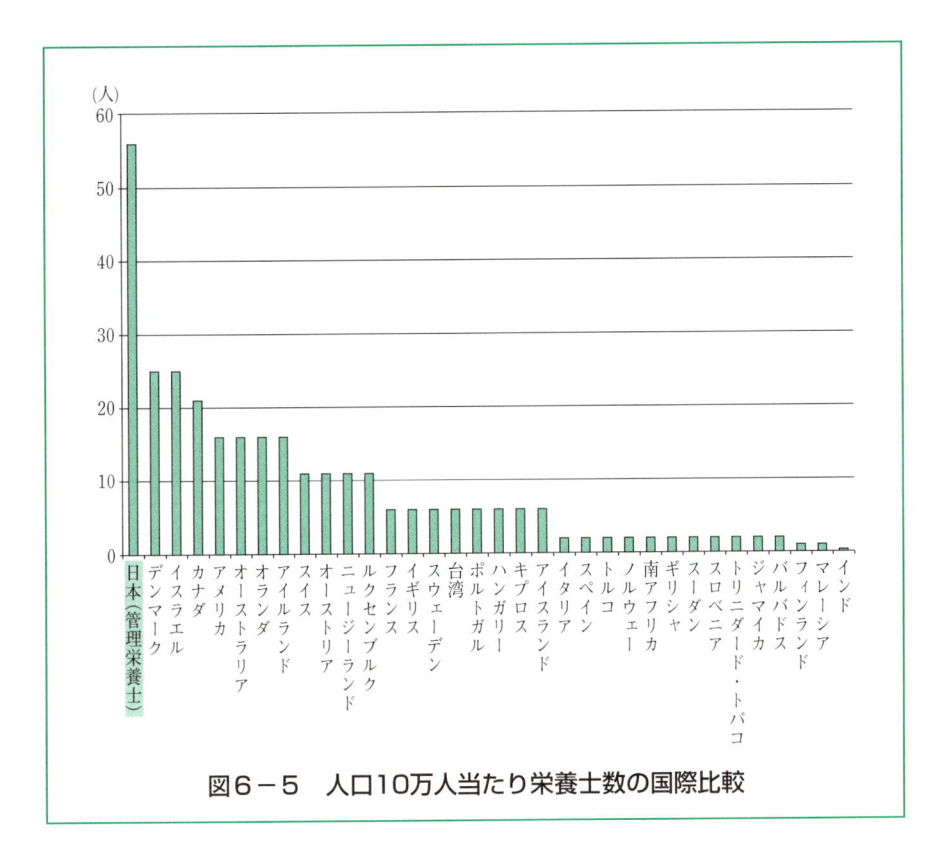

図6-5　人口10万人当たり栄養士数の国際比較

（2）アメリカの栄養士制度

　アメリカには登録栄養士（Registered Dietitian, RD）と，登録栄養士の補助的な仕事を行うテクニシャンであるDietetic Technician, Registered（DTR）が存在する。両者ともに米国栄養・食事療法アカデミー（Academy of Nutrition and Dietetics，旧米国栄養士会）の栄養士教育公認委員会（CADE）および栄養士登録委員会（CDR）の認定資格であるが，栄養士として認知されているのは登録栄養士（RD）である。RD，DTRともに試験に合格しなければ資格は得られないが，その養成制度は大きく異なる。図6-6に一般的なプロセスを示す。RDでは学士号が必須であり，1,200時間以上の実習（インターンシップ*14）が必須なのに対し，DTRでは最低2年間の教育と450時間の実習が必須となっている。RDとDTRでは教育内容が異なるため，DTRがRDになるためには，RD養成校へ入学しなければならない。米国栄養・食事療法アカデミーではRDをExpert（専門家），DTRをPractitioner（実践者）として定義している。州によっては，これらの資格試験に合格した後，さらに各州の免許・認証を受けなければ業務に就けない場合もある。

　アメリカでRDになるためには，2種類の養成制度が存在する。①養成課程を卒業した後にインターンシッププログラムを修了する，②養成課程とインターンシップが組み合わされたプログラム（コーディネートプログラム）を卒業する，

*14 インターンシップ：アメリカの栄養士養成校を卒業した学生が，一定の期間，現場で研修して働く制度。日本の臨地・校外実習に比べ，期間も長く（最低1,200時間），責任も重く，初任者として現場に出た際に即戦力として働くためのトレーニングである。インターンシップは，RD受験資格に必須であり，有料のプログラムが多い。競争率が高く，卒業生の約半数しかインターンシップに進めない。インターンシップ修了後に栄養以外の領域に就職したり，就職も進学もしなかった人は，わずか4.5％である。

```
                Registered Dietitian (RD, 登録栄養士)                    Dietetic Technician,
                                                                        Registered (DTR)

        ┌─────────────────────────────────────────────┐       ┌─────────────────────────┐
        │  CADE認定の栄養学教育プログラム（DPD）または      │       │  CADE認定DTRプログラム    │
        │  栄養学連携プログラム（CP）のある大学・大学院に出願 │       │  （DT）のある短大に出願    │
        └─────────────────────────────────────────────┘       └─────────────────────────┘
                    │                    │                              │
        ┌───────────────────┐   ┌───────────────────┐       ┌─────────────────────────┐
        │ 栄養学教育プログラム   │   │ 栄養学連携プログラム   │       │ DTRプログラム（DT）登録   │
        │ （DPD）登録         │   │ （CP）登録          │       └─────────────────────────┘
        └───────────────────┘   └───────────────────┘                   │
                    │                    │                   ┌─────────────────────────┐
        ┌───────────────────┐            │                   │ DTRプログラム（DT）履修   │
        │ 栄養学教育プログラム   │            │                   │ 準学士取得                │
        │ （DPD）履修         │            │                   │（臨地実習450時間以上を   │
        │ 栄養学士または修士取得│            │                   │ 含む）                    │
        └───────────────────┘            │                   └─────────────────────────┘
                    │            ┌───────────────────┐                   │
        ┌───────────────────┐   │ 栄養学連携プログラム   │       ┌─────────────────────────┐
        │ CADE認定インターンシップ│   │ （CP）履修          │       │ CDRへ登録資格申請         │
        │ （DI）に出願        │   │ 栄養学士または修士取得 │       └─────────────────────────┘
        │（実地研修1,200時間以上）│   │ 実地研修修了証明書受理 │                   │
        └───────────────────┘   │（臨地実習1,200時間以上 │       ┌─────────────────────────┐
                    │            │ を含む）             │       │ DTR試験                   │
        ┌───────────────────┐   └───────────────────┘       └─────────────────────────┘
        │ インターンシップ課程（DI）履修│           │                        │
        │ 修了証明書受理       │           │            ┌─────────────────────────┐
        └───────────────────┘           │            │ 州免許または証明書下付     │
                    │                    │            │ （該当州のみ）             │
                    └──────────┬─────────┘            └─────────────────────────┘
                    ┌───────────────────┐
                    │ CDRへ登録資格申請   │
                    └───────────────────┘
                               │
                    ┌───────────────────┐
                    │ RD試験             │
                    └───────────────────┘
                               │
                    ┌───────────────────┐
                    │ 州免許または証明書下付│
                    │ （該当州のみ）       │
                    └───────────────────┘
```

図6-6　アメリカの栄養士制度

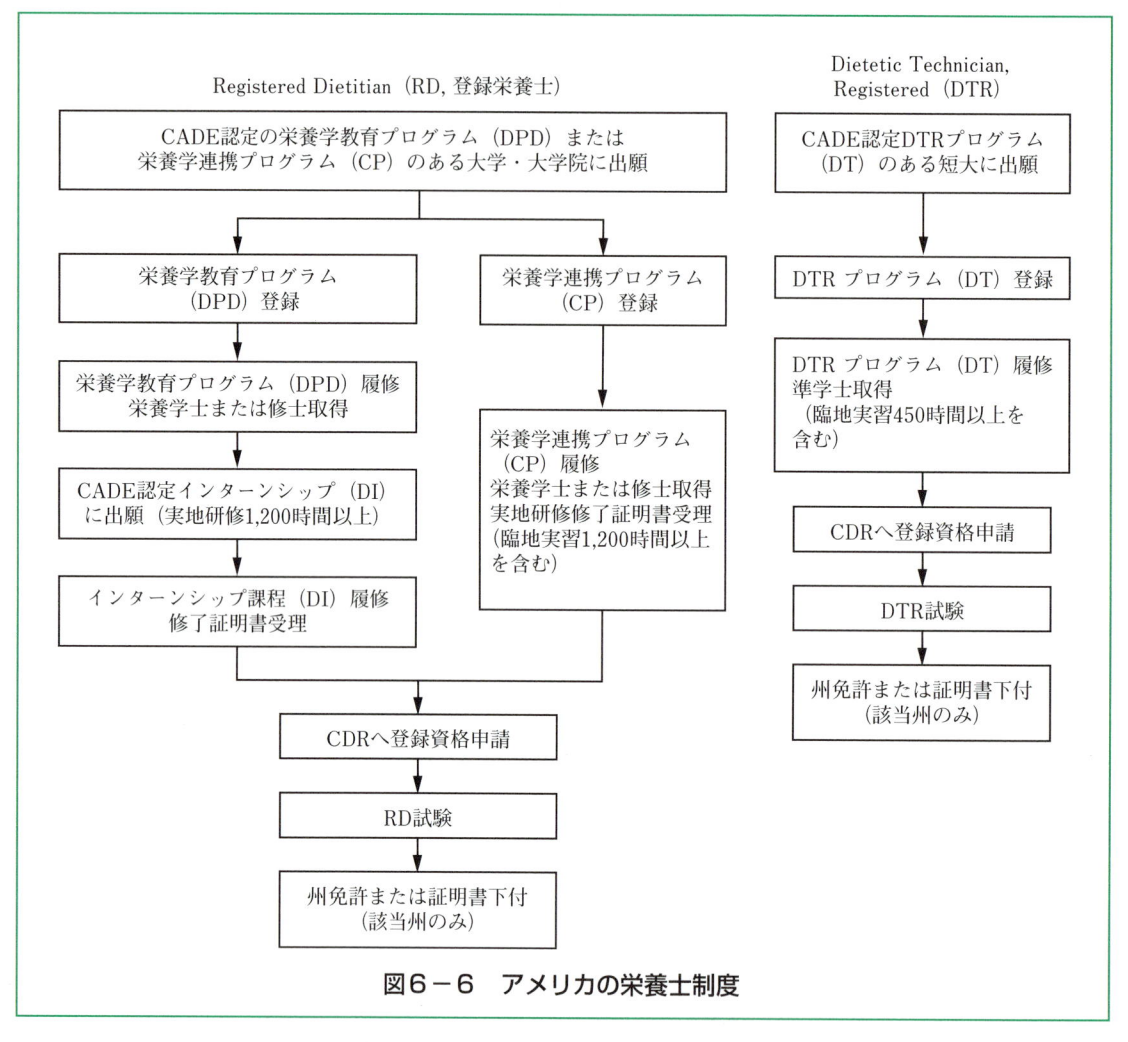

のどちらかであるが，養成課程を卒業した後にインターンシップを実施するのが一般的である。RDを養成するための2年間の大学院プログラムも存在し，このプログラムにはインターンシップも含まれる。そのため，アメリカのRDの約半数は修士号取得者である。養成プログラムに含まれていないインターンシップは有料であることが多く，インターンになるための選抜試験，コンピューターマッチングシステムによる選抜などが存在する。インターンシップには，「臨床栄養」「公衆栄養」「フードサービス[*15]」などが含まれた実習を行う一般型と，特定の専門分野を重視した実習を行う専門型がある。インターンシップはマンツーマンで実施されることが多く，現役のRDプリセプター[*16]から直接指導を受け，ローテーションでさまざまなプリセプターの指導を受ける。インターンシップの受け入れ数に制限があるため，インターンシップを含まない養成課程卒業生の場合，約半数しかインターンシップへ進むことができない。

RD資格取得者の多くはRDとして就職する。RDの職域は，病院などの臨床栄

[*15] フードサービス：アメリカの病院の栄養部は大きく2つに分かれていることが多く，臨床栄養課とフードサービス課（給食の作成，提供，管理）である。ルームサービス形式の給食が増えており，献立作成の業務が存在しない病院も多いため，RDの多くは臨床栄養課にいる。フードサービス課にRDがいる場合も，マネージャーなどの管理者（給食作業というよりは経営管理）が多い。

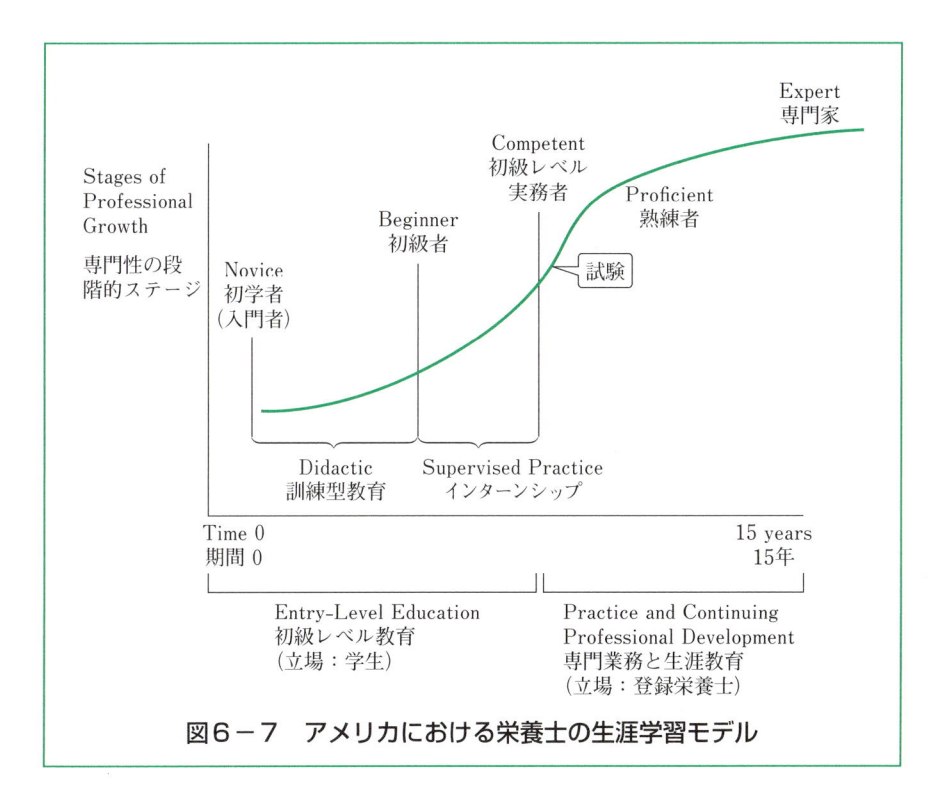

図6-7 アメリカにおける栄養士の生涯学習モデル

> *16 プリセプター：インターンシップ生を指導する教訓者・教育者をさす。自らの業務に同行させ，指導やアドバイス，自覚を与え，専門職として成長させることに協力する。小グループを対象とする場合もあるが，マンツーマンで密接に指導することも多い。1～2週間以上にわたって同一のプリセプターと行動するので，プリセプターの仕事の流れや患者の経時的変化なども学べる。

養分野（55％）がもっとも多く，医療スタッフとして病棟で活躍している。そのほか，食品・栄養管理分野12％，地域栄養分野11％，コンサルタント・ビジネス分野11％，教育・研究分野6％である。RD資格は永久ではなく，5年ごとに更新しなければならない。専門性のキャリアアップのために，米国栄養・食事療法アカデミーは生涯学習モデルを提唱している（図6-7）。

（3）カナダの栄養士制度

カナダのRD養成制度はアメリカと似ている。学士号が必須であり，①養成課程を卒業し学士号を取得した後にインターンシッププログラムを修了するプログラムと，②養成課程とインターンシップが組み合わされたプログラム（インテグレーテッドプログラム）が存在する。しかし，アメリカと同様，卒業後にインターンシップを実施するのが一般的である。大学院でRDを養成するためのインターンシップを含んだ2年間のプログラムも存在する。インターンシップは病院や長期療養施設などにおいて約40週間（約1,600時間）実施している。養成課程に含まれないインターンシップは有料が一般的で，コンピューター選抜システムが導入されている。

RD資格取得者の大部分はRDとして職に就き，職域は，病院，クリニックなどが6割以上を占める

（4）オーストラリアの栄養士制度

オーストラリアの栄養士は，オーストラリア栄養士会の認定資格であり，

APD（Accredited Practising Dietitian）という称号を与えられている。国家試験は存在せず，法的な登録制度もない。学士号は必須であり，現場での臨地・校外実習は養成課程在学中に実施される。臨地・校外実習は，最低20週間（約800時間）を必須条件としている。大学院でRDを養成するためのプログラムも存在するが，科学の学士号を有することが入学条件である。オーストラリアでは大部分の卒業生が栄養士の職に就く。

オーストラリアの制度は非常に特徴があり，熟練度によって3分類されている。新卒の栄養士は条件付APD（Provisional Accredited Practising Dietitian）とされ，Full APDの指導のもとで勤務する。Full APDに昇格するためには，卒業後2年以内に指導者による承認とともに申請しなければならず，実務経験が重視されている。より高度な知識とスキルを有する上級APD（Advanced APD and Fellow）も存在する。

（5）イギリスの栄養士制度

イギリスの登録栄養士（Registered Dietitian, RD）は，医療職員審議会（Health Professions Council, HPC）により統制されている。学士号は必須である。4年生大学でRDを取得するプログラムに加え，大学院でRDを養成するためのプログラムも存在する。臨地・校外実習は，在学中に行われる。一般的に28週間，時間数に換算すると約1,120時間の実習が実施されている。実習の内容は臨床栄養分野が中心であり，そのほかの医療関係者とともに実習する。資格を保持するために，2年ごとの登録更新が必要である。

イギリスは臨地・校外実習の内容に特徴があり，臨地・校外実習を段階的に設定し，実習A，B，Cとよばれる3つに分類している。実習Aでは仕事内容や役割，環境を知る。実習Bでは実習Aで得た経験をもとに，特定の患者，集団を対象とした場合の理論，知識，スキルを獲得する。実習Cは，臨床的な理論を実践に応用するステージで，より複雑な臨床ケースに介入する機会を与えられ，多くの専門家領域で臨地・校外実習を行うとされている。イギリスでは約60％が病院またはファミリードクターに就職し，10％は健康教育分野に就職している。

（6）そのほかのヨーロッパ各国の栄養士制度

ヨーロッパの各国はそれぞれ独自の栄養士養成制度を有している。学士号が必須ではない国は，フランス，ドイツ，スイス，スペインなどである。

ヨーロッパのなかには，専門性により栄養士を分類して養成している国がある。卒業後に専門性を分けるのではなく，栄養士養成課程の段階から専門的な教育を受けさせる制度であり，卒業した栄養士には特有の名称を与えている。Administrative Dietitianは，給食管理を専門として学んだ学生に与えられ，Clinical Dietitianは，治療や疾病予防のための臨床栄養や食事療法に関して重点的に学んだ学生に与えられる。これらの国々においては，日本のように栄養学全般を広く学ぶプログラムもあり，このような一般的な課程を卒業した栄養士を

General Dietitianとよぶ。たとえば，ノルウェーには，おもに臨床に携わるClinical Dietitianと給食業務に携わるAdministrative Dietitianの2種類が存在し，Clinical Dietitianは5年間の教育を受けた学士であり，臨地・校外実習を約3週間（時間数にして約83〜98時間）実施するのに対し，Administrative Dietitianは2年間で取得でき，学士号も必須ではなく，臨地・校外実習も必須ではない。ノルウェー以外のヨーロッパの国では，臨地・校外実習の時間数が多く，500時間を下回る国はほとんど存在しない。

ヨーロッパの多くの国では，栄養士取得者のほとんどが栄養士として就職しており，臨床分野で医療スタッフとして活躍している国が多い。病院などで医療スタッフとして勤務する者の割合は，ドイツ約90％，イタリア約80％，アイルランド約80％である。

8. アメリカ登録栄養士試験出題基準

巻末に2012年1月1日に発表された米国栄養・食事療法アカデミー（Academy of Nutrition and Dietetics，旧米国栄養士会）の登録栄養士（Registered Dietitian, RD）試験出題基準[7]を示す（⇒巻末資料I, p. 215）。学生諸君が，国際的視野に立って，学ぶべき"栄養学"の内容を考えるための参考資料とすることを期待する。

【参考文献・資料】

第1節

1) 上田惇生編訳『エッセンシャル版，マネジメント，基本と原則』ダイヤモンド社，東京，2001（Peter Drucker, *Management; Tasks, Responsibilities, Practices* (New York: Harper & Row, 1973)）
2) 中野 明『ドラッカーのマネジメント思考』朝日新聞出版，東京，2010
3) The Cochran Library (http://www.thecochranelibrary.com/view/0/index.html)
4) 日本肥満学会『肥満症診断基準 2011』日本肥満学会誌. 2011；17（臨時増刊号）：1-78

日本肥満学会『肥満症治療ガイドライン 2006』日本肥満学会誌. 2006；12（臨時増刊号）：1-91

5) 日本高血圧学会高血圧治療ガイドライン作成委員会『高血圧治療ガイドライン 2009』ライフサイエンス出版，東京，2009
6) 日本動脈硬化学会『動脈硬化症予防のための脂質異常症治療ガイド2008年版』協和企画，東京，2008

7）日本糖尿病学会『糖尿病治療ガイド 2008-2009』文光堂，東京，2009．その他

8）World Cancer Research Fund/American Institute for Cancer Research. *Food, Nutrition, Physical activity, and Prevention of Cancer : a Global Perspective.* American Institute for Cancer Research, Washington DC, 2007

9）厚生労働省『日本人の食事摂取基準（2010年版）』『「日本人の食事摂取基準」策定検討会報告書』厚生労働省生活習慣病対策室，東京，2009（薄いブルーの表紙）

田中平三『日本人の食事摂取基準 2010年版 完全ガイド』(臨床栄養別冊)，医歯薬出版，東京，2009

10）www.mhlw.go.jp/bunya/kenkou/undou01/pdf/data.pdf

11）田中平三『臨床栄養学専門職業人は「知識＋技術」よりも「患者との人間関係」を大切に』臨床栄養，2011；118：44-45

2節

1）上田惇生編訳『エッセンシャル版，マネジメント，基本と原則』ダイヤモンド社，東京，2001（原典：Peter Drucker. *Management; Tasks, Responsibilities, Practices,* New York, Harper & Row, 1973)

2）中野 明『ドラッカーのマネジメント思考』朝日新聞出版，東京，2010

3）岩崎夏海『もし高校野球の女子マネージャーがドラッカーの「マネジメント」を読んだら』ダイヤモンド社，東京，2009

4）日本経済団体連合会『企業行動憲章 実行の手引き（第6版)』日本経済団体連合会，東京，2010

第3節

1）萩原弘道『日本栄養学史』(財）国民栄養協会，東京，1960

2）社団法人日本栄養士会『栄養士制度発展のあゆみ ー栄養士会50年のあゆみー』第一出版，東京，1980

3）大磯敏夫『混迷のなかの飽食 ー食料・栄養の変遷とこれからー』医歯薬出版，東京，1980

4）社団法人日本栄養士会『社団法人設立50周年記念誌』東京，2009

第4節

1）藤澤良知『栄養・環境データハンドブック（第13版)』同文書院，東京，2011

2）栄養関連法規集編集委員会『栄養関連法規集（第16版)』建帛社，東京，2011

第5節，第6節

1）特定非営利活動法人日本栄養改善学会監修『管理栄養士養成課程におけるモデルコアカリキュラム準拠0巻 導入教育 信頼される専門職になるために』

医歯薬出版，東京，2011

第7節

1) ILO.*Resolution Concerning Updating the International Standard Classification of Occupations*（ISCO-08）. 2008

2) International Confederation of Dietetic Associations（ICDA）. *2004 Report on Education and Work of Dietitians*, 5-11, 2004

3) International Confederation of Dietetic Associations（ICDA）. *Dietitians Around the World ; Their Education and Their Work.* 4-5, 2008

4) 主任研究者　須永美幸『保健・医療サービス等における栄養ケアの基盤的研究　平成21年度総括研究報告書』厚生労働科学研究費補助金　循環器疾患等生活習慣病対策総合研究事業, 1-191（2008）

5) 笠岡（坪山）宜代，桑木泰子，瀧沢あす香，田中律子，藤生惠子，斎藤トシ子，恩田理恵，山岸博之，江田節子，木村祐子，小谷一子，小田光子，田代晶子，池本真二：日本栄養士会雑誌. 54, 556-565, 2011

6) （社）全国栄養士養成施設協会「就職実態調査」,『平成21年度管理栄養士・栄養士養成課程卒業生の就職実態調査の結果』「日本栄養士会雑誌」54, 48-49, 2008

7) Commission on Accreditation for Dietetics Education, the Accrediting Agency for the American Dietetic Association. *Annual Report. 14*, 2008

8) Rogers D. *Above-Average Pay Gains Seen for Registered Dietitians.* Compensation & Benefits Survey 2007. J Am Diet Assoc, 108, 416-427, 2008

9) Dietitians Association of Australia. *Dietitians Association of Australia（DAA）Manual for Accreditation of Dietetic Education Programs.* 8-15, 2007

10) The British Dietetic Association. *Curriculum Framework for the Pre-Registration Education and Training of Dietitians.* 13-14, 2008

11) NHS Education for Scotland. *Dietetic Practice Placement Project Final Project Report.* 10, 31, 2007

12) European Federation of the Associations of Dietitians. *Education Programmes and Work of Dietitians in the Member Countries of EFAD.* 1-21, 2003

13) Verband Diätässistenten Deutscher Bundesverband e. V. *Training and Examination Regulation for Dieticians and Dietetic Assistants.* 2007

チーム医療と
チームケア

Chapter 07

1．チームワークとリーダーシップ

1）チームワークとは

　人間社会では，特定の目的を達成するために，個人や諸集団が適切な役割を果たし，それらの活動を調整，統合することが必要となる。このため，個々人が所属する部署や部署全体を取りまとめる組織が存在している。これらの部署間では，それぞれの目的があるとともに，部署間の連携によって作業が実施される場合がある。医療分野でも，病院という組織のなかで，各診療科，看護部，栄養部，薬剤部，臨床検査部，事務部といった部署があり，それぞれが必要に応じて連携していることとなる。

　一方，組織にはチームとよばれるものが存在することがある。チームの定義には諸説あるが，ジョン・R・カッツェンバックらは，50以上の団体や企業の50以上のチームに属する数百人へのインタビューの結果から，「チームとは，共通の目的，達成目標，アプローチに合意し，その達成を誓い，互いに責任を分担する補完的な技術を持つ少人数の人たちである」としている。さらに，チームが集団としての成果を生み出すためには，メンバーの合意と信頼を形成した上で，個人自らの責務とメンバー相互の責務を果たさなければならない。そしてその結果，個人の成果は個人のベストを越えることとなり，チームの成果が個人の成果の総和を上回ることになるとされている。

　すなわち，チームとしての存在意義は，単なる仲良しクラブやチームメンバーがお互いの弱点を補完するものではなく，個々の最高のパフォーマンスが発揮され，それらが有機的に統合されることが重要とされている。このため，チームには表7－1に示す要素が具備されていなければならない。これに加えて，チームには他者に説明できる成果を生み出していくための責任が共有されている状

表7－1　チームに具備されるべき要素

1．チームとして達成されるべき明確な目標があり，チームメンバー全員が認識している。
2．メンバーどうしは，協力し合って課題や作業に取り組むとともに，チームの目標達成のために互いに依存しあう関係にある。
3．各メンバーに果たすべき役割が割り振られている。
4．チームのメンバーは誰なのかをメンバーどうしがお互いに明確に認識しあっている。

出典）山口裕幸『セレクション社会心理学24：チームワークの心理学－よりよい集団づくりをめざして』サイエンス社，p11～14より作成

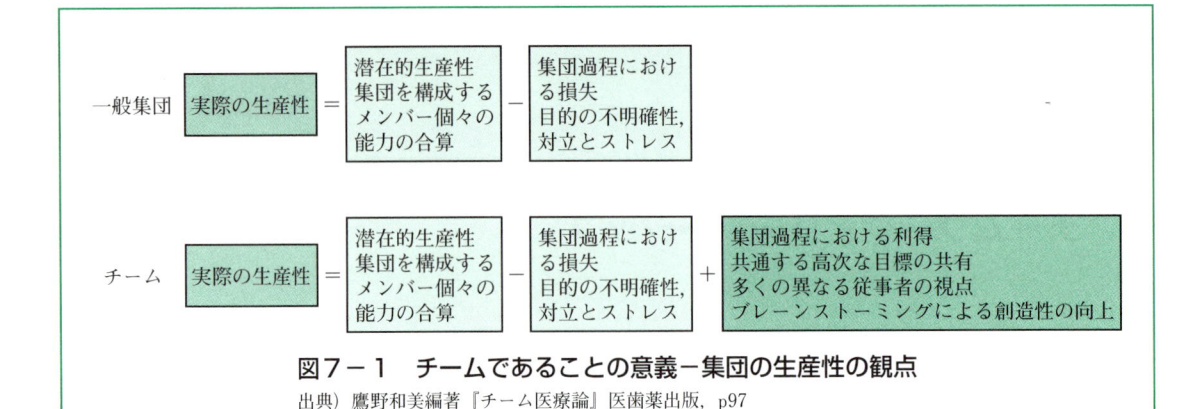

一般集団	実際の生産性	=	潜在的生産性 集団を構成する メンバー個々の 能力の合算	−	集団過程における損失 目的の不明確化， 対立とストレス

チーム	実際の生産性	=	潜在的生産性 集団を構成する メンバー個々の 能力の合算	−	集団過程における損失 目的の不明確化， 対立とストレス	+	集団過程における利得 共通する高次な目標の共有 多くの異なる従事者の視点 ブレーンストーミングによる創造性の向上

図7-1 チームであることの意義−集団の生産性の観点
出典）鷹野和美編著『チーム医療論』医歯薬出版，p97

態であることも，認識しておくことが重要である。

　また，チームであることの意義として，集団の生産性を高めることがあげられている。一般的に集団の実際の生産性は，集団を形成する個々人の能力の合算から，その課題解決に向かって行われる業務のなかで，目的が不明確である部門間の対立やストレスから生じる損失を差し引いたものになる。しかし，チームでは，高次な目的を共有できることや，できるだけ多くの異なる視点を持つ従事者が集合するブレーンストーミングによる創造力の向上などにより，集団過程における損失が抑えられ，実際の生産性が高まることが考えられている（図7-1）。

　そのため，個人作業と比べて，チームではマンパワーの増加や，役割分担の明確化による効率性の拡大によるチームとしての意欲，またメンバーのスキルやコミュニケーションの向上などが生まれるなどのチームとしての利点の循環（サイクル）が回ることになる。しかしながら，チーム内で依存し合う状況やメンバー間の葛藤が生まれると，チームとしての機能が低下するなどのチームのマイナスの循環が回ることが指摘されている（図7-2）。

　そこで，チームの目標を達成するために必要となるのがチームワークである。チームワークの概念については，さまざまな考え方があるが，山本は「チームワークとは，チーム全体の目標達成に必要な協働作業を支え，促進するためにメンバー間で交わされる対人的相互作用であり，その基盤となる心理的変数も含む概念である」としている。つまり，チームワークとは，あるレベル以上の能力を持ったメンバーの能力や技術を量的，質的に結集するだけではなく，良好なチームの雰囲気や相互のコミュニケーションを保つことで，メンバー間で目的意識の統一が図られ，個々のスキルが向上し，チームの目標や問題解決能力の向上を達成することととらえることができる。そこで，チームの指向性を明確にするとともに，メンバー間の活動が有効的に発揮し，それを促進する影響力としてのリーダーシップが必要となる。

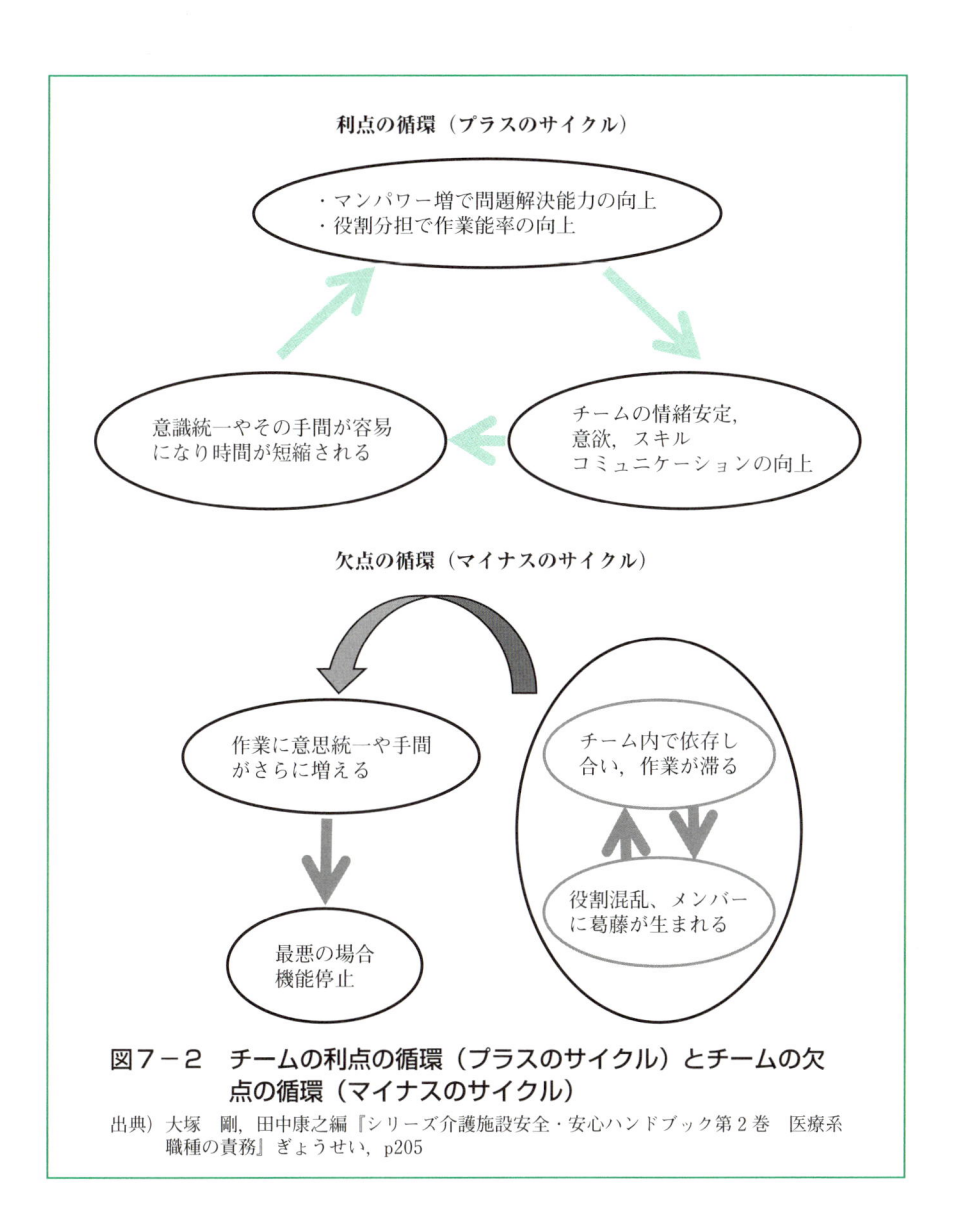

図7-2 チームの利点の循環（プラスのサイクル）とチームの欠点の循環（マイナスのサイクル）
出典）大塚 剛, 田中康之編『シリーズ介護施設安全・安心ハンドブック第2巻 医療系職種の責務』ぎょうせい, p205

2）チームワークにおけるリーダーシップ

　松下は、リーダーシップの代表的な定義として、表7-2のようにまとめている。さらに、リーダーシップはすべての状況に有効なリーダーシップはありえず、特定の状況において限定的に発揮されるのがリーダーシップであると指摘し、K・ブラチャードらが提唱したリーダーシップ適応論を紹介している。

　これらは、「ある状況のもとで、目標達成に向けコミュニケーション過程を通じて発揮される対人影響力である」と定義されている。このリーダーとしての資質は、生まれつき備わっているものとともに、多くは経験と学びによってつくられるものであり、目標の達成を重視し、メンバーに到達すべき目標を明示してその実現をうながす「目標志向型リーダー」と、円滑な組織内コミュニケーション

表7-2　リーダーシップの定義

- ジョージ・R・テリー
— 「リーダーシップとは，集団の目標に進んで努力するよう，人々の活動（行動）に影響を及ぼすこと」

- ロバート・タンネンバーム，アービン・R・ウエシュラー，フレッド・マサリック
— 「状況の中で，特定の目的，ないし目標の達成のために，コミュニケーション・プロセスを通してふるわれた影響力である」

- ハロルド・クーンツ，シリル・オドンネル
— 「リーダーシップは，共通の目的の達成のため，従う人たちに影響を及ぼすことである」

- その他の著作者
— 「リーダーシップは，与えられた状況で，目的達成のため，個人，ないし集団に影響を及ぼすプロセスである」

出典）松下博宣『医療経営士テキスト―創造するリーダーシップとチーム医療　医療イノベーションの創発』日本医療企画, p.44

を重視しメンバーのモチベーションの維持を通じて結果を出そうとする「人間関係維持志向型リーダー」の2つに分けられると考えられている。さらに，この2つのリーダーは，安定した状況と有事の際の状況により，図7-3のように分けることができる。これらは，状況に応じたリーダーシップを発揮し，現状を把握し，その現状を変えるための見通す力や，目標を達成するための自らの行動や所属するメンバーを適合させる能力，メンバー間の意思疎通が円滑となるような調整能力が必要となる。

　現在，医療・介護の分野では，さまざまなチーム医療やチームケアによって，傷病者や要介護者へのケアが実施されている。管理栄養士は，チームワークの重要性を認識するとともに，他の職種との十分なコミュニケーションをとること

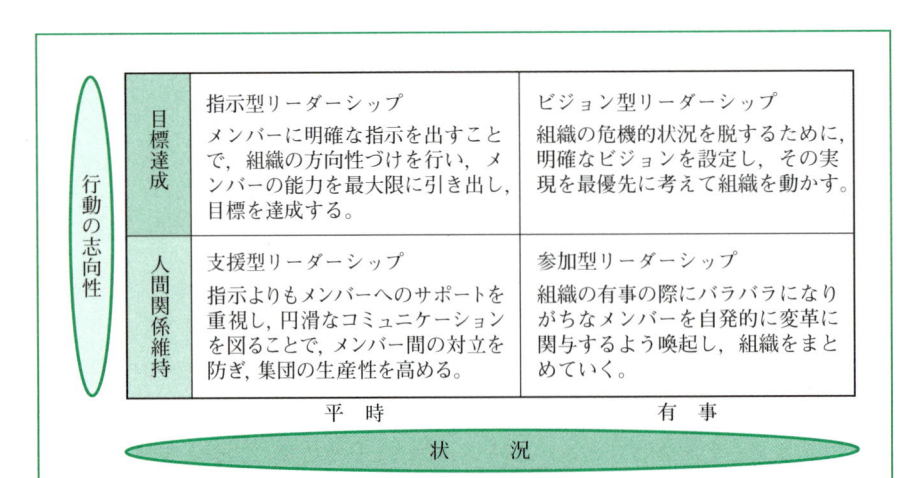

行動の志向性		平時	有事
	目標達成	指示型リーダーシップ　メンバーに明確な指示を出すことで，組織の方向性づけを行い，メンバーの能力を最大限に引き出し，目標を達成する。	ビジョン型リーダーシップ　組織の危機的状況を脱するために，明確なビジョンを設定し，その実現を最優先に考えて組織を動かす。
	人間関係維持	支援型リーダーシップ　指示よりもメンバーへのサポートを重視し，円滑なコミュニケーションを図ることで，メンバー間の対立を防ぎ，集団の生産性を高める。	参加型リーダーシップ　組織の有事の際にバラバラになりがちなメンバーを自発的に変革に関与するよう喚起し，組織をまとめていく。

状況

図7-3　リーダーシップのさまざまなタイプ

出典）小野善生『リーダーシップ（ライトワークスビジネスベーシックシリーズ）』ファーストプレス, p.003および030～079を参考に作成

で，チームの目標が達成できるよう，その専門性を発揮するとともに，場合によってはリーダーシップをとることが求められることになる。

2．保健・医療・福祉の連携

1）保健・医療・福祉の連携の重要性

　日本国憲法には，生命，自由および幸福追求に対する個人の尊重（日本国憲法13条）や，国民が健康で文化的な最低限度の生活を営む権利を有し，国は，すべての生活部面について，社会福祉，社会保障および公衆衛生の向上および増進に努めなければならないこと（同第25条）が明記されている。このことは，すべての国民が，健康的で文化的な生活を営むために，個々のニーズに応じて，保健，医療，福祉からのサービスを平等に受ける権利を有していることになる（図7－4）。これらのサービスは，おもに社会保障費で賄われることになるが，年々増加しており（表7－3），国の大きな財政問題として取り上げられている。厚生労働省の試算では，2025年には医療費は52兆3,000億円に達し，このうち24

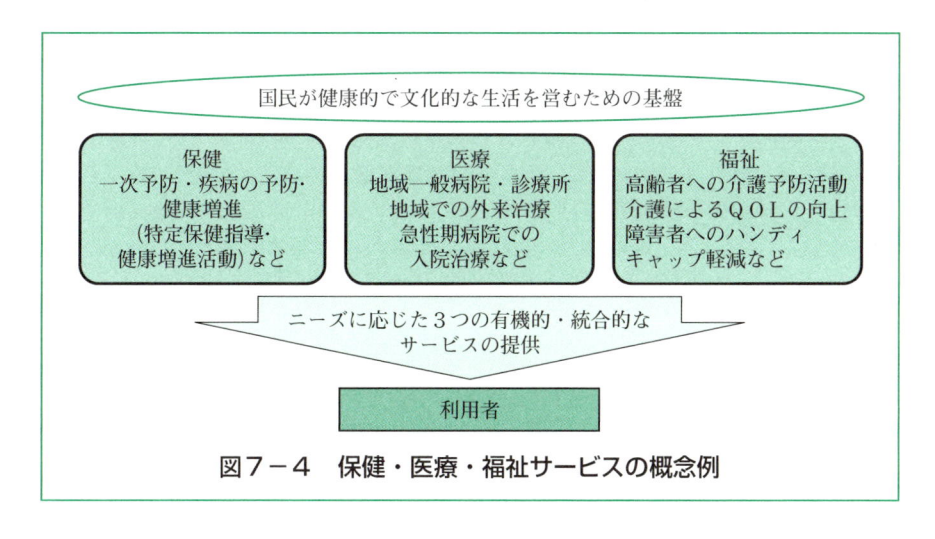

図7－4　保健・医療・福祉サービスの概念例

表7－3　社会保障給付費の推移

	医療費	年金	福祉	合計
2005年	281,094	462,930	133,803（58,795）	877,827
2006年	281,027	473,253	136,818（60,601）	891,098
2007年	289,462	482,735	142,107（63,727）	914,305
2008年	296,117	495,443	149,289（66,669）	940,848
2009年	308,447	517,246	172,814（71,162）	998,507

単位：億円
福祉の（　）は介護対策費用

兆1,000億円が高齢者医療費となるとしている。

　病気は誰も避けては通れないものである。その予防や治療のために，保健や医療サービスが，一般的なものとして国民全体が受けてきた。一方，これまでの福祉は，児童，障害者，高齢者など特定の限られた人を対象としていた。しかし，わが国の人口構造は少子高齢化へと変化しており，また疾病の構造の変化，家族構成，経済状況や生活様式の多様化などの社会構造の変化から，国民の誰もが福祉サービスを受けることがありうる状況となっている。こうした状況に対して保健，医療，福祉の各サービスが単独であたっても解決することは難しく，保健・医療・福祉のサービスを総体的に実施していくことが求められている。そのひとつに，介護保険制度がある。

　これは，高齢社会や核家族化の進展から要介護者を社会全体で支えるとともに，高齢者の社会的入院を解消し，在宅での介護の促進を目的として，2000（平成12）年より開始したものであるが，同年度では要介護者認定数が218万人であった。しかし，その後，2010（平成22）年には487万人（要支援者を含む）となっている（図7－5）。さらに図7－6は，2025年度における高齢者で寝たきりや要介護の認知症の人数を示したものであるが，両者で270万人に達し，国民の約50人に1人が寝たきりとなる状況が予測されている。

　これらの高齢者は，慢性疾患などを有している場合が多い。そのため医療費増加抑制の観点から，医療の場だけで対応するのではなく，在宅で医療サービスを受けながら，生活支援としての福祉サービスである介護を受けるという医療と福祉の連携，およびそのコーディネートとしての保健の役割が重要性を増してい

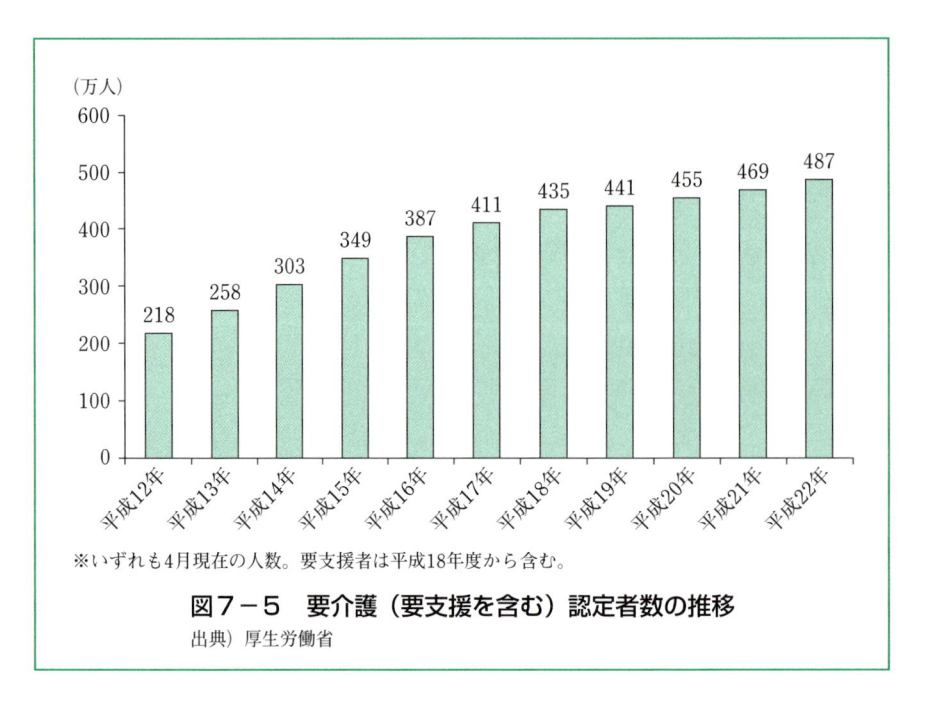

（万人）
年度	人数
平成12年	218
平成13年	258
平成14年	303
平成15年	349
平成16年	387
平成17年	411
平成18年	435
平成19年	441
平成20年	455
平成21年	469
平成22年	487

※いずれも4月現在の人数。要支援者は平成18年度から含む。

図7－5　要介護（要支援を含む）認定者数の推移
出典）厚生労働省

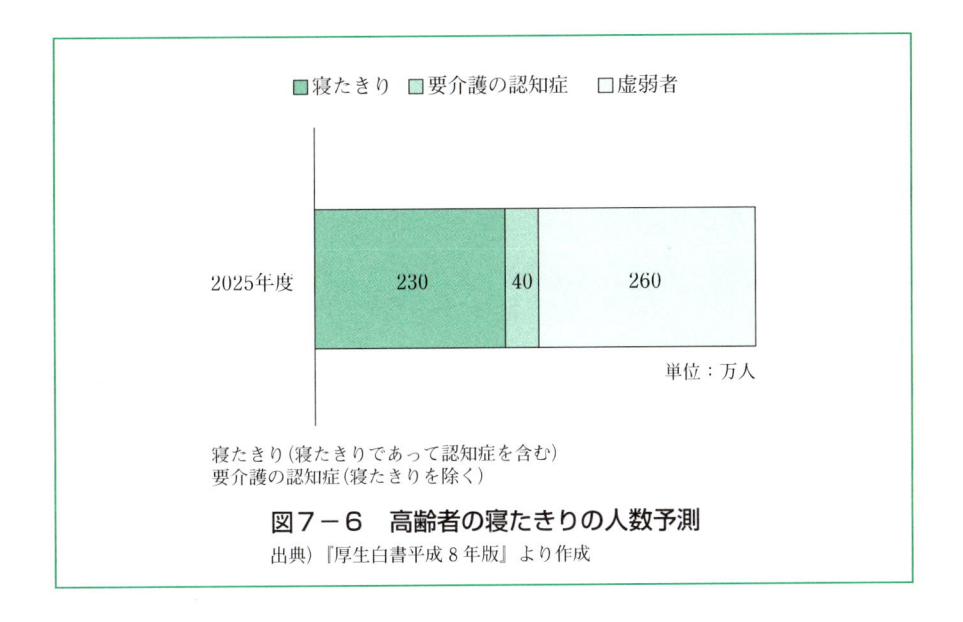

図7-6 高齢者の寝たきりの人数予測

2025年度：寝たきり(寝たきりであって認知症を含む) 230万人、要介護の認知症(寝たきりを除く) 40万人、虚弱者 260万人

出典）『厚生白書平成8年版』より作成

る。また，介護を要する高齢者は，さまざまな疾患を有し，長期の療養の必要性を生じる可能性があることから，医療と福祉の連携は欠かせないものとなっている。

一方，糖尿病，脂質異常症，高血圧症などの生活習慣病は，動脈硬化，さらには脳血管疾患へと進展し，その後遺症から，将来的に介護を要する事態へとなりかねない。そのため，生活習慣病*1発症の予防のための保健サービスの充実，また発症後の医療サービスによる悪化防止対策を実施しつつ，これらの連携をとることが重要となっている。ほかにも，少子化対策の観点からは，母子保健対策の充実，ノーマライゼーション*2の観点からは，障害者が障害を持たない人と同等に生活し，自立するための環境整備などへの対応など，保健・医療・福祉のそれぞれが独立して対応しては解決することが困難な課題が多く存在している。このため，保健・医療・福祉の3つが公正で効率の良い連携，統合したサービスを提供していくことが重要となっているのである。

2) 保健・医療・福祉の連携の概念

連携とは，広辞苑によると「同じ目的を持つ者がお互いに連絡をとり，協力し合って物事を行うこと」と定義されている。

保健とは，健康の保持・増進，疾病予防・回復などのために地域社会や個人の健康レベルを向上させることであり，こうした保健行政を取り扱う行政機関が，国（厚生労働省），都道府県・政令市・東京23区（保健所の設置），市町村（保健センターの設置）である。住民への直接的なサービスは，市町村保健センターが行い，保健所は専門的機能を有する活動や市町村の保健センターへの専門的かつ技術的支援が求められている。また，市町村が行う介護基盤の整備，福祉サー

*1 生活習慣病：
疾病の発症に，栄養素の過剰摂取や不足，喫煙，飲酒，運動不足などの生活習慣が深くかかわっている疾病を生活習慣病（lifestyle related disease）とよぶ。2型糖尿病，脂質異常症や慢性閉塞性肺疾患，一部のがんなども含まれる。

*2 ノーマライゼーション（Normalization）：
福祉全般的な考え方として，障害を持っている人も持っていない人も，すべての人が個人として尊重され，偏見，差別を受けることなく，地域や一般社会のなかで平等に権利と義務を分かち合い，普通に暮らせる生活をめざす理念のこと。

ビスの提供, 介護保険制度の運営などへの支援も大きな役割となっている。

医療の定義としては, 医療法（2011（平成23）年8月30日改正）に示されており（表7-4), また, 国, 地方公共団体はそこに示される理念に基づき, 国民に対し良質かつ適切な医療を効率的に提供する体制が確保されるよう努めなければならないことも明記されている。現在, 医療分野では, 生活習慣病の増加などの疾病構造の変化や国民の医療への期待, ニーズの変化などへの対応が大きな課題となっている。たとえば, 在宅において終末期を迎えることを希望する者が増えているが（図7-7), 医学の進歩とともに, 高度な医療技術の提供を求める者も増加しており, 患者個々の医療ニーズの多様化への対応が迫られている。こうしたニーズに応えていくためには, 医療分野のみで対応することは, 困難で

表7-4 医療の定義（医療法）

第1条の2　医療は, 生命の尊重と個人の尊厳の保持を旨とし, 医師, 歯科医師, 薬剤師, 看護師その他の医療の担い手と医療を受ける者との信頼関係に基づき, 及び医療を受ける者の心身の状況に応じて行われるとともに, その内容は, 単に治療のみならず, 疾病の予防のための措置及びリハビリテーションを含む良質かつ適切なものでなければならない。

2　医療は, 国民自らの健康の保持増進のための努力を基礎として, 医療を受ける者の意向を十分に尊重し, 病院, 診療所, 介護老人保健施設, 調剤を実施する薬局その他の医療を提供する施設（以下「医療提供施設」という。), 医療を受ける者の居宅等において, 医療提供施設の機能（以下「医療機能」という。）に応じ効率的に, かつ, 福祉サービスその他の関連するサービスとの有機的な連携を図りつつ提供されなければならない。

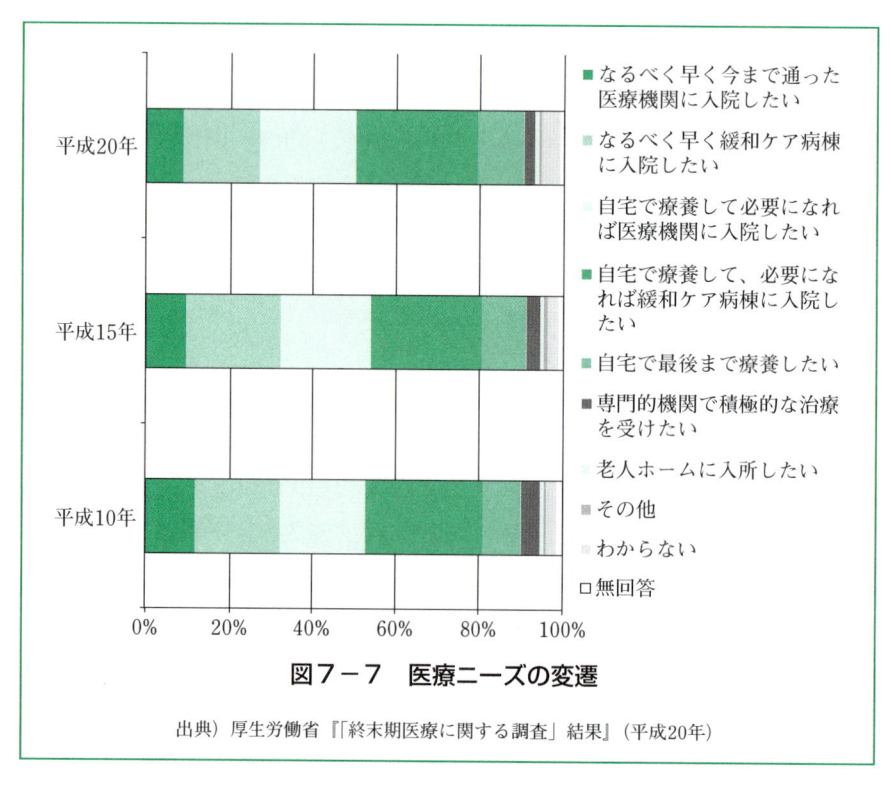

図7-7　医療ニーズの変遷

出典）厚生労働省『「終末期医療に関する調査」結果』(平成20年)

あり，保健・医療・福祉の連携のもとでの総合的なサービスを展開していくことが求められている。さらに，医療分野のなかでも，かかりつけ医師，一般病院，特定機能病院，療養型病床群を有する病院間の連携も必要とされている。

一方，福祉についていえば，おもに高齢者福祉，障害者福祉，児童福祉の3分野に分けることができる。これらのなかで，高齢者へは，在宅におけるホームヘルパーによる食事・入浴・排泄などの生活そのものへの援助や生活環境の整備，また特別養護老人ホーム，老人保健施設などにおける介護が実施されている。このいずれのサービスにあっても利用者への日常的な，または緊急時の医療分野からのバックアップ体制は，不可欠となっている。

以上のようなことから，保健・医療・福祉の連携は，それぞれの分野が，相互に有機的な連携を保ち，国民個々のニーズに応じた健康的で文化的な生活を営む権利を達成し，一人ひとりのQOLを高めていくことを目的とするものといえよう。

3）保健・医療・福祉の連携と管理栄養士・栄養士

管理栄養士は，さまざまな対象者の栄養状態を判定し，栄養ケア計画を作成し，栄養管理や栄養指導を実施する専門職である（⇒本章第3節，4節）。たとえば，保健分野では「健康日本21」の推進，医療分野では傷病者に対する栄養指導・栄養管理，福祉分野では個々の状態に応じた栄養マネジメントの実施を中心となって行うことが求められている。これらの活動の有機的な連携も，保健・医療・福祉の連携を推進していくために重要となっている。具体的には，医療機関同士や医療・福祉間での対象者の栄養関連情報を共有化することで，対象者の栄養ケアを充実していくことがあげられよう。

今後，わが国の社会構造や経済状況，家族構成，保健・医療・福祉の施策が変化していくなかで，管理栄養士もまた保健・医療・福祉の連携のもとで活動していく責務が課せられていくものと考えられる。

3．関連職種の種類と連携

1）チーム医療における連携の型

従来から医療現場において，患者への診療計画や栄養ケアについては，その内容を主治医が決定し，看護師，薬剤師，管理栄養士などの各専門職種に指示を出す形態（体制）がとられている。とくに急性期医療や手術時，緊急時では，迅速かつ効果的な医療の提供が求められるため，このチーム形態が展開されることが多く，すべての権限と情報が医師中心に集められる。医師は総合的な判断を行い，その内容や情報は関連職種や患者に伝えられる。この場合，チームのリーダ

たて型の形態

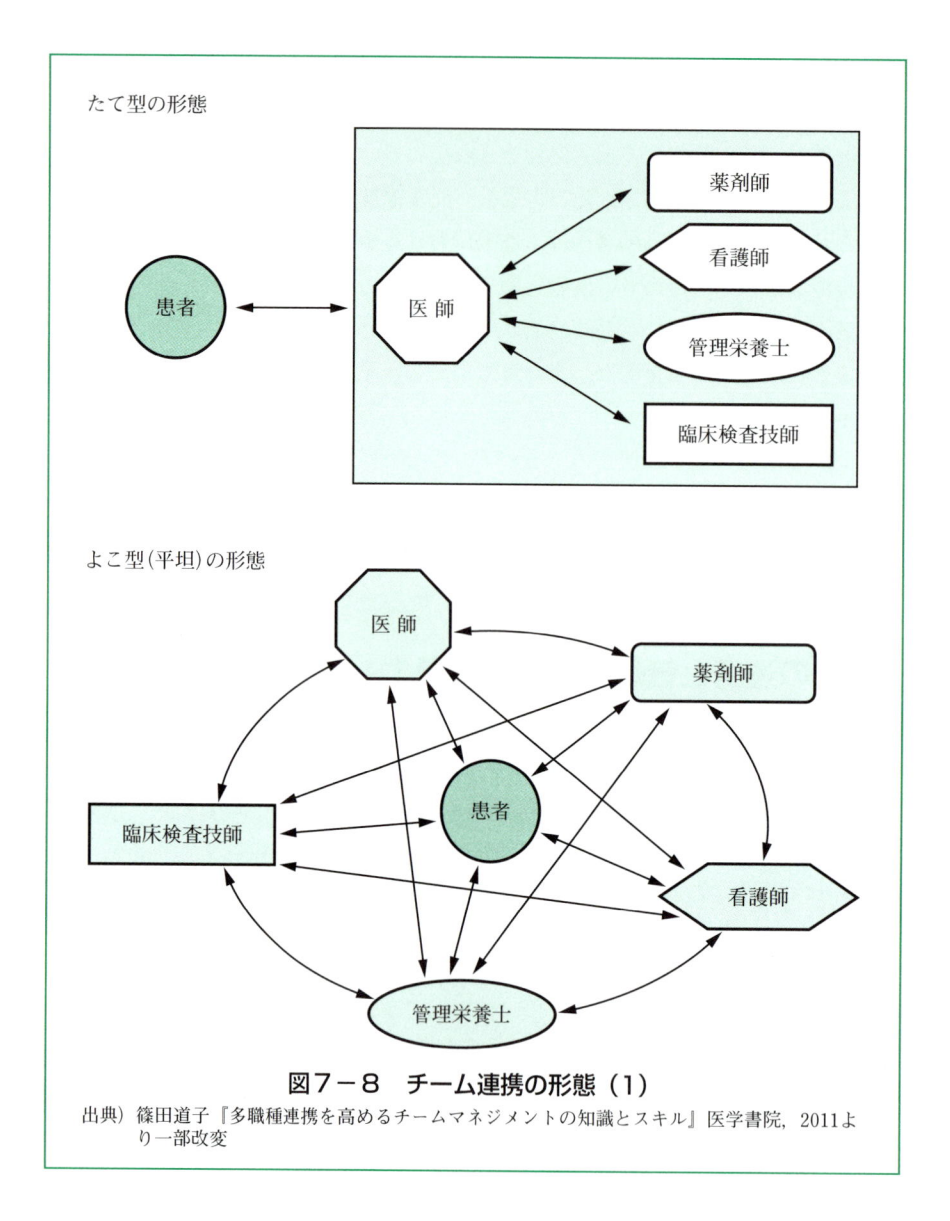

よこ型(平坦)の形態

図7-8 チーム連携の形態（1）
出典）篠田道子『多職種連携を高めるチームマネジメントの知識とスキル』医学書院，2011より一部改変

ーは医師で，チームの考えは医師が決定した内容となり，その伝達はたて型に一方向の形態である。

　こうした医師とそれぞれの関連職種との間では，情報共有のために報告，連絡，相談は密に行われ，医師の迅速な意思決定が行われる。しかし，その情報は，それぞれの専門的な立場からの情報に限定され，関連職種の相互の情報共有などの連携は希薄である。診療報酬のなかでも，医師にすべての権限が与えられ，医師の対応が必要とされる。

　しかし，近年，医療の質や安全性の向上，および医療の高度化・複雑化に伴う業務の増大や専門分化が進み，医師だけの知識や技術だけでは多様な情報を総合的に判断することが難しくなってきた。そのため，このような医師中心の体制が

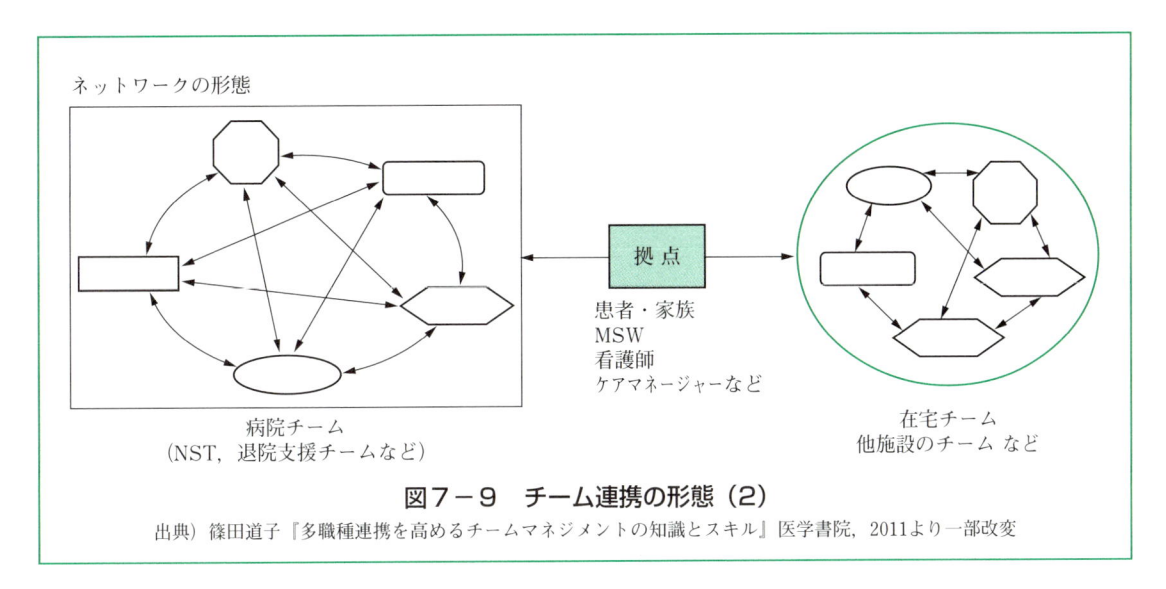

```
ネットワークの形態
```

図7-9　チーム連携の形態（2）

拠点：患者・家族 MSW 看護師 ケアマネージャーなど

病院チーム（NST，退院支援チームなど）　　在宅チーム 他施設のチーム など

出典）篠田道子『多職種連携を高めるチームマネジメントの知識とスキル』医学書院，2011より一部改変

見直されてきている。

　患者の状況に的確に応えた医療を提供するには，多種多様な専門職種が目的を共有し，情報や意見を交換しながら（相互に連携しながら），補完し合い決定していくことが不可欠になってきている。この場合，チームのリーダーは必ずしも医師ひとりではなく，どの職種であってもよく，内容の決定はチーム全体の総意になる。情報の伝達は，たて型ではなく，できるだけよこ型で相互に流れる平らな形態を保つ必要がある。関連職種間の連携は，濃厚で協働することが大切である[1]（図7-8）。

　また，1施設内だけでなく，近隣地域にある関連機関やチームと連携（ネットワーク）をとることで，患者のケアが継続して行われるようになってきている。たとえば，NST（Nutrition Support Team，栄養サポートチーム）と在宅チーム，退院支援チームと他施設内のチームなどである。また，2つのチームをつなぐ拠点が必要になるが，ネットワークの種類により配置される職種は異なる（図7-9）。若林は，ネットワーク組織の特徴について，フラットで柔軟な結合，組織の壁を越えた協働，ネットワークを通じた資源・人材・情報の動員，外部環境が判断基準，自己組織的で柔軟な変化，の5つを指摘している[2]。一方，課題としては，複数のリーダーが存在するため，調整に時間がかかり，指示関係が曖昧になる。患者や家族，チームが満足するには，信頼関係で結ばれた「顔が見える関係」が大切である。それゆえ医療・福祉分野では，ある程度固定した個人・チームによるネットワークモデルが現実的であるとしている[1]。

2）医療施設における専門職種

　厚生労働省は『平成22年（2010）医療施設（動態）調査・病院報告書の概況』において，「病院における職種別にみた従事者」として関連する専門職種の動向

表7-5 病院の職種別医療従事者

・医師	・歯科医
・看護師 ・助産師	・保健師 ・准看護師
・薬剤師	
・管理栄養士	・栄養士
・理学療法士 ・言語聴覚士 ・義肢装具士	・作業療法士 ・視能訓練士
・精神保健福祉士 ・社会福祉士 ・医療社会事業従事者（医療ソーシャルワーカー）	・介護福祉士
・診療放射線技師	・診療エックス線技師
・臨床検査技師 ・臨床工学技士	・衛生検査技師
・歯科衛生士	・歯科技工士
・あん摩マッサージ指圧師	・柔道整復師
・事務職員　（メディカルクラーク）	

出典）厚生労働省『平成22年度（2010）医療施設（動態）調査・病院報告書の概要―4．病院における従事者（1）病院における職種別にみた従事者』

を調査しており，医師をはじめ看護師，管理栄養士・栄養士，薬剤師など，表7-5に示す28の職種をあげている[3]。このなかには臨床心理士，診療情報管理士なども含まれる。各チームの目的に合わせ，専門職種のメンバー構成や内容，方法は異なるが，それぞれの専門知識と技術を用いて，チーム内で自律的に，また協働して機能することが重要である。

3）チーム医療における連携とは

厚生労働省は『チーム医療推進のための基本的な考え方と実践的事例集』のなかで，医療の質の改善を図るためには①コミュニケーション，②情報の共有化，③チームマネジメントの3つの視点が重要であり，効率的な医療サービスを提供するためには①情報の共有，②業務の標準化が必要である[4]，としている。なかでもコミュニケーションをとることは，メンバーが増えれば増えるほど，複雑になり調整や管理が必要になるが，正確な情報伝達を行い，共通の目標を獲得するためには不可欠である[4]。医療従事者は，個人のコミュニケーションスキルを改善させるだけでなく，話しやすい場の提供という環境整備を行っていくことも大切である[5]。

表7-6　情報共有方法と職種の配置方法によるチーム医療の分類

	（1）必要に応じて専門性の高い各職種がチームを形成	（2）必要な職種を病棟に配置
（A）多職種がカンファレンス等において，すりあわせを行って情報を共有する	例）急性期医療の中核部分	例）回復期リハビリテーション病棟など
（B）電子カルテやクリニカルパス等の活用により業務と情報の標準化	例）在宅医療など	例）急性期医療の周辺部分など

出典）厚生労働省『チーム医療推進のための基本的な考え方と実践的事例集』2011

　解決すべき問題に対し，複数の専門職種がかかわることは，多くの異なった観点からの技術や知識が提供できることになり，よりよい包括的なサービスの提供が期待できる。しかし逆に専門職種が多い場合には，職種の違いからその目標設定の内容や到達過程が異なり，情報の共有や協働にズレが生じる場合がある。そのためには，連携を密にする必要があるが，さらにチームのメンバーは「あらゆる見方があり得る」ということを理解しておく必要がある。また，協働の過程では，各メンバーがお互いの職種の役割を尊重して，ケアにあたることが重要である。

　また厚生労働省では，現在の医療現場で取り組まれているチーム医療について，各職種間における情報共有の方法，および各職種の配置方法により分類している。各職種間における情報共有の方法としては，①多職種が集まった時点でカンファレンスやミーティングなどを実施し，そのなかですり合わせを行って情報を共有する，②在宅医療などのように電子カルテやクリニカルパスなどを活用し，業務と情報を標準化することにより情報を共有する[4]，がある（表7-6）。

4）各チームに関連する職種とその役割

　近年，医療施設では，NSTをはじめとして褥瘡対策，摂食・嚥下，呼吸療法，心不全，手術部位感染（SSI：Surgical Site Infection）対策，感染制御（ICT：Infection Control Team），医療安全，緩和ケア，生活習慣病対策，退院支援など多くのチームが検討されている。

（1）NST（栄養サポートチーム）

　患者の栄養状態を評価し，低栄養状態にある患者に対して栄養管理を行うことで，治療の促進，早期回復，感染症などの合併症の予防，治療費の削減，平均在院日数の短縮，患者のQOLの向上に結びつけることができる。関連職種は，医師，管理栄養士，看護師，薬剤師，言語聴覚士，理学療法士，作業療法士，医療ソーシャルワーカー（MSW：Medical Social Worker）などであるが，対象患者の状態により，その他の専門職種も参加する（⇒Chapter 7 第4節，p.155）。

表7-7　褥瘡対応チームの職種と具体的な仕事内容

- 医師：治療の実施，およびチームリーダとして，治療方針の決定，チーム活動の総合的な管理。
- 看護師：患者の評価および対策の実施。患者および家族への指導。また，チームの調整役として各種職種の召集などを行う。
- 管理栄養士：適正栄養量の確保による発症および重症化予防。患者の栄養状態の評価・モニタリング。患者の状態および褥瘡のステージに応じた必要栄養量と栄養補給法の提案および提供。退院時の栄養食事指導。
- 薬剤師：薬剤の総合的管理。病態や褥瘡の状態に見合った薬剤の選択。褥瘡状態と薬剤の適正評価・モニタリング。薬剤指導。
- 理学療法士・作業療法士：リハビリの効果による発症・重症化予防と治療の補助。

表7-8　緩和ケアチームの職種と具体的な仕事内容

- 医師：外科，内科，麻酔科，精神科などの医師による患者の治療や緩和ケアについてのアドバイス。
- 看護師：集めた情報からカンファレンスの中心となり，病棟と緩和ケアチームの連携を図る。
- 管理栄養士：患者の病状に合わせた栄養補給法の検討および提供。栄養食事指導。
- 薬剤師：患者の状態に合わせた薬剤調整。
- 臨床心理士：病棟スタッフに臨床心理学的な視点から助言。
- MSW：他機関との連携や社会的，経済的な問題がある場合に，在宅ケアなどや資源の調整。

（2）褥瘡対策チーム

　褥瘡のある患者，または褥瘡の発生予防のために，患者の状態を評価し，個々の患者の状態に応じた対策や治療を行い，褥瘡の発生や重症化予防，早期治療による原疾患に対する治療効果の向上をめざす。関連職種は医師，看護師，管理栄養士，薬剤師などである。表7-7に各職種の具体的な仕事の内容を示す。

（3）緩和ケアチーム

　がん治療を継続する患者や家族に対して，患者の身体的，精神的な症状の緩和に関するコンサルテーションを行う。治療と併行して行われ，さまざまな苦痛が取り除かれることにより心身の安定が図られ，治療やケアに臨めるようになる。関連職種は医師，看護師，管理栄養士，薬剤師，臨床心理士，MSWなどである。表7-8に各職種の具体的な仕事の内容を示す。

（4）退院支援チーム

　病院などで医療を受けた患者・家族に対し，退院後も入院前の生活ができるだけ継続できるよう，さまざまな生活ニーズや課題に応じて，ライフステージに合った適切な療養状況や必要な医療の提供方法などを検討しかかわっていく。退院後の生活支援を受けることで，早期に在宅生活の復帰が可能となる。院内のそれぞれの職種がチーム医療・連携協働意欲を持つことで，病院と地域の関連機関や各職種との連携強化が図れる。患者へ継続した医療の提供が行え，患者の療養生活の維持・向上につながる。関連職種は医師，看護師，保健師，薬剤師，管理栄

表7-9 退院支援チームの職種と具体的な仕事内容

- 医師：病状説明。退院後の具体的方針。退院後の医療施設との連携体制の確認。
- 看護師：在宅ケアに向けた患者指導。退院後，通院時外来との連携方法の検討。
- 薬剤師：薬剤指導。地域薬局との連携。
- 管理栄養士：在宅に向けた栄養食事指導。必要栄養量確保の方法。栄養管理に関する情報提供。
- 理学療法士・作業療法士・言語聴覚士：退院支援に向けた患者指導。摂食嚥下障害に対する指導。日常生活活動（ADL：Activities of Daily Living），手段的日常生活活動（IADL：Instrumental Activities of Daily Living）の情報提供。
- 退院支援部門（MSW，看護師，保健師）：在宅医，訪問看護ステーションなど必要な地域医療機関の確保。患者をとりまく地域医療機関や関係機関への情報提供。地域医療機関や関係職種との調整（相談，協議など）。必要な社会資源の説明。
- 事務員：医療費の説明など。

養士，理学療法士・作業療法士・言語聴覚士，MSW，事務員などである。表7-9に各職種の具体的な仕事の内容を示す。

4．栄養管理とNST

1）栄養管理とは

　医療機関における栄養管理とは，患者の栄養状態を把握し，栄養上必要な介入により，適正な栄養補給を行うことで栄養状態を改善し，疾病の予防，早期治癒，合併症や増悪防止，再発防止，リハビリテーションの推進やQOLの向上につなげることである。これらの栄養管理を効率よく行うには，図7-10のような栄養管理体制（栄養ケア・マネジメント）を構築することが必要である。

① 栄養スクリーニング：患者の栄養リスクを抽出する。
② 栄養アセスメント：患者の栄養状態を評価・判定し，問題点を明確にする。
③ 栄養管理計画（栄養ケアプラン）の作成：①，②の結果に基づき作成する。
　　いつ，どこで，だれが，何を，どのくらい，なぜ，どのように，提供するかを具体的に計画する。
　　・栄養補給計画・・・適正な栄養量を算定し，栄養補給量，栄養補給方法などを具体的に検討する。
　　・栄養教育計画・・・栄養状態改善へと食生活を変容させるための方法を具体的に検討する。
　　・他職種との連携・・医師，看護師，薬剤師，理学療法士，作業療法士，言語聴覚士，ソーシャルワーカーなどの他職種と連携し検討する。
④ 栄養管理計画の実施・チェック
⑤ 栄養モニタリング・再評価：栄養モニタリングは定期的に行い，栄養管理計画にあげられた問題点の改善程度を評価，判定する。得られた結果は，②へフィードバックする。

図7-10 栄養管理体制

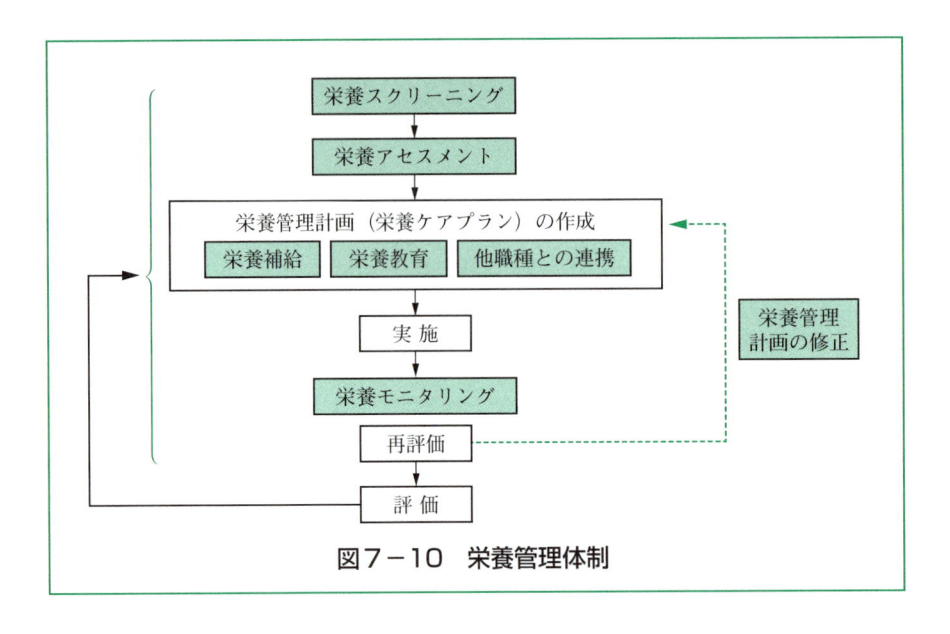

⑥ 評価：スクリーニングからモニタリングまでを総括的に評価する。

2) NST
(1) NSTのはじまり

　NSTは，1970年代にアメリカのシカゴにおいて，入院患者の低栄養状態を改善するために，代謝・栄養学の専門家が集まり，栄養管理の重要性を唱え，チーム医療の組織を検討したことからはじまったといわれている。1980年にはその有効性が認められ，全米に広がり，その後ヨーロッパなど世界各国に広がった。

　わが国でのNSTの導入はやや遅く，1999（平成11）年においても，NSTを稼動していた施設は大学病院を中心に全国でわずか13施設であった。その上，ほとんどが単科や少数科内での活動に限られており，現在のような全科横断的な組織を有していたのは2～3の施設であった[1]。しかし，NSTの導入による経済効果や2001（平成13）年日本静脈経腸栄養学会がNST設立の全国展開運動である「NSTプロジェクト」を立ち上げたことからその数は増え，2011（平成23）年現在，日本静脈経腸栄養学会のNST稼動施設登録数は，1,509施設となっている[2]。

(2) NSTの活動目的と医療効果

　NSTの活動目的は，入院患者の栄養障害（低栄養・過栄養）の早期発見および栄養療法の早期開始と同時に，スタッフの代謝・栄養学の知識，管理技術の向上にある[3]。

　適切なNSTの導入は，疾病に対する治療効果が期待でき，合併症や死亡率の減少，ひいては在院日数の短縮と入院費の削減などにもつながることである。NSTの医療効果を表7-10に示す[4]。

表7-10　NSTの医療効果

1. 適切で質の高い栄養管理の提供
2. 栄養障害の早期発見と栄養療法の早期開始
3. 栄養療法による合併症の減少
4. 罹患率・死亡率の減少
5. 医療スタッフの知識・技術の向上
6. 栄養素材や資材の適正な使用による経済節減
7. 在院日数の短縮と入院費の削減
8. 在宅治療症例の再入院や重症化の抑制

出典）田中芳明『NST栄養管理パーフェクトガイド（下）NSTの実践』医歯薬出版，一部改変

（3）NSTの組織化

　NSTは，栄養療法を横断的に行うことが必要なチーム医療であることから，欧米では専属組織や専属チームが設立されていた。一方，日本では新たに専属のメンバーを増員することなどが難しい医療状況であったため，同様の組織づくりではなく，各部署や病棟からメンバーを選んでNSTを組織する方法（PPMシステム[1]*3）が考え出された。しかし，2010（平成22）年の診療報酬改定により栄養サポート加算（NST加算）が新設されたことから，施設内に独立したNST専属組織や専属チームを設立する施設が増えてきている（表7-11）。組織は，あらゆる科を横断的に見ることから，病院長直属とすることが重要である。2012（平成24）年の診療報酬改定により，対象患者の要件が13対1および15対1にも緩和された（表7-12）。

＜PPM（Potluck Party Method）システム[1]＞

　PPMとは，各部署や病棟から1～数名をメンバーとして選び，NSTを組織する方法である。医師は半専任とするが，そのほかはできる限り専属のメンバーは置かず，院内の各部門や病棟から担当メンバーを選定し，通常の業務を行いながらNST業務を兼任する。

　問題のある患者を抽出し，ラウンド（回診）やミーティングで提示し検討して，適切な栄養管理を実施する。

　PPM-Ⅰ：基本的なシステム（病床数500床前後の施設）

　PPM-Ⅱ：病院職員全員をNSTのスタッフとし，各部門から活動するメンバーを選出するシステム（病床数250床前後の施設）

　PPM-Ⅲ：NST専任部門を設け，他部署から選出したメンバーをこれに加えて運営するシステム（病床数1,000床前後の大病院）

（4）チーム構成メンバーとその役割

　チームの構成メンバーには，スーパーバイザー（顧問医師），チェアマンの医師を含む内科，外科など各科の医師，管理栄養士，看護師，薬剤師のほかに，対象患者に応じて理学療法士，作業療法士，言語療法士，ソーシャルワーカー，歯

*3 **PPM（Potluck Party Method）システム**：Potluck Party（ポットラック・パーティー）とは，参加者各人が料理を持ち寄って行うパーティーのこと。NSTを行う場合，専属メンバーを配置せずに各部署から人や知識，労力などを提供し実施する方法を，このパーティーになぞらえて持ち寄りパーティー方式という。

表7-11　栄養サポートチーム加算（2010年度）

　急性期の入院医療を行う一般病棟において，栄養障害を生じている患者又は栄養障害を生じるリスクの高い患者に対して，医師，看護師，薬剤師及び管理栄養士などからなるチームを編成し，栄養状態改善の取組が行われた場合の評価を新設する。
　栄養サポートチーム加算　200点（週1回）
〔対象患者〕
　7対1入院基本料又は10対1入院基本料の届出病棟に入院している患者のうち，栄養管理実施加算が算定されており，栄養障害を有する者
〔算定要件〕
① 対象患者に対する栄養カンファレンスと回診の開催（週1回程度）
② 対象患者に関わる栄養治療実施計画の策定とそれに基づくチーム診療
③ 1日当たりの算定患者数は，1チームにつき概ね30人以内とすること　等

栄養サポート加算の施設基準
　保険医療機関内に，専任の①～④により構成される栄養管理に係るチームが設置されていること。また，以下のうちいずれか1人は専従であること。
① 栄養管理に係る所定の研修を修了した常勤医師
② 栄養管理に係る所定の研修を修了した常勤看護師
③ 栄養管理に係る所定の研修を修了した常勤薬剤師
④ 栄養管理に係る所定の研修を修了した常勤管理栄養士
　上記のほか，歯科医師，歯科衛生士，臨床検査技師，理学療法士，作業療法士，言語聴覚士が，配置されていることが望ましい。

表7-12　栄養サポートチームの推進（2012年4月の診療報酬改訂）

　栄養サポートチーム加算について，一般病棟入院基本料（13対1, 15対1），専門病院入院基本料（13対1）及び療養病棟入院基本料算定病棟でも算定可能とする。ただし，療養病棟入院基本料算定病棟においては入院の日から起算して6月以内のみ，算定可能とし，入院2月以降は月1回に限り算定可能とする。
算定可能病棟
　一般病棟入院基本料（7対1, 10対1, 13対1, 15対1），特定機能病院入院基本料（一般病棟），専門病院入院基本料（7対1, 10対1, 13対1），療養病棟入院基本料
　ただし，療養病棟については，入院の日から起算して6月以内に限り算定可能とし，入院1月までは週1回，入院2月以降6月までは月1回に限り算定可能とする。

科医師などの医療従事者や事務員などが含まれる。
　NSTにおける管理栄養士の役割を表7-13に示す。またほかの職種の役割については巻末資料Ⅴ（⇒p.232）を参照。

3）栄養管理とNST

　組織の上から栄養管理とNSTを見た場合，栄養管理とは，患者の栄養状態を評価・判定して問題点を明らかにし，解決のために関連する職種が連携・協同して，管理計画を作成する。そして，一人ひとりの栄養状態や摂食・嚥下機能に応

表7−13　NSTにおける管理栄養士の役割

- NST依頼の受付け
- 対象患者のモニタリング・症例のアセスメント
- 低栄養患者の抽出（入院時栄養スクリーニング時のハイリスク患者へのアプローチ）
- スタッフへの新規NST依頼発生の連絡
- 患者の食欲・嗜好・食習慣などの把握
- 栄養摂取能力の調査・観察
- 栄養供給量・摂取栄養量の算定
- 必要栄養量の算出
- 身体計測
- 基礎安静時代謝量や窒素出納などの測定
- 栄養評価パラメーターとなる検査データなどの収集・評価
- 食事内容や形態の選定
- 経腸栄養剤の選択
- 患者の栄養情報の医師への報告，コメント
- 患者への栄養教育
- 給食部門との連絡調整
- NSTカンファレンス用資料の作成
- 栄養管理法の助言・提言（NST報告書の作成・管理）
- 新しい知識の習得と啓発

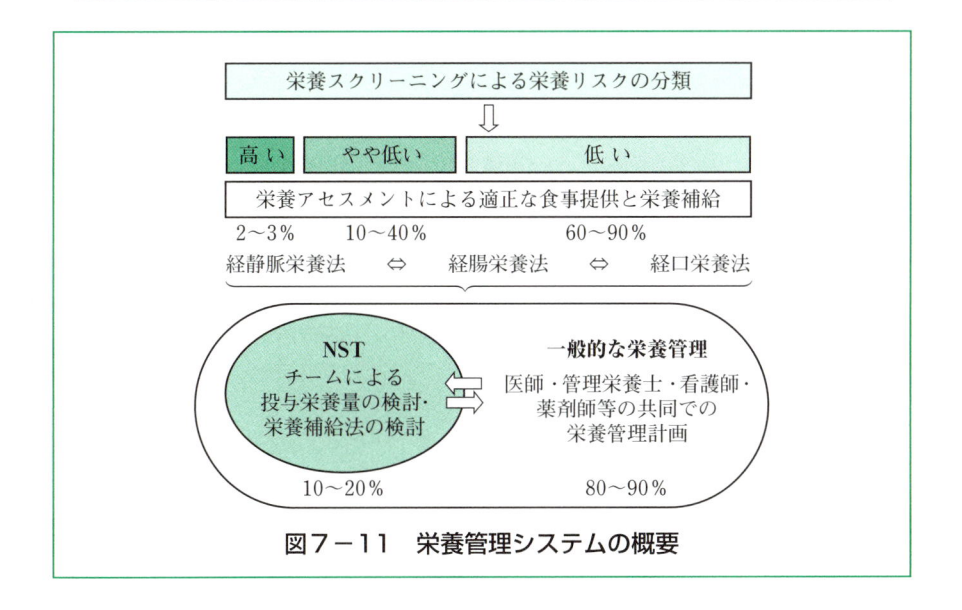

図7−11　栄養管理システムの概要

じた食事・栄養補給や栄養教育を行ない，その成果をモニタリングしていくといった，いわゆる栄養ケア・マネジメントに基づいた栄養管理システムを構築することである。

　一方，NSTは，多職種協同の人の集まりである「チーム」を意味している。そのため，NSTは，栄養管理システムの一部に含まれることになる（図7−11）。

【参考文献・資料】

第1節

1) 山口裕幸『セレクション社会心理学24．チームワークの心理学－よりよい集団づくりをめざして』サイエンス社，東京，2008
2) ジョン・R・カッツェンバックほか「チームとグループは異なる」『ハーバードビジネスレビュー』ダイヤモンド社，東京，1993
3) 大塚剛ほか編『シリーズ介護施設・安全ハンドブック第2巻　医療系職種の責務』ぎょうせい，東京
4) 松下博宣『医療経営テキスト　創造するリーダーシップとチーム医療　医療イノベーションの創発』日本医療企画，2010
5) 小野善生『リーダーシップ　ライトワークスビジネスベーシックシリーズ』ファーストプレス，東京，2008

第2節

1) 宮崎徳子ほか編著『保健・医療・福祉ネットワークのすすめ（第3版）ヒューマンサービスの実施』ミネルヴァ書房，京都，2010
2) 橋爪章『医療計画テキスト　医療・介護の連携　これからの病院経営は複合型』日本医療企画，東京，2010
3) 鷹野和美『チームケア論－医療と福祉の統合サービスを目指して』ぱる出版，2008

第3節

1) 篠田道子『多職種連携を高めるチームマネジメントの知識とスキル』医学書院，p15-21，2011
2) 若林直樹『ネットワーク組織－社会ネットワーク論からの新たな組織像』有斐閣，p36-40，2009
3) 厚生労働省『平成22年医療施設（動態）調査・病院報告書の概況－結果の概要4．病院における従事者』2010
4) 厚生労働省チーム医療推進方策検討ワーキンググループ『チーム医療推進のための基本的な考え方と実践的事例集』2011
5) 鷹野和美編著『チーム医療論』医歯薬出版，p25-36，2002

第4節

1) 日本静脈経腸栄養学会編『NSTプロジェクト・ガイドライン』医歯薬出版，p18，p23，2003
2) 日本静脈経腸栄養学会ホームページNST稼動施設より
3) 田中芳明『NST栄養管理パーフェクトガイド（下）NSTの実践』医歯薬出版，p132-148，2007
4) 東口高志『NST実践マニュアルNSTの役割と効果』医歯薬出版，p11，2005

わくわくする職場「NST」における管理栄養士の役割〜臨床現場からのメッセージ

東邦大学医療センター大森病院
栄養治療センター
鷲澤　尚宏

1．NSTという進化と向き合う

　臨床栄養は，チーム医療によって実践の形態を変化させている。1970年に米国シカゴで生まれたといわれるNST（Nutrition Support Team：栄養サポートチーム）は，ときを経て海を越え，わが国独特の形態となって加速度的な発展を遂げた。米国とは異なり，日本では静脈栄養法に特化しない広い栄養法を守備範囲としたため，急性期病院から療養型病院まで多くの施設でNSTが立ち上った。その結果，2010年時点で稼働登録施設数は1,500施設を大きく超えるに至った。

　しかし，NSTにおける管理栄養士の役割が，従来行ってきた栄養指導などの業務と内容的に重なる施設では，新しい栄養法を管理栄養士が担当することはないと考えられている。そのため，臨床現場での栄養サポートを多職種共同チームで進める意義が正しく理解されなかった。このことは，現在の管理栄養士の活動が，特殊栄養法のエキスパートたり得ない状況にとどまっている原因でもある。管理栄養士の役割が，担当医や看護師から要請された内容を具現化するだけのことであれば，栄養法のプランニングを行う発案者としての責任は発生しないか，あっても助言者としてのそれにとどまる。そもそもこの業務は管理栄養士ではなく，栄養士が行うものである。

　NSTにおける管理栄養士の本来の仕事とは，自ら栄養法を立案しその実施までを担当することである。それは患者の病状は当然のこと，その予後にも影響を与える当事者となることである。管理栄養士が患者から離れた場所にいて，医師や看護師からの連絡を待っているだけではなかなか立案を依頼されない。連絡があったときに事務所から病棟に出向くのではなく，定位置のひとつとして患者のかたわらを選ぶ必要がある。そしてこれが，病棟看護師や医師達が，管理栄養士に期待していることなのだ。NSTという追い風を管理栄養士が，全身で受け止めなければならない時代が来たのである。

2．職域感覚と責任に向き合う

　医療機関での栄養士の役割には，患者への的確な食事の提供という大きな業務がある。栄養士に食事のオーダーをするのは，担当医の義務である。しかし，この担当医に的確なアドバイスをするのが管理栄養士の役割である。そのアドバイスの内容も食事だけでは不十分であり，特殊食にはじまり，経腸栄養や静脈栄養を含めた総合的な栄養療法のプランを担当医に提供できなければならない。米国の登録栄養士（RD, Registered Dietitian）はこうした幅広い職務，職域を日常的に行っている。しかしその職務形態は一夜にしてできあがったわけではない。1970年代から90年代まで普及したNSTなどのチーム医療によって他の職種の知識や技術を吸収して身につ

けた先輩登録栄養士たちが，その働き方を後輩に伝授してきた結果である。米国のように資格制度が多重になると試験につぐ試験で，ゆっくりと自分の仕事を吟味する暇がないが，その分，経験年数とスキルアップを肌で感じることができる。何年目になったらどこまでできるのかがわかるようになるので，知識習得にもメリハリができる。

そしてこうしたさまざまな職域にまたがる業務を担当していくことが，日本の管理栄養士にも求められている。

それと同時に，日本の管理栄養士には責任と向き合うことが求められている。たとえば，担当した患者の病状変化や生死に立ち会うことである。管理栄養士が，担当患者の重大な場面に立ち会うことが一般的となれば，それだけ職域は広がり，就職枠も増えることにつながる。これは知識の有無以前に人として関係を持つことであり，当然のことながら患者の家族は毎日それをしているのである。管理栄養士として主治医，看護師とともに担当患者の臨終に立ち会えるであろうか。

3．夢と向き合う

管理栄養士が目の前の疑問を解決するために，文献検索するのは当然であり，文献が不十分なら，自分で研究しなければならない。それは栄養指導を必要とする一般の人が理解しづらいことを，説明できるようにするためであり，そうなることが喜びとなるためである。

しかしながら，現在の日本の管理栄養士という職業の位置付けは，一般の人たちや医師によって十分に認識されているとはいえない。その原因が管理栄養士側の知識や技術レベルの低さにあるという考え方は「少々」正しいといえる。それゆえに管理栄養士のスキルアップが叫ばれているのであるが，ではそのために何をするべきなのかを具体的に示している医療施設，教育現場を目にすることは少ない。

医療施設であれば，施設管理者が機能的なデスクがあるオフィスや図書室，医師たちとの快活な会話の方法伝授など，管理栄養士が「わくわくするような」環境を提供しなければならない。またこうした職場環境を喜びと感じる若手管理栄養士を育てるには，当然，卒前の環境が影響し，教育者はカリキュラムを整備し，入職後何年目になったら何が可能になるのか具体的な目標を夢見るような教科を提供する必要がある。医療での職場を志す管理栄養士専攻の学生は臨床医学書を読むべきで，医師と同じものが教材として推薦されているのが望ましい。現状のカリキュラムは，進路による選択数が少ないので，今後は改善が望まれる。

このように，職場での管理者や教育機関の指導者に期待することは多いが，これとは別に，多数の元気のよい若者たちが，医療という刺激のある分野を選んでいただけることを期待している。

栄養と食の倫理

Chapter 08

1．食品偽装事件と倫理

1）食品（食物）の偽装事件

　食物は，栄養素のみならず，非栄養素成分，香味成分，食品添加物，残留農薬など，多様な成分を含み，その内容も含有量も種類によって異なる。しかも，食物は，本来，それ自体が命を有する動植物であるために，それぞれが生存していくために必要な成分から成り立ち，人間が健康を維持するために都合よくできていない。食物は，人間に必要な栄養素を供給してくれるが，ひとつの食物だけでは，人間に必要なすべての栄養素を必要量だけ供給することはできない。

　たとえば穀類には炭水化物が多く，たんぱく質や脂肪は少ない。一方，肉類や魚介類にはたんぱく質や脂肪は多いが，炭水化物は少ない。そのために人間は，いろいろな食物を組み合わせて，食事全体ですべての栄養素の必要量を確保する「雑食性」を選択した。さらに，単に必要な食物を必要量だけ捕獲するだけではなく，食物を生産する農業を発展させ，保存性や嗜好性を高め，合理的に運搬させるための加工技術を高度に発展させた。そして，これらをおいしく，調理することにより，豊かな食生活を楽しむことができるようになった。しかし，このような高度な技術革新は，農薬や食品添加物の過度の使用，異物混入，原材料の不適切な使用，賞味期限の改ざん，食材の産地や内容の偽装，さらには毒物混入など食物への信頼を揺らがす原因にもなっている。

　日和佐は[1]，食物に関する不祥事がもっとも多く発生した2007（平成19）年の事件を整理している（表8－1）。その内容は，①賞味期限切れ商品の使用や期限表示の改ざん，②アレルギー表示の不備，③生産地や製造年月日の偽装，など多彩である。このような不祥事を予防し，食物の安全性を確保する目的で，JAS法や食品衛生法などさまざまな法規があり，これらが適正に実施されるための監視体制も存在している[2]。しかし，このような法的規制がありながら，食物の安全性に関する事件や事故は発生し，そのたびに，法律や監視体制を強化する必要性の議論が国民的世論として起こっている。だが，これらの不祥事は，規制の強化だけでは防ぐことができないのである。その理由は，不祥事を起こした原因に，消費者が抱く食品の安全や生産者への信頼を軽視し，利益や合理性を最優先した企業における企業倫理，その事件に携わった専門職の職業倫理など，企業側に倫理観の欠如があったからである。つまり，食物の生産，加工，流通，販売にかかわった人々と企業の倫理を問題にしなければ，これらの不祥事を防ぐことは

表8-1 2007年に発覚した食品に関する不祥事

	企業名	事　例
1月	不二家	賞味期限切れの牛乳を原材料として使用
		シュークリームやプリンの期限表示延長
		スターバックスコーヒー，ユニバーサル・スタジオ・ジャパンでも期限表示切れの商品を販売
2月	ほっかほっか亭	消費・賞味期限切れのサラダ・うどんを販売
5月	オリザ油化・小林製薬・ファンケル・カネボウ	アレルギー表示をしていなかった
6月	ミートホープ	ミートコロッケ（牛肉）偽装
	サークルKサンクス	アレルギー物質誤表示
7月	北州食品（マルハグループ）	賞味期限切れの原料を使用
	大塚食品	期限切れ粉末調味料を使用
8月	石屋製菓	「白い恋人」の賞味期限改ざん
9月	伊藤ハム	鹿児島産に偽装
10月	ダスキン	賞味期限切れのシロップを使用
	赤福	赤福餅製造年月日偽装，消費期限改ざん
	御福餅本家	御福餅の消費期限違反
	比内鶏	廃鶏を比内地鶏と偽装
	船場吉兆	消費期限の改ざん　牛肉・鶏肉などでの偽装表示
11月	マクドナルド	サラダ等の調理時間シールの張り替え
12月	ローソン	おでんの賞味期限改ざん

出典）日和佐信子「食の安全と安心と企業倫理」『月報司法書士』No. 433，日本司法書士会連合会

できないのである。

　唐木[3]は，食の安全とは，量の確保と安全性の確保であるとしている。その上で，どのような化学物質も多量なら毒だが，少量なら何の作用もなく，用量作用関係が存在しているため，過敏に反応すべきではないと述べている。法的に決められている安全領域は，動物実験で決められた無毒性量に，動物とヒトの差，男女差，年齢差を考量して，1/100の量まで安全値をとり，これを1日の許容摂取量とし，さらに規制量はこの量より少ない量に定められている。そのために規制量を少々越えてもただちに危険にはならないように広い安全域が設けられている。

　近年，マスコミを騒がせた中国産の冷凍餃子事件や，米穀業者などによる事故米不正転売事件は，食の安全を維持するための制度上の問題のみで起こったのではなく，限られた人間が起こした事件であり，犯罪だと考えられる。事件や犯罪を防ぐためには，法的規制により予防体制を強化することも必要であるが，それと同時にこのような事件を起こさないように関係者に倫理の自覚を持たせることが必要である。もし，食の倫理の議論をせずに，食物の安全性を確保するためにむやみに規制を強化すれば，農薬や食品添加物の使用がいちじるしく制限される。その結果，食料の増産や保存が制限され，食料の安全供給は困難となる。そ

して逆効果として規制違反の食品が増大し，食物に対する不安は増大することにもなりかねない。

食の倫理と適正な規制の両輪がそろうことではじめて，安全で十分な食物を私たちは手に入れることができることを認識しておくことが必要である。

2）科学と倫理

倫理とは，大辞林によれば「人として守る道，道徳，モラル」とされ，広辞苑では「人倫のみち。道徳の規範となる原理，道徳」とされている。天野[4]は，倫とは本来，仲間を意味し，「人倫」とは人の仲間，つまり人間や人間共同体を意味すると述べている。人倫の道とは，「人間の道」となり，倫理の理は，「ことわり」や「すじ道」ということになり，倫理とは，人間が人間として歩むべき道の原理だと理解できる。したがって，食と栄養の倫理とは，食と栄養に携わる人々が人間として歩むべき道の原理だと定義できる。なお，日本語の倫理は，もともとはethicsの翻訳であり，ethicsはギリシャ語のethika（倫理）とeth（学）とを組み合わせたものである。通常，単数の場合は倫理学，複数の場合は倫理や道徳と訳される。

ところで私たちが学んでいる栄養学は，20世紀にいちじるしく進歩した自然科学の一分野であり，生命科学の一部であり，人間における生命や健康の課題を，栄養や食事の観点から議論する科学である。そのため栄養学を学ぶうえで，科学と倫理の関係を理解しておく必要がある。なぜなら科学は，その発展過程において，何度となく倫理との相克的関係が議論されてきたからである。たとえば，近代物理学を発展させたアインシュタインの悲劇がしばしばあげられる。アインシュタインは，物理学を発展させ，原子力エネルギーを応用する理論を完成させた。彼は，ヒットラーのヨーロッパ侵略を恐れ，連合国がドイツより早く原子力を応用した爆弾を開発するように，アメリカのルーズベルト大統領に書簡を送った。その結果，アメリカは原子爆弾の開発に成功し，広島と長崎に投下した。このことによりアインシュタインは原子爆弾が人類に与えた悲劇を知ることになり，深く後悔する。なぜならアインシュタインにとって，原子爆弾の開発は，物理学の科学としての正しさを検証したのだが，その開発を推奨したことは科学者としての倫理に反する行為だったからである。そしてこれ以降，科学者の倫理は広く議論されるようになる。

3）倫理の評価

確実に何が可能かを予測する方法として，科学的エビデンスがしばしば議論される。しかし，倫理で問われていることは「何が可能か」ではなく，「人間として何をすべきなのか」を決定することである。健康者や傷病者に対して，栄養学に何ができるのかは，栄養学が積み重ねた科学的な知識や技術により判断できる。

しかし栄養学者や管理栄養士として何をすべきなのかの判断には，倫理的評価が必要となる。アインシュタインの例でもわかるように，栄養と食に関する研究者や専門職の技術的評価が倫理的評価と一致する場合は問題ないが，技術的評価と倫理的評価が一致しない場合には，注意すべきである。

倫理的な評価とは，人間として何が正しいか間違っているか，つまり何がよいことなのか悪いことなのかの判断であり，科学的評価の特徴である論理性，客観性，普遍性を中心に議論するものではない。また，音楽や絵画に対する評価や個人がくだす好き嫌い，さらに信念や性格に対する個人的評価とは異なるものである。

倫理的評価には，以下の3つの特徴があるといわれている[5]。

第一に，倫理的評価は，他分野で起こるさまざまな評価，たとえば科学的，経済的，あるいは政治的などの評価に比べ，優先的に考慮されなければならない。科学的に成果があがり，経済的利益があり，さらに政治的問題の解決となったとしても，倫理に反する行為は行うべきではない。

第二に，倫理的評価は，一部の人たちの評価に偏るのではなく，同じ事項なら誰でもがそのように理解し，そうするだろうと考えられる評価でなければならない。

そして第三に，ある特定の集団や個人，とくに自分自身の利益のみを特別扱いするような評価をしないということである。

実際の事例や症例に対応する際，このような倫理的配慮をしたうえでの適正な判断と行為が必要である。栄養研究者や管理栄養士は，食や栄養の消費者や患者の利益を守るのか，それともほかの誰かの利益を守るのか，自分自身のために行うのかなどの選択を迫られた場合，価値観の違いをも含め，常に倫理上の検討を行う必要がある。このことは，医師が，病気の状態や患者の社会的背景が複雑なほど診断や治療が困難になり，倫理上のジレンマも多くなるにもかかわらず，一定の診断と治療を模索しなければならない姿勢と同じである。

2．栄養学の発展と生命倫理，研究倫理

1）栄養学の発展と栄養士の誕生

食べ物と健康，疾病との関係は，古今東西，多くの人たちが議論してきた。そして現在の管理栄養士教育の基本となっている栄養学は，18世紀後半に誕生した科学である。

フランスの化学者ラヴォアジェは，生体内で有機化合物が燃焼し，二酸化炭素と水が産生されることを発見し，現在のエネルギー代謝の基礎を築いたことから栄養学の父といわれる[6]。その後，人間は食物を摂取することにより，その有効

成分を燃焼してエネルギーを獲得し，生命を維持していること，そしてそのエネルギー源として三大栄養素が存在することが解明した。さらに，三大栄養素の消化，吸収，また働きが明らかになると同時に微量な必須成分の存在がわかり，種々のビタミン，ミネラルが発見され，栄養学は学問的に体系化されていった。

栄養学は，第一次世界大戦下での食料不足で発生した栄養失調症の予防，治療に実践されると同時に，医療においては食事療法として応用された。そして，そのことを専門的に実践する人たちも出現し，いつの間にか自分たちをDiet（食物，食事）の専門職，つまりDietitianとよぶようになり，1917年，アメリカに栄養士が誕生した。

日本では，明治維新以来，あらゆる領域において欧米人の生活を目標とした急速な近代化が起こり，食生活においても例外ではなかった。主食偏重による低たんぱく質・低脂肪・低ビタミン・低ミネラルの食事を改善するために，国の政策として肉類や牛乳・乳製品の摂取がすすめられた。また，米騒動にみられるような食料不足による低栄養問題を解決する手段として，栄養学の発展と食料増産は国の主要な課題であった。

日本での栄養学は，1914（大正3）年に佐伯矩（さいきただす）が，栄養学の発展のために私立の栄養研究所を設立したことにはじまるとされている。佐伯は，1924（大正13）年に栄養の実践的指導者を養成するための栄養学校を設立した。1926（大正15）年，第1回の卒業生15名が誕生し「栄養技手」と呼ばれて，栄養士の先駆けとなり，彼らが国民の栄養改善運動の先頭に立った。栄養改善運動は，戦前，戦後の厳しい食料事情のなかで，富国強兵と国家再建を目標に国家政策として実施され，栄養士による限られた食料を有効活用する集団給食や栄養指導は，有効な方法として高い社会的評価を受けた。栄養士は，工場，事業所，学校などにおいて集団給食を運営し，地域での講習会やマスコミを活用した栄養教育，さらにキッチンカーによる栄養指導を行ったのである。

1960年代になると，食料不足による低栄養問題は解決し，一方で，過食，肥満，生活習慣病のような過剰栄養の問題が起こった。日本人の栄養状態，健康状態が変化するなかで，より高度の知識や技術を有する栄養士が必要となり，1962（昭和37）年，栄養士法の一部改正により「管理栄養士」制度がスタートした[7]。管理栄養士は，食生活の欧米化に伴い，肥満やそれに伴う生活習慣病の増大に対して，これらを予防する指導者として期待され，「栄養士にできない複雑，困難な業務をする者」として位置づけられのである。

2）生命倫理

栄養学は，生命科学の一部として体系化され発展した。20世紀後半，科学全体に問われた倫理は，医学や医療の基本となる生命科学にも影響を与えるようになり，生命倫理として議論されることになる[8]。生命倫理（Bioethics）とは，ア

メリカの生化学者V. R. ポッター（V. R. Potter）が1971年にはじめて用いた概念であり，人体実験やゲノム研究，さらに再生医療や臓器移植などの医学や医療技術の進歩に伴い，避けられない課題になった。現在，生命倫理学には以下の4つの領域が考えられている。

①生命倫理の理論的構築

哲学者や宗教家が中心となり，生命倫理とは何かといった基本的あるいは概念的な議論を行う領域。

②医療行為に対する道徳的判断

脳死，中絶，尊厳死の判定，あるいはがんやエイズ患者へ告知の問題がこの領域に属する。どのような判断で判定や告知を行うべきなのか，あるいは行うべきではないのかを検討する領域。

③医療行為に対しての綱領，規定，規約

患者への医療行為に対して，個々に適正な道徳的判断が下せるように，生命倫理の基本に基づいて，どのような綱領，規定，規約を作成するかを検討する領域。

④社会・文化的な生命倫理

医療行為に対する道徳的判断が，時代や文化的，社会的，経済的な変化によって異なるため，生命倫理をその国や地域のなかで歴史的，文化的，社会的，経済的に検討する領域。

このような生命倫理のなかで，とくに②や③のような医療に関係した領域を「医の倫理」や「医療倫理」という。

一方，食や栄養の領域では，長期にわたり，倫理に関する議論は皆無であった。人間は食事を通して命をつないでいるが，食中毒を除いては，食事が直接的に生命維持の上で，リスクになるとは考えられなかったからである。むしろ，人間は長期にわたり食料不足による栄養欠乏に悩まされていたために，食物は生命の維持に必要であり，さらに医療においても，食物は薬物に比べて副作用はなく安全なものだと考えられてきた。

しかし栄養問題が多様化，複雑化し，その対策としての研究，実践，専門職の養成，業務なども高度化，複雑化してきた。たとえば健康増進や疾病予防の領域では，食習慣の積極的な改善が行われ，サプリメントが使用され，医療や介護では各種の栄養補給法や病者用食品を包含した栄養療法や食事療法が議論されるようになった。さらに研究分野では生活習慣病予防を目的とした疫学研究，栄養と遺伝との関係を明らかにするゲノム研究，治療効果を調べる臨床実験などが行われている。栄養の研究や実践においても倫理は不可欠な課題になってきているのである。

3）研究倫理

研究倫理とは，倫理的観点にもとづき，社会が研究者に対して，なんらかの規

範を与え，研究活動を適当に制御することをいう．研究者が，何にも束縛されることなく考えて研究することは自由な活動であり，それが何らかのかたちで制御されることは，一見理不尽なように思える．しかし，研究の方法と成果は，他の人々になんらかの影響を与え，ときには危害を及ぼすことがある．また，研究は，その行為が人類を健康で幸福にするという社会的使命を標榜することにより，社会から承認されて研究費や声援（モラルサポート）を受けて実施されるために，研究上の倫理を遵守することは避けられないのである．

研究倫理を検討する際に，以下の2つの視点が重要となる．

第一は，研究に参加する被験者の福利に対する配慮である．つまり，疾病の予防，診断および治療に関する臨床研究や疫学研究は，その有効性，効率性，利便性を解明することにより，社会的な大きな利益をもたらすのであるが，その利益より，研究に参加する被験者の福利は，より優先して考慮されなければならない．被験者の個人の尊厳および人権が守られることにより，研究者は円滑に研究を行うことができることになる．

第二は，アインシュタインの例として前述したように，研究成果が人間や社会に対してどのような影響を及ぼすのかを意識することである．研究における誠実さ，正確さ，効率性，客観性といった科学としての基本的な価値を尊重することはもちろんであるが，成果至上主義や利潤追求などの圧力に負けない信念を持つことも研究倫理に求められる点である．

以上のことからは，不正行為を予防し，かつ起こった場合にこれを適切に処理して再発防止に務めることを目的に，各大学や研究施設ではそれぞれ指針を定め，研究倫理委員会が設置され，委員会の審査を経て研究が実施されている．

3．管理栄養士としての職業倫理

1）管理栄養士の役割

1990年代に入り，わが国の栄養問題はますます複雑化，多様化した．食生活の簡便化，欧米化に伴い肥満，生活習慣病が拡大するなかで，若年女子を中心としたダイエットによる極端なやせや貧血による低栄養障害がみられるようになった．また，1970年代以降，欧米諸国で指摘された傷病者や高齢者にみられる低栄養障害が，わが国でもみられるようになった．それは，病院や福祉施設に入院，入所し，栄養士がつくった食事を食べている傷病者や高齢者のなかから，高頻度に低栄養障害者が出現したのである．この状態を放置していると，手術や薬物療法の治療効果が低下し，介護度は増大し，さらに入院日数も増加し，その結果，医療費や介護費を増大させることがわかってきた[9]．

そこで1999（平成11）年に来るべき21世紀に，栄養学，栄養士・管理栄養士

は社会にどのようにすれば貢献できるのかを課題に「21世紀の栄養学，管理栄養士等のあり方検討委員会」が厚生労働省に設置された。この委員会では，約1年間にわたり，さまざまな分野の代表による広範囲な議論が行われ，その結果，検討委員会は，管理栄養士は，人間栄養学に基づき，マネジメントケアを用いて個々の人間の栄養状態を改善するための，対人業務を行うべきであると結論づけた。

　この報告を受けて2000（平成12）年に，栄養士法の一部改正が行われ，管理栄養士が登録制から免許性になり，受験資格の見直しが行われ，管理栄養士の新たな定義と業務が明確にされた（表8−2）。従来からの調理，献立と一般的な栄養指導は栄養士が，対象者の栄養状態の評価，判定に基づいた栄養管理および栄養指導は管理栄養士が行うこととなり，業務の明確化が図られた。従って医療や福祉においては，管理栄養士はベッドサイドでの対人業務が中心となった。

　このことを受けて，管理栄養士の教育，養成が改正され，医療や福祉の領域で

表8−2　管理栄養士の定義

管理栄養士とは，厚生労働大臣の免許を受けて，管理栄養士の名称を用いて，傷病者に対する療養のため必要な栄養の指導，個人の身体の状況，栄養状態等に応じた高度の専門的知識及び技術を要する健康の保持増進のための栄養の指導，特定多数人に対して継続的に食事を供給する施設における利用者の身体の状況，栄養状態，利用の状況等に応じた特別の配慮を必要とする給食管理及びこれらの施設に対する栄養改善上必要な指導等を行うことを業とする者をいう

出典）栄養士法第一条

表8−3　医療スタッフの協働・連携によるチーム医療の推進について

管理栄養士 　　近年，患者の高齢化や生活習慣病の有病者の増加に伴い，患者の栄養状態を改善・維持し，免疫力低下の防止や治療効果及びQOLの向上等を推進する観点から，傷病者に対する栄養管理・栄養指導の評価・判定等の専門家として医療現場において果たし得る役割は大きなものとなっている。 　　以下に掲げる業務については，現行制度の下において管理栄養士が実施することができることから，管理栄養士を積極的に活用することが望まれる。 　①一般食（常食）について，医師の包括的な指導を受けて，その食事内容や形態を決定し，又は変更すること。 　②特別治療食について，医師に対し，その食事内容や形態を提案すること（食事内容等の変更を提案することを含む。）。 　③患者に対する栄養指導について，医師の包括的な指導（クリティカルパスによる明示等）を受けて，適切な実施時期を判断し，実施すること。 　④経腸栄養療法を行う際に，医師に対し，使用する経腸栄養剤の種類の選択や変更等を提案すること。

出典）平成22年4月30日付厚生労働省医政局長通知

は，管理栄養士は，多職種協働で臨床栄養管理を行うことが，その中心的業務となった。多職種協働でチーム医療を行うには，それぞれの役割分担が必要となることから，2010（平成21）年の厚生労働省医政局長通知「医療スタッフの協働・連携によるチーム医療の推進について」においては，管理栄養士の役割が明記された（表8-3）。それによると，「医師の包括的な指導を受けて，一般食の内容や形態の決定，または変更」「特別治療食の提案」「栄養指導の適切な実施時期を判断」「経腸栄養剤の種類の選択や変更等の提案」を実施すべきだとされている。

2）管理栄養士の教育

前述した入院中の低栄養障害（Hospital Malnutrition）を放置しておくと手術や薬物の治療効果が低下し，入院日数が増えることになる。その結果，QOLが低下して医療費や介護費の増大を助長していることがわかってきた[9]。従来，医療機関での食事は，病気により異常化したエネルギー代謝や栄養素の消化，吸収，代謝，排泄などを改善し，病気の治療，増悪化と再発を防止する目的で提供されてきた。具体的には，医師が処方した「食事箋」の栄養量をもとに，栄養士が献立を作成し，調理師が料理をつくり，患者に提供する仕組みが成立していた。しかし，このような食事を食べている患者から多くの低栄養障害が発現し，このことが疾病の治療を妨害していることが明らかになったのである。そこで医療機関での食と栄養の目的は，食事療法による病態の改善と栄養状態の改善の両面を持つことに変化してきた[10]。

このような変化に伴い，具体的な業務内容も複雑化してきた。その理由は，対象とする傷病者には高齢者が増大するために，病態や栄養状態に個人差が大きくなり，しかも咀嚼や嚥下など摂食障害を持つ者も多くなってきたためである。高齢者の場合，複合的に疾患が出現する場合が多く，単一疾患としての食事療法では対応できなくなる。傷病者の病態と栄養状態を総合的に評価，判定し，もっとも重要性の高い目標を設定して，栄養補給を総合的に検討する必要がある。栄養補給にも，経口栄養法だけではなく，カテーテルを用いた経腸栄養法や経静脈栄養法があり，使用する物も病者用の栄養剤や病者用特別用途食品などがある。

以上のことから，傷病者の栄養状態を改善する栄養管理を適正に行うために，マネジメントケアが導入され，2000（平成12）年の栄養士法改正に伴う管理栄養士の教育・養成目標には，マネジメントケアを基本とした栄養管理の知識と技術の修得が求められた（表8-4）。

また2006（平成18）年，診療報酬に入院栄養管理実施加算制度が導入され，ベッドサイドでの栄養管理が，日常業務として正式に組み込まれた。このことにより，病院の栄養部門は，適正な給食を作成するという対物業務のみならず，人間の栄養状態を改善するための対人業務も担うことになり，その中心的役割を担

表8-4 臨床栄養の教育目標

> 1) 傷病者の病態や栄養状態に基づいた栄養管理，つまり栄養ケアのプラン，実施，さらに評価するとする総合的なマネジメントを理解すること。
> 2) 栄養状態の評価・判定，栄養補給，栄養教育，食品と医薬品の相互作用について具体的に修得すること。
> 3) 各種計測による評価・判定やベッドサイドでの栄養指導については実習を活用して学ぶこと。
> 4) 医療・介護制度や医療チームにおける栄養管理や管理栄養士の役割を理解すること。
> 5) ライフステージ別，各種疾患別に身体状況や栄養状態に応じた具体的な栄養管理方法について修得する。

う管理栄養士には，医療従事者としての職業倫理が問われることになった。

3) 管理栄養士の職業倫理

　職業倫理とは，専門職の基本的倫理・使命，さらに倫理的な原則や基準を示し，社会に対する専門職の責務を明示したものである。わが国では，専門家と専門職の定義が曖昧である。

　専門家（expert）とは，ある分野で高度な知識や能力を持った人達であるが，そのことを職業にしているとは限らない人達である。一方，専門職（professional）とは，ある分野の学術，技術，技能に対して特殊な能力を持ち，しかも，そのことを公言して，社会に応用することを職業としている人達である。栄養学者は栄養の専門家であるが，管理栄養士，栄養士は栄養の専門職であり，前者は，栄養学について高度の知識を持てば，誰でも名乗ることができるが，後者は一定の公的資格を有した栄養に関する職業人である。

　専門性を職業にするためには，その行為が，自分の生計を維持するための継続的活動であること，社会の存続と発展に寄与すること，さらに人格的価値を備えていることが必要になり，このうちのひとつが欠けても職業人として十分とはいえない。そして，このような専門職に求められる条件は，専門分野の事項に対する有能性を持ち，その上に制度的に正しく倫理的な行動がとれることである[11]（図8-1）。

　管理栄養士には，栄養学が科学的に明らかにしたエビデンスに基づいた判断と同時に，法に定められた各種制度の遵守と，倫理による社会的規範のコンプライアンスが必要となる。このことにより，はじめて専門職として有能性（competency）が確かなものになる。なお，コンプライアンス（compliance）とは，ある状態で守るべき規範があるとき，それを遵守して行動することをいい，規範には各種の法令や倫理，さらに細かくは社会習慣や企業における内部の定款規定，契約，団体の定款，規則などがある。専門職は，社会に対して社会規範を遵守することを誓約し，それを条件に科学技術を人間の生活に利用する業務を授

```
専門的能力：科学技術を生活に利用する能力
            ───→  科学的エビデンス
            ＋
規範遵守の適正：法と倫理の遵守
            ───→  コンプライアンス
```

図8−1　専門職の条件

表8−5　食と栄養の倫理要綱の原則

1）Autonomy 自律
2）Non-Maleficence（Do not harm）悪事を犯さない（害を与えない）
3）Beneficence 善行
4）Confidentiality 守秘
5）Distributive Justice 分配の公平性
6）Truth Telling（Honesty, Integrity）真実の言動（誠実，高潔）

権できるのであり，逆にいうと，専門職は，法と倫理の遵守がなければ，専門技術を活かした業務を行うべきではないことになる。

　国際栄養士連盟（ICDA：International Confederation of Dietetic Association）では，栄養士に対する倫理要綱の国際標準化を検討し，2008（平成20）年9月，横浜で行われた国際栄養士会議（ICD：International Congress of Dietetics）において，倫理要綱の原則として6項目を採択した[12]（表8−5）。

　この6項目の具体的な内容は以下のとおりである。

（1）Autonomy　自律

　どのような行動をすべきかを決定する際，外部からの制約に影響されず，自らが立てた規範に従って行動していくことをいう。管理栄養士は，ある特別な事項や，ある特別な営利団体の利益になることのみに焦点を合わせて発言したり，決定してはならず，自分自身が正しいと信じたことを基盤にして，物事を決定しなければならない。

（2）Non-Maleficence（Do not harm）悪事を犯さない

　他人にとって悪いことや人を害すること，さらに害する危険性が及ぶことは，決して行ってはならないことをいう。食や栄養は，生命の源であり，そのためその業務に従事する者は，人々の健康を害することは行ってはならないのである。このことは，不当な農薬や食品添加物の使用，あるいは偽装表示を行ってはならないことはもちろんであるが，栄養の知識を有する管理栄養士が，脱水状態を起こす危険性があることを知っていながら，十分な水分補給を怠ったとしても職業倫理に反することになる。管理栄養士は，栄養の専門職として，給食や栄養補給

の現場におけるリスクの存在に気づき，そのなかから次なるリスクを予測して対策をとっていくことが必要になるからである。

（3）Beneficence　善行

道徳にかなった善い行いをいう。人間の基本的なモラルに反することを実行してはいけないことはもちろんであるが，管理栄養士は，ある極端なダイエットをすれば，栄養状態が悪化することは予測できるので，危険なダイエットを指導したり，単に人気の高い食品や利益のあがる食品を重点的に使用して，標準的な食品構成から外れるようなこともすべきではない。

（4）Confidentiality　守秘

人から与えられた情報を許可なく他人に話さないことをいう。管理栄養士は，傷病者へ栄養指導を行うので，大量の医療情報を知ることになる。この場合，守るべき秘密とは「その業務上，知り得た秘密」であり，管理栄養士という職業であるために知り得た個人情報であり，その内容が他人に知られ，広まれば患者個人の人格が損なわれる事態も発生するからである。また，対象者は，相談を受けてくれる管理栄養士を信頼するから，他人には話したくない秘密を話してくれるのであり，それを漏らすことは自分自身の信頼を失うことにもなる。

（5）Distributive Justice　分配の公平性

すべての人々に，平等に分配することをいう。食事と栄養のサービスは，食料や栄養剤のような物質はもちろんのこと人的サービスをも含めて，貧しい人たちにも裕福な人たちにも，すべての人々に平等に分配されなければならない。すべての人々には，人間としての人権があり，生まれながらにして健康で健全な生活を営む権利と人格に対する権利を有するからである。

（6）Truth Telling (Honesty, Integrity) 真実の言動（誠実，高潔）

真実を話すということは，単にうそをつかないで正直に話すということだけではなく，話した内容に科学的根拠があること，つまりその情報が正しいことでなければならないことをいう。その人が正直な性格な人であっても，専門家として学習することを怠り，すでに否定されていることを栄養指導で話したのでは，真実を話したことにはならないのであり，食や栄養に携わる人間の倫理には反することになる。

4）団体としての倫理要綱

倫理的な判断や行動がとれることは，専門職の成立要件のひとつでもあり，専門職が所属する団体が倫理要綱を持つことが不可欠な条件になりつつあり，会員にその遵守が厳しく求められる。専門職は，それぞれの職能団体は，自分たちがどのような原則をもとに倫理行動をとるべきかを明記するために倫理要綱（code ethics）を作成している。杉本ら[11]は，全米プロフェッショナル・エンジニア協会（NSPE：National Society of Professional Engineers）とアメリカ土木技術協

表8-6 技術者団体の倫理規定の基本要綱

全米プロフェッショナル・エンジニア協会の基本要綱
　　原則：1）公衆優先，2）持続性，3）有能性，4）真実性，5）誠実性，
　　　　　6）正直性，7）専門職
アメリカ土木技術協会の基本要綱
　　義務：1）注意，2）規範遵守，3）環境配慮，4）持続学習，5）情報開示，
　　　　　6）忠実，7）守秘，8）自己犠牲，9）協同

表8-7 管理栄養士・栄養士倫理要項

平成14年4月27日制定

1．日本栄養士会は，本会会員が，管理栄養士・栄養士として使命と職責を自覚し，常に自らを修め，律する基準として，ここに倫理規定を設ける。
2．管理栄養士・栄養士は，国籍，人種，宗教，思想，信条，門地，社会的な地位，年齢，性別等によって差別を行わない。
3．管理栄養士・栄養士は，国民の保健・医療・福祉のため，自己の知識，技術，経験を持てる限り提供する。
4．管理栄養士・栄養士は，社会の期待と信頼にこたえるため，常に人格の陶治及び関係法の遵守に努める。
5．管理栄養士・栄養士は，業務の遂行にあたり，知識及び技術の向上及び最新情報の収集を行い，適切な情報提供と個人情報の管理，秘密の保持に努める。
6．日本栄養士会は，会員が上記規定に違反する行為があった時は，審査委員会を開催し定款第8条の規定により，会員名簿から除名を行う。

会（ASCE：American Society of Civil Engineers）が示した倫理要綱のなかの基本要綱を比較し（表8-6），両団体の規定がおおよそ対応していると述べている。また彼は，普通の人であれば，だれでもモラルの意志を持つことから倫理を理解することができるとしている。そしてもし技術者として難しくてわからない倫理があるとしたら，それは不要なものだろうと述べている。

公益社団法人日本栄養士会では，2002（平成14）年に「管理栄養士・栄養士倫理要項」を制定した（表8-7）。すべての管理栄養士，栄養士は，専門職としての義務として，日本栄養士会に加入して，このような倫理要綱を遵守していく必要がある。

【参考文献】

第1節，第2節，第3節
1）日和佐信子「食の安全と安心と企業倫理」『月報司法書士』 2008.3, 40-45
2）Imamura, T., Ide, H., Ysunaga, H. *History of Public Health Crises in Japan.* Journal of Public Health Policy 2007, 28, 221-237
3）唐木英明『食の安全と安心の違いとは』食生活，103 (3), 20-25, 2009

4）天野宏『薬の倫理』南山堂，1998，p 1-7
5）ロバート・M・ビーチ，エイミー・ハダッド著，渡辺義嗣訳『倫理学の4つの問い「薬剤師の倫理」』南山堂，2001，p. 3-14
6）小池五郎「栄養学のなりたちと目的」『系統看護学講座』医学書院，p. 2-6
7）八鍬志郎「栄養士制度の推移」『社団法人設立50周年記念誌』社団法人日本栄養士会，2009，26-57
8）市野川容孝編『生命倫理とは何か』平凡社，2002
9）Nehme AE. *Nutritional Support of the Hospitalized Patients-the Team Concept.* JAMA, 243, 1906-1908, 1980
10）中村丁次「栄養管理に必要な技術，体制」『栄養－評価と治療』15, 9-14, 1998
11）杉本泰治，高城重厚『第四版，大学講義技術者の倫理入門』「技術者と倫理」p19-34,「技術者の資格」丸善株式会社，p. 83-98, 2008
12）The Board of Directors: International Confederation of Dietetic Association 2007: Ethics and Standards. *The Underpinnings of Quality Professional Practice. A Discussion Paper for Action*, p. 4-6, 2008

本当の健康，心と体と社会を育む食生活を求めて

元神奈川工科大学　応用バイオ科学部
江指　隆年

1．食の自由が意味すること

「食」に関心がある人々にとって，わが国が世界一の長寿国となった背景と今後の課題を十分に理解しておくことは大切なことと思います。

わが国の長寿の背景には，これまでに改善された食生活上の諸点が大きく寄与していることは間違いありません。すなわち，伝統的食生活体系を堅持しつつ，その欠点を改善してきたことが大きく貢献しています。

一方，飲食は個人の自由に属することであり，行政がとやかくいうべきでないという意見がありますが，この意見には重要な前提が必要です。「自由とは必然性の洞察である」とはエンゲルスの言葉ですが，好ましい食生活のための判断基準，知識そして食物そのものを一人ひとりがしっかりと知ったうえで，自主的，自覚的に食物を選択摂取するところに本当の自由があります。必然性の洞察ができない人には本当の自由は得られません。

このような自由の意味からみると，現代の食生活は自由のようにみえながら，決して本当の自由であるとはいえません。

国民は，さまざまな個別的栄養情報が飛び交うなかで，何が本当に大切であるのか，守らなければならないことは何なのかを，正確に知らされているとはいえない状況にあります。

そこで，20世紀に到達した物質的豊かさのなかから，21世紀には何を残し，さらにどのような方向の「食」をめざすべきか考えてみたいと思います。

2．健康の中身の検討に基づいた「食」のあり方

健康の定義として世界的に通用しているWHO（国際連合世界保健機構）の定義では，「健康とは病弱でないとか疾病にかかってないというだけでなく，肉体的にも，精神的にもそして社会的にも完全に良好な状態である」とされています。

この定義には社会的弱者に対する配慮がないという欠点が指摘されています。しかし，健康を肉体的な側面からだけでなく，精神的，社会的側面からとらえるという視点にはすばらしいものがあると思います。

この視点は，わが国の栄養学の先駆者で，国立栄養研究所初代所長である佐伯矩博士が主張していた栄養のおよぼす機能としての「体の健康の向上，経済への作用，道徳への影響」とも相通ずるものがあります。

筆者はこれを単純化して，本当の健康とは「心」と「体」と「社会」の健康を育むことであり，「食生活」の改善はそれらを確立する仕事とよびたいと考えています。

20世紀には,「体」の健康と食物・食生活・栄養などとの深い関係が解明されました。その解明された成果に基づいて,人間の肉体的健康をおおいに向上させることが可能になっています。また,21世紀の早い時期に「心」と「社会」の側面からも人々の健康を育む「食」が解明され,「心」と「体」と「社会」の健康を同時に高める「食」とはどのような内容のものであるのか,それを実現するにはどうすべきなのか,その方向が示されることを期待したいと思います。

　同時に「心」「体」「社会」の諸側面でハンデキャップを負っている人々の「健康」を除外してはいけないと思います。

3．体の健康と「食」

　今日の「体の健康」問題の多くは,不適切な食物選択摂取を長期に継続した結果に由来しています。それゆえ,わが国を世界最長寿国にした食生活の基礎となっている伝統的な食事の長所を科学的に解明し,継承・発展させ,またその短所を改善した「食」を発展させることが重要です。

　わが国の食生活改善の特長は,米,魚,大豆,海藻,根菜などを中心とする伝統食を残しつつ,その短所であった良質のたんぱく質,カルシウム・ビタミン類,油脂類などの不足,塩分の過剰摂取などの改善に取り組んできたところにあります。

　ところで,肉体的にハンデキャップを持っている人の健康はどのように考えるべきでしょうか。私はつぎのように考えています。

　「個人および集団の人間としての肉体的可能性を充分に発達,成長させる条件下にあり,それを実行している状態」

　この視点は健常者にもあてはまる視点としてとらえたいと思います。

　健康にみえる人でも,現在の肉体的可能性を発達,成長させないで,低下させるような状態にある場合には,健康とはいえないと思います。

4．心の健康と「食」

　わが国の食生活は季節を大切にして営まれてきました。正月,桃の節句,入学祝い,端午の節句,夏祭り,お盆,勤労と収穫への感謝,暑さ寒さへの対応,年越しなど,地域ごとに特徴ある食事,食生活を大切にしてきました。これらはわが国独自の食文化として日本の文化の深部を形成し,独自の文化の基盤となっています。

　食料の生産と流通,加工,消費において,文化の基盤を大切にした取り組みがなされるべきであると思います。

　「食」が心の健康とどのようにかかわっているかについてはさまざまな意見があることと思いますが,「心」と「食」が大きくかかわっているのではなかろうかと考えを巡らしている人は少なくないはずです。

　音楽や文学,絵画や映像,演劇,華道,茶道への感性と同じような感性を,「食」の分野でも大切にしたいと思います。

「食」に対してどのような場合に健康な心であるのか，ということについても多くの考え方があるとは思いますが，筆者はつぎのように考えています。

「食に関して創造性を働かせ，科学的，芸術的，文化的，歴史的，社会的に深く認識し，かつ表現・行動できる精神状態にあるとき，健康な心を持っていると評価できる」と。

食べ物に感動する心，みずみずしい感受性，食材料へ創造的な働きかけができることなどは高く評価されるべきと思います。

このような心の状態を維持し，高めるような食べ物の生産，加工，流通，消費の形態を追求し，形成できないでしょうか。

たとえば，ある季節，ある地域でなければ決して食べることのできない食べ物が現実に存在していますが，そのような食べ物の種類をもっと増やすなどによって，心を育む「食」の第一歩がはじまると思います。

1年中，あふれるような食べ物に囲まれているなかで，食べ物に対する喜びや感動を覚えなくなってしまった人が大勢いる現実は，まさしく「豊かさのなかで，心の貧しさ」を大勢の人々が持ってしまったことを示していると思います。

5．社会の健康と「食」

「人間が，個人としても，集団としてもその存在が大切にされ，お互いに協力し合いながら，自然と共に生きている社会」は，すばらしい，健康な社会であると思います。

食物の生産者，流通・販売に携わる人々そして消費者がそれぞれの存在を大切にし，大切にされるような社会は，地球環境を守り，わが国の尊厳さえも守ることになると思います。「安全で，おいしく，安価そして栄養的にも問題ない食べもの」のほかに，食べ物につけ加えるべき価値をきちんと自覚している人々が存在しています。

地場産の食料を活用することが地元の人々を励ますことを実感しています。それらの人々はまた，食料の自給率を考え，外交交渉の武器として食料を戦略物質とする食料大国の思惑を見抜いております。食料で自国の首根っこを押さえつけられ，他国の言いなりになるならざるをえなくなる危険性を見抜いています。

6．今後の食生活を考える

今後の食生活を考えるキーワードはつぎのようではなかろうかと思います。

① 健康増進，健康障害予防の視点から
　（i）防衛体力，（ii）行動体力，（iii）精神機能，（iv）生殖機能，（v）寿命，（vi）発育・発達，（vii）（i）～（vi）の統合への食生活の役割に関する研究。

② 生活実態の視点から
　（i）高齢化社会，（ii）少子化社会，（iii）21世紀は女性の時代，（iv）生活習慣病，（v）国際化，（vi）労働形態の多様化，（vii）価値観の多様化，（viii）情報化社会，（ix）平和，（x）個の尊厳，

> (xi) 地域との連帯，(xii) 環境，(xiii) 心の安らぎ。
> 　これらを包含する「食」として，心と体と社会の健康を同時に育む食生活の実現をめざしたいと思います。この食生活は，人間の全的発達を育むことにつながると思います。
> 　季節と地域の食べ物を大切にすることから，その第一歩が踏み出されるでしょう。困難な前途ですが，やりがいのある大きな分野であると思います。

江指隆年先生は，2012（平成24）年3月26日に急性心不全のためご逝去されました。享年72歳でした。本稿は江指先生の遺稿となりました。先生のご冥福を心よりお祈り申し上げます。

人間関係とコミュニケーションスキル

Chapter 09

1. 栄養業務とコミュニケーション

1）栄養業務に求められるコミュニケーション力

　わが国では，国民の健康の保持・増進，あるいは疾病予防を目指して，食生活の改善に取り組んできており，そのなかで管理栄養士は栄養指導（栄養教育）や保健指導などの支援が必要な対象者に対し，支援の目的や知識・技術などのメッセージの送り手として重要な役割を担ってきた。

　その際，管理栄養士がどのようにメッセージを送るかが，対象者との関係性を構築する上で大きな影響を与えてきた。たとえば管理栄養士の働きかけが一方向的では，対象者の管理栄養士に対する依存心が形成されやすく，対象者の自立は困難となりやすい。そのため，対象者の自立支援を促進するには，管理栄養士が対象者と双方向性のコミュニケーションをとるように心がけることが重要となる。また，栄養業務は管理栄養士単独の働きとは限らず，医師，看護師，保健師や薬剤師などの他業種と連携してチームを構成し，対象者支援に携わる場合もある。その際にもチームメンバーと意思や気持ちを共有し合える双方向性のコミュニケーション関係が求められる。

　ただし，生まれながらにしてコミュニケーションの上手な人，下手な人が存在しているわけではない。また，コミュニケーション力とは，単に相手に話を伝えることが上手というだけではなく，また決められた型を模倣すれば効果的に実践できるものでもない。管理栄養士が双方向性のコミュニケーション力を習熟することによって，はじめて対象者の自立支援につながり，効果的な栄養業務を展開することができるようになる。

2）コミュニケーションの定義とプロセス

　コミュニケーションの定義を心理学者らは「ある人（送り手）が，何らかの目的なり意図を果たすために，それに関連する心の内面のさまざまな働きの一部を選択して，記号化してメッセージを表現し，それに応じたチャンネル（通信路）を通じて送る。そして，それを他の人（受け手）と共有し，影響を与えようとする過程で，結果的に両者の間に，何らかの関係の変化（効果）が生じる」という一連のプロセスととらえている。

　上記の定義から，コミュニケーションのプロセスは「送り手」「メッセージ」

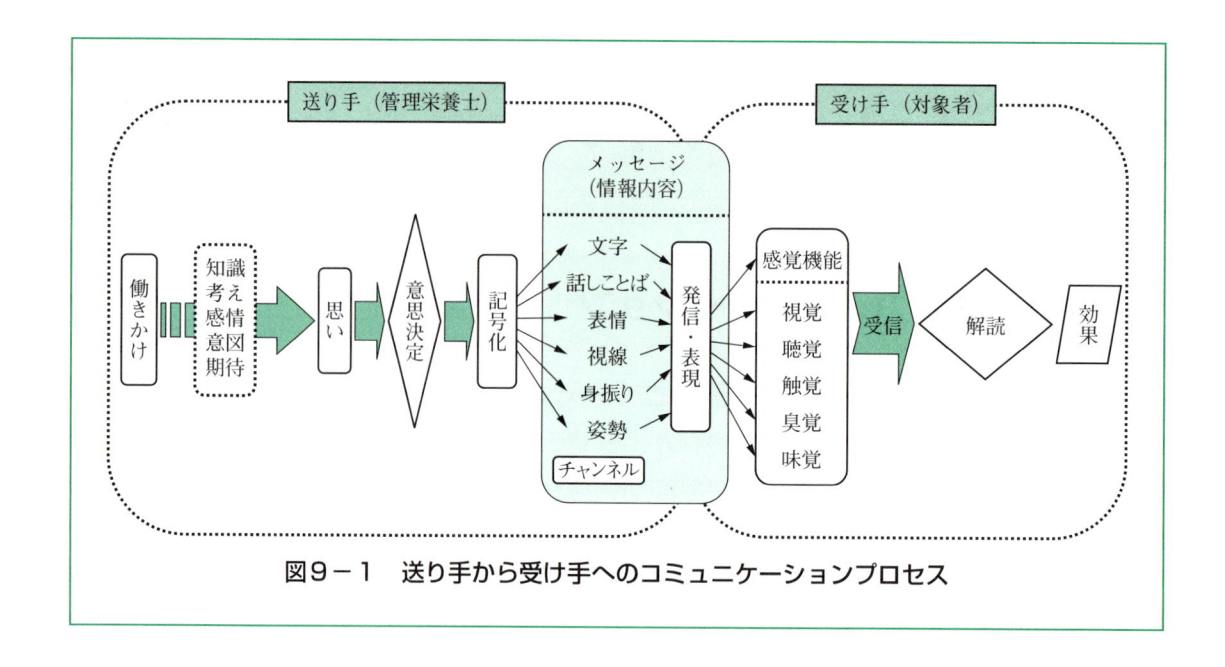

図9-1　送り手から受け手へのコミュニケーションプロセス

「チャンネル」「受け手」「効果」の5つの機能で構成されているといえよう。「送り手」と「受け手」間のメッセージ伝達プロセスをみると（図9-1），管理栄養士である「送り手」側の働きかけは，「送り手」の知識・価値判断に基づく考えや，対象者（受け手）に対する感情，意図，期待などが絡み合い，複数の思いが管理栄養士の側で形づくられる。つぎに，表現したい「思い」を決定し（意思決定），話しことばや文字，表情，視線，身振りなどにより「記号化」した情報内容を「メッセージ」として対象者に向かって「発信」する。発信されたメッセージは，対象者のチャンネル（視覚・聴覚などの感覚機能）によって受信（知覚）され，その「思い」の内容が解読される。この段階では，必ずしも「送り手」である管理栄養士の「思い」の真意は，対象者に正確に解読されているとは限らない。そこには対象者である「受け手」の解釈が加わる。「解読」したことが「受け手」のなかで刺激となって「受け手」内に何らかの「思い」が生じる。「解読」したことが「受け手」の価値判断，考え，感情などと一致すれば「理解し合った」という共有状態が生まれることになる。メッセージを受け取り「解読」した時点で，今度は「受け手」が「送り手」の立場になる。「理解し合った」という共有状態はコミュニケーションの最初の段階で，両者の心の働きが影響し合うことで，連続的に変化しながら，双方向性のコミュニケーションが築かれていくことになる。

3）管理栄養士が「送り手」のときに心がけること
（1）考えの基盤である価値観や思いに気づく

管理栄養士が自分の考えの基盤となっている価値観[*1]，感情，意図などの思い

*1　価値観：
この場合の価値観とは，クライアント（患者）一人ひとりのQOL向上を最重要視する考え方を意味する。管理栄養士にとって，クライアントのQOLを改善することが最優先課題であり，そのためにはどのような働きかけ，コミュニケーションが必要となるかを考えなければならない。

（概念）を自覚し，明確化できていないと，対象者である「受け手」に対する適切な記号化が滞り，自分の意図とは異なった表現を発信してしまうことになる。その結果，対象者に誤解され，感情的なしこりが生じ，その後の修復が難しくなり，コミュニケーションがとれなくなる。対象者とコミュニケーションがとれるようになるには，管理栄養士は自分自身の心の内面に目を向け，常に意識化を心がけ，自分が何を考え，どのように感じているか，すなわち管理栄養士自身が自己理解を深めることを心がける必要がある。自己理解を深めることができるようになると，対象者の価値観や信条などにも大切にかかわろうとする姿勢が備わり，対象者理解を深めることができるようになる。

(2)「言語的記号」「非言語的記号」の持つ特徴に気づく

　管理栄養士が対象者に伝えたい「記号」は，大きく「言語的記号[*2]」と「非言語的記号[*3]」の2種類に分けることができる。対象者にメッセージを伝える記号として，言語的記号は便利ではあるが，同じ言語的記号でも対象者によっては，肯定的に受け止めるケースとマイナスのイメージにとらえるケースとがあることに注意しなければならない。

　たとえば，関西では「おまえはアホや」と友人からいわれると，「受け手」は「送り手」に親愛の情を感じるが，九州の人に同じことばを伝えると「なんと失礼な言い方をするのだ！」と「受け手」を怒らせてしまうことになる。同じ言語的記号（ことば）でも，場所や，時代や世代によって，ことばの使われる意味が異なっていることを知っておく必要がある。すなわち，ことばそのものが，誤解を生みやすいマイナス面を持っていることをわきまえて使う必要がある。

　非言語的記号についても，その特徴を意識して使う必要がある。一般的に，欧米人は身振りや表情が豊かで，非言語的記号を言語的記号と併用しているが，日本人はメッセージを発信する際に，非言語的記号をあまり使用しない。しかし，対人的コミュニケーションの場面では，言語的記号と非言語的記号は無意識に常に相伴って表現されている場合が多いことを意識する必要がある。たとえば，「目は口ほどにものを言う」といわれるように，非言語的記号はかなり正直に心の働きを表現している。したがって，意識して非言語的信号を適切に活用できるよう心がけることは，対象者とのコミュニケーションをよりよくする方向につながる。

(3) アサーティブ[*4]な自己表現に気づく

　管理栄養士は，自分自身の表現の特徴に気づいておくことが大切である。対象者に対して自分のいいたいことや自分の気持ちをストレートに明確に伝えことができるが，その一方で，対象者の言い分や気持ちはほとんど配慮できず，自己主張を押し付けていないか，すなわち支配的・攻撃的な自己表現に陥っていないか。あるいは，反対に自分がいいたいことを明確にいえず，曖昧な発言になっていないか。また，対象者から悪く思われたくない気持ちが強くないか，など自分

---

*2 **言語的記号**：
管理栄養士にとっての言語的記号とは，クライアント（患者）との間で親和的な関係を築くために必要となる，ことばによるコミュニケーションをさす。そのためクライアントが，管理栄養士の話す内容を肯定的に受け取ることのできることばづかい，表現が重要となる。

*3 **非言語的記号**：
管理栄養士にとっての非言語的記号とは，クライアントが親しみや信頼感を覚えるような姿勢，表情，身振り（ジェスチャー），身だしなみなどをさす。言語的記号と同じく，管理栄養士が話す内容を肯定的に受け取ってもらえるような，あたたかさや清潔感，安定感のある姿勢，表情，身振り（ジェスチャー），身だしなみのための努力が必要とされる。

*4 **アサーティブ (assertive)**：
自分のことを大切に考えると同様に，相手を大切にできる態度。自信を持った説得力のある心の豊かさであり，相互の同意と理解のもとに発展的かつ継続的に協働できる態度。

の価値観や信条に日頃から気づいておくことが，双方向性のコミュニケーションづくりには重要となる。

双方向性のコミュニケーションにおいては，人間一人ひとりに対等な価値があり，お互いを尊重し価値を認め合う関係がもっとも望ましい。すなわち，相手の正当な権利を阻害せずに，正直で率直な気持ちをお互いに表現でき，お互いの言い分を柔軟に考慮し，納得いくまで話しができ，よりよい解決策を創造できるアサーティブな自己表現を心がけることが大切である。

4）管理栄養士が「受け手」のときに心がけること
（1）「聴く」の活用

双方向性のコミュニケーションの場は，単にことばや刺激，情報を交換する場ではない。「送り手」と「受け手」との交流を継続させることが重要であり，そのためには「送り手」の話を「受け手」が「きく」ことからはじまる。「きく」ということばは目的により「聞く」「訊く」あるいは「聴く」のいずれかの漢字が使われる。「聞く」という場合には聞こえる，聞いて知る，声が耳に入る，音声などを耳で感じ取ることになり，どちらかというと聞く側が受身である。「訊く」は尋ねる，問う，取り調べる，責めるなどの意味があり，訊き手が必要としていることを相手に「質問」して答えを要求するため，訊く側が能動的で，訊かれる側は受動的となる。一方，「聴く」は聴こうと努力する，心をこめて聴く，熱心に聴くことをさす。そのため双方向性のコミュニケーションにおいては「聴く」をおもに用いる。

（2）対象者を受け止める「聴く力」

双方向性のコミュニケーションの場に参加している人は，みな「送り手」と「受け手」の両方の役割を担っている。情報を送る人は，送りながら「受け手」の反応に関心を払い，伝わっているかどうかを確認する。一方，そのとき情報の「受け手」の立場にある人は，今度は受けた情報について何らかの反応を送り返すことになる。つまり「受け手」が「送り手」となる。

双方向性のコミュニケーションでは，情報をうまく伝える効果的なアサーティブな自己表現に加えて，「送り手」は「受け手」になった瞬間から「聴く力」が求められる。

ただし注意すべき点として，対象者のメッセージを受け止めようとする際，その人の雰囲気や表情から，その人について「受け手」側がイメージを膨らませて話を聞こうとすると，対象者の真意を把握することが難しくなる。双方向性のコミュニケーションでは，人はみな異なる存在で，たとえどんなに親しい人であっても，その人が今，何を考え，何を感じ，何を言おうとしているか，その人に尋ねるという基本的姿勢が大切となる。対象者の話を聴くとき，対象者をありのまま受け止めようとする姿勢が管理栄養士側には求められる（表9-1）。対象

表9-1　管理栄養士側の聴く姿勢

・対象者のいおうとすることの意味を聴き，対象者の気持ちを大切に聴く。
・管理栄養士自身の思い込みで応答しない。
・管理栄養士が持っている先入観に支配されない。
・管理栄養士自身の意見を押しつけない。
・対象者の経験を管理栄養士の経験と同一化しない。
・同調・同意的にかかわらない。
・結論を急がない。
・対象者の全体に目を配り，非言語的な表現も大切にする。
・対象者の心の状態に気づき，客観的な態度を保持する。

者を理解するには，対象者の話を「聴く力」の大切さに気づき，聴く姿勢を管理栄養士側が身につけておく必要がある。

(3) 対象者の理解を深める力

　対象者（送り手）の話が一区切りついたところで，管理栄養士側（受け手）が「あなたがお話しされたことを○○○○○と受けとめましたがいかがですか」と質問の形で確認することによって，対象者は自分の伝えたかったことを再確認することができる。対象者が送り手になった場合は，送り手はいつも正確に自分のいいたいことを認識し，把握して話しているとは限らない。そのため管理栄養士（受け手）から質問という形で確認されることによって，自分の伝えたかったことを認識し直すこともできる。

　受け止めた話の内容を確認することにより，「送り手」と「受け手」は，情報を正確に共有することができるようになる。また，相手がいおうとすることを理解するためには，質問という形式でわからないことを尋ねることも，対象者の理解を深める上で大切である。ただし，そのとき管理栄養士側の関心や好奇心から出た質問が，対象者の混乱を招く場合もある。そのため管理栄養士にとっては，その質問が「対象者が伝えようとする意味を把握するために必要な質問であるか」あるいは「対象者の話を発展させるための質問なのか」を認識しておく必要がある。

2. 効果的な双方向性のコミュニケーション技術

　前節で述べたコミュニケーション技術のポイントを踏まえ，本節では具体的な双方向性のコミュニケーション技術を習得するための演習方法を紹介する。

演習1．「双方向性のコミュニケーション」

　管理栄養士（送り手）が対象者（受け手）に対して，メッセージを送るには，

自分自身の思いや考えを整理できていないと，伝えることが不明瞭となり，記号化が難しく，正確に受け手に伝達できなくなる。そこで演習1では，1回目にグループメンバーが自分の考えや思いを言語的記号により正確に伝えることの大切さについての理解を深める。そして2回目に，「受け手」が「送り手」のメッセージをどのように受け止めたかを言語的記号で返すことにより，「送り手」と「受け手」の関係性構築につながる双方向性のコミュニケーションの重要性について体験的に学ぶ。

1回目：「言語的記号で送り手の気持ちを受け手に伝える」
○話すテーマ
　①私が子どものころの楽しかった思い出
　②私が訪ねたい場所
　③私がいつも繰り返す失敗
（1）机をすべて片づけて，人数分だけ椅子を準備する。
（2）椅子に座わり，6人で輪になり，送り手の順番を決める。
（3）最初に「送り手」となる人は，①のテーマについて，3分間でグループメンバーに思いや考えを言語的記号で伝える。ほかのグループメンバー（受け手）は，ことばがけや質問はしないで，集中して送り手のメッセージを聴く。
（4）全員が①のテーマについて伝え終えたら，②③のテーマについても（3）と同様に3分間で紹介する。

＜振り返り＞
・「送り手」のとき，自分が伝えたいことをグループメンバーに伝えることができたか。
・「送り手」のとき，どんな気持ちがわきあがってきたか伝える。
・「受け手」のとき，どんな気持ちがわきあがってきたか伝える。

2回目：「送り手のメッセージを受け手がどのように理解したか伝える」
（1）1回目と同じグループで行う。
（2）グループの親を1人決める。親が「送り手」の役を行う。親以外のメンバーは「受け手」の子の役になる。
（3）送り手の親が「私が得意なことは」というテーマで3分間，自分のことを全員の子に伝える。つぎに，親の話を聴いた5人の子は，それぞれ「今の話は○○○○ということでしょうか」「今の話を○○○○と理解しましたが，それでよろしいでしょうか」と，送り手に受け手が内容をどのように受け止めたかを言語的表現で応答し，確認を行う。
（4）親を交代する。新しい親は「私が得意なことは」というテーマで，（3）と同様に自分のことを伝え，受け手がどのように受け止めたかメッセージをもらう。全員が同じテーマで

親を行う。
＜振り返り＞
・送り手として話した後，受け手から，どのように理解したかというメッセージを返してもらって，どのような気持ちになったかを伝える。
＜クラス全体での振り返り＞
・クラス全体で，1回目および2回目に体験した「送り手」と「受け手」の応答について感想を発表し，グループでは気づかなかったことを共有する。
・1回目と2回目の演習を通して，コミュニケーションをとるには，「送り手」がメッセージを一方向的に伝えるだけでなく，「受け手」の応答が重要なことに気づく。

演習２．「送り手の気持ちを受け止める受け手の聴く力」

　対象者（送り手）が，管理栄養士（受け手）に対して安心して心を開き，自分自身の気持ちや考えを話すことができる双方向性のコミュニケーション関係を継続させることが重要となる。そのためには，管理栄養士側の聴く力が大きく影響する。つまり，受け手の聴く力を高めるには，送り手の心の状態に気づく力が求められる。

　信頼関係が築かれていない段階で，送り手が，受け手に送り手の思いを伝えることは容易なことではない。そこで送り手が「今の心の状態」を絵で表現し，非言語的記号である絵を活用しながら自己紹介を行うことで，受け手は絵をとおして送り手の気持ちを感じとりやすくなる。このような体験を積み重ねることにより，受け手は送り手の気持ちを大切にした聴く力を体験的に学ぶことができる。

1回目：「気持ちを絵とことばで表現し，受け止めてもらう心地よさを味わう」

準備するもの：画用紙（B4サイズ），クレヨン（12色は必要），筆記用具，椅子，机
（1）画用紙を1人に1枚ずつ配る。
（2）「今の私の心の状態」について，画用紙に描く（使う色や描く形は自由）。
（3）30分間経過したら，全員ができたことを確認する。
（4）画用紙の裏側に「絵のテーマ」を各自で書く。
（5）6人のグループをつくり，自己紹介を行う順番を決め，今描いた絵を使って自己紹介を行う。最初に送り手になった人が，2分間で，絵に表現した自分（送り手）をグループメンバーに紹介する。
（6）グループメンバーは，絵を通して送り手のことをどのように理解したか全員が順番に伝える。

（7）グループメンバーのメッセージを送り手は，受け手の立場でどのように受け止めたか述べる。
（8）全員が（5）（6）（7）と同様に自己紹介を行い，「送り手」と「受け手」の役割を行う。

＜振り返り＞
・「今の私の心の状態」を描いた絵を活用して，自分のことを「受け手」に伝えることができたか。
・「受け手」は絵を通して「送り手」の内面に気づくことができたか。
・「送り手」の思いをどのように受け止めたか伝えたとき，「送り手」の応答をどのように感じたか。

2回目：「対象者の気持ちを受け止めて返す」

以下の例文（対象者の言葉）を読み，各例文に対する応答を各人が考える。

例1．受診のたびに食事記録の宿題が出されます。毎回，記録を書かなければと思うと食事がおいしく感じられません。

例2．今回は，私なりに気をつけながら食事をとるようにしたのですけど，食事記録を毎回つけることができなくて……。

例3．食事療法をやっていることを同僚には知られたくなくて，昼休みは，いつも1人です。

例4．手づくりの離乳食が子どもの成長に大切だと，この前の講演会で聞き，離乳食づくりの本を買って，その通りにつくって子どもに食べさせようとしました。しかし，子どもは口から出してしまいます。せっかく，私が頑張ってつくったのに……，食べようとしません。

例5．ストレスがたまると，お菓子を食べる量が増えます。昨日も，提出した書類のことで上司から一方的に指摘され，そのことについて自分の考えを伝えることができなくなって，固まってしまいました。上司からは，やり直すようにいわれ…，でももうあれ以上の書類はつくれなくて……。気がつくと，デスクにしまっていたお菓子に手が伸びてしまいました。

例6．上司から早く企画案を出すように催促され，毎日のように夕食もとらずに残業しています。11時ごろ，仕事が終わって帰る途中，コンビニでたくさんのお菓子を買ってしまい，家に帰ってそれを食べてしまいます。

例7．私は，タバコが好きで吸っていましたが，最近はどこでも禁煙で，吸える場所を探すのに苦労しています。妻は理解があって，ベランダでなら吸ってよいといってくれますが，隣の人から，煙が家のなかに入ってくるので，ベランダで吸わないでくれと苦情をいわれてしまいました。どこにも，私の安心できる場所がなく，なんだか落ち着きません。

＜グループワーク＞
各グループ（6人構成）各人の応答例について，感想を述べ合う。

演習3.「対象者の理解を深める力」

　管理栄養士が対象者の理解を深めるための方法として，質問という手段がある。質問には「開かれた質問」と「閉ざされた質問」がある。ここでは，それぞれの質問の意味を理解し，状況に応じて活用することを体験的に学ぶ。

1回目：「閉ざされた質問の体験」

（1）ペアになり，送り手，受け手を担当する。
（2）受け手が閉ざされた質問を行う。
（3）送り手は以下の事例1の役割の背景をもとに，対話事例1の役割を演じながら受け手に話す。

（事例1）
・あなたは，糖尿病の父親を持つ娘の役です。
・あなたは，対話事例1の人になったつもりで受け手に向かって話しかけてください。
・脚色してもかまいませんが，内容を大幅に変えないようにしてください。

（対話事例1）
　「私の父は，糖尿病です。毎年，太っていくのを見ていて，不安です。なんとかしてあげなければと思っているのですが，どうしたらよいのかわかりません。」

（4）送り手が話し終わったら受け手が質問をする。
（5）受け手は送り手の話に「閉ざされた質問」をできるだけ試みる。
（6）最初の話の内容にかかわるもの，または送り手の応答に対するものどちらでもかまわない。時間がくるまでできるだけ多くの質問をする。
（7）送り手はアドリブで応答する。応答できないときは「わかりません」「答えられません」と伝える。
（8）2分経過したら，途中でも終了する。

＜予想される閉ざされた質問とその応答例＞

・いつ糖尿病と診断されたのですか。　　　　　　　「1年前です。」
・いつから，太ったのですか。　　　　　　　　　　「2〜3年前。」
・今，何歳ですか。　　　　　　　　　　　　　　　「60歳です。」
・太ったら，糖尿病に悪いことを知っていますか。　「はい，知っていると思います。」

2回目：「開かれた質問の体験」

（1）「閉ざされた質問」のペアで役割を交代して行う。
（2）受け手が開かれた質問を行う。
（3）送り手は以下の事例2の役割を背景に，対話事例2の役割を演じながら受け手に話す。

　（事例2）

・あなたは体重コントロールに取り組むことができない糖尿病の患者です。
・あなたは，対話事例2の人になったつもりで「受け手」に向かって話しかけてください。
・そのまま読み上げるのではなく自分のことばで話してください。
・脚本してもかまいませんが，内容を大幅に変えないようにしてください。

（対話事例2）
　「糖尿病の治療には，肥満がよくないとわかっています。病気のために少しでも体重を減らそうと思っていますが，どうしたらよいのかわかりません。家族も心配しています。」

（4）話し終わったら，受け手が送り手に質問する。
（5）受け手は送り手の話に「開かれた質問」をできるだけ試みる。
（6）送り手が受け手の質問に応答し終わったら引き続き「開かれた質問」をする。
（7）最初の内容に関するもの，または送り手の応答に対するものどちらでもかまわないので時間がくるまでできるだけ多くの質問をする。
（8）送り手はアドリブで応答する。応答できないときは「わかりません」「答えられません」と伝える。
（9）2分経過したら，途中でも終了する。

＜開かれた質問の例＞
・体調について，具体的に話していただけませんか。
・体重を減らそうと思っても，どういったところが難しく感じられますか。
・病気のことをどのように理解しているのか話してみてくれませんか。
・家族が，どのように心配されているのか教えていただけませんか。

＜全体の振り返り＞
・「閉ざされた質問」と「開かれた質問」を使った体験を通して感じたことを，お互いに共有する。

3．対象者・同僚・関連専門職・地域社会との信頼関係の確立

1）コミュニケーションとは何か

（1）コミュニケーションの定義

　コミュニケーションとは，ある分離した事象が存在する場合，何らかの要因により，両事象間で起こる相互作用の過程をいう。たとえば，ある人の言語や行動に応じて，別の人にある反応が生じた場合，両者の間にコミュニケーションが成立したことになる。人間は，言語により，広く他者とミュニケーションを取っているが，その手段は言語だけではなく，種々の行動や表情によっても，コミュニケーションをしている。

コミュニケーション（communication）ということばは，ラテン語で「共通・公衆」を意味するcommunisに，「舗装して通行可能にする」という意味を持つmunitareが結合したものである。人間は，ほかの動物とは比べものにならないほど広く，進化したコミュニケーションを行っているが，その理由は，人間が言語を有し，言語以外にも多彩な表現方法を発展させたからである。人間は，コミュニケーションにより，お互いに理解し，共感し，信頼することができる。

（2）コミュニケーションの方法

　管理栄養士が栄養指導や栄養管理を行う上で重要なことは，管理栄養士と傷病者，職場の同僚，地域などとの信頼関係を築くことであり，その関係を構築する基本がコミュニケーションである。コミュニケーションが不十分であれば，対象者から適正な情報を得ることができず，食生活や栄養状態に関する問診が不十分となり，対象者の栄養状態を評価，判定することは不可能となる。さらに，管理栄養士が科学的エビデンスに基づいた指導を行ったとしても，コミュニケーションが不十分であれば，信頼関係が構築できず，対象者は知識を理解したとしても，行動変容までにはいたらない場合が多くなる。栄養指導や栄養管理は，対象者とのコミュニケーションからはじまり，その過程においてもコミュニケーションを維持することが重要である。

　ところで，人間は，自分の身体的状態や気持ちをことばで表現して他人の理解を求めるが，そのすべてを常に表現できるのではない。とくに，傷病者や高齢者の場合，言語の発言能力が低下しているため，言語以外の態度や表情に現れてくることが多い。一方，管理栄養士も栄養指導の大部分は言語により行うが，対象者は，管理栄養士がみせる表情や態度からも指導内容の意義や重要性を理解する。コミュニケーションの内容は，言語的方法と非言語的方法に大別できる。

①言語的コミュニケーション

　言語的コミュニケーションとは，言語を用いたコミュニケーション方法である。一般的に行われるのが音声で発生する会話であるが，会話が困難である場合には記述で行われることがある。この方法は，事実や知識を伝えるには便利な方法であるが，対象者にはことばを発声したり，記述したり，理解したりする能力が求められる。しかも，一つひとつのことばに対しても，管理栄養士と対象者の共通認識が必要となる。

　医療や介護，さらに栄養の分野には，それぞれの専門用語がある。専門職同士はこれらを日常的に使用するが，一般の人には理解が困難であったり，勘違いすることがある。たとえば，栄養関係者が無意識に使用している「たんぱく質」や「ビタミン」などの栄養素は，栄養関係者でも，この本体を見たことはなく，実際にこれらを摂取する目的で日常的に食事をしているわけではない。見たことがない事項に関する話を真に理解することは，本来，容易ではないことを理解しておく必要である。つまり，対象者のコミュニケーション能力を十分把握し，相手

が理解できることばを用いて実施する必要がある。実際の会話の場面においては，対象者の話を注意深く聴き，対象者の年齢，病状，体調，社会的背景などを考慮し，適正なことば，声の大きさ，あいづちの打ち方などに配慮しながらすすめていく必要がある。

②非言語的理解

非言語的理解とは，言語以外の表情や目の動きなどの動作，さらには身体的な接触や距離などを介してコミュニケーションを図る方法である[1]。

(a) 動作

動作とは，身体の動きを介してコミュニケーションをとる方法である。人間の動作の表現方法は多彩であり，姿勢からはじまり，手足の動き，全身の動き，顔の表情などがある。たとえば，対象者が背を向けたり，身を引く動作は，ある事項に対しての消極的態度であり，身をのり出したり，胸をはったり，背を伸ばせば積極的態度を示している。また顔の表情は，さまざまな情報を細やかに伝える。たとえば（ⅰ）幸福感，（ⅱ）悲しみ，（ⅲ）驚き，（ⅳ）恐れ，（ⅴ）怒り，（ⅵ）嫌悪感は，顔の表情に現れる代表的な感情である。目の動きも重要で，大きく開く目は驚きを，伏し目は謙遜を，仰ぎ目は熟慮を，目を細めるのは軽蔑を表すことが多い。

管理栄養士は，対象者と対面する際，相手のこのような表情を注意深く観察すると同時に，相手に不快感や不安が生じないように自分の表情に気をつける必要がある。また，相手の目の動きは，会話の順序やスピードを決めたり，相手がどの程度理解しているのかを判断する際に役立つので，しっかり相手の目を見て話す必要がある。ただし，終始見ておく必要はなく，状況に応じて適度に目を見ることが必要となる。

(b) 距離と接触

人間には，個人空間と呼ばれる一定の縄張りが存在する。会話の場面でも，その関係は維持されていると考えられている。たとえば恋人，配偶者，家族は45cm以内で，友達は45cmから1.2mまで，そして1.2mから2.7mは社会的関係といわれている。管理栄養士が健常者や傷病者と対面業務を行う場合，距離が開きすぎているとことばを聴いたり，表情を観察することが困難になる。逆に近すぎると対象者が違和感を覚えたり，専門職としての一定の距離感が保てなくなる危険性がある。専門職は，社会的関係の距離を維持することがよい。

人間は，人と出会ったり，別れたり，励ましたり，慰さめられたり，さまざまな場面での身体的接触を通して，非言語的コミュニケーションを行っている。握手，手を握る，背中を押す，腕を叩いたり組んだりする，肩に手をのせたり組んだりするなど，その動作は多様である。このような接触を過度に行うと相手が嫌悪感を覚えたり，誤解を招くことがあるが，必要な場面で適度に行うことは，コミュニケーションを図る上で効果的である。

2）対象者（傷病者，障害者）とのコミュニケーション

　管理栄養士にとって，栄養指導や栄養管理の対象者になるのは，健康の維持，増進，疾病の予防を目的とした健常者だけでなく，病気の治療，悪化防止，再発防止を目的とした傷病者，さらに介護を必要とする障害者もいる。健常者の場合は，前述したような一般的な原則に従って実施すればコミュニケーションが可能であるが，傷病者や障害者は，心身の障害を有しているために特別な配慮が必要になる[2]。

（1）視覚障害者とのコミュニケーション

　視覚障害は，視覚に障害があるケースをさす。視覚障害者の場合，音声による意思疎通が可能であることから，コミュニケーションの基本は音声言語を用いることが多い。具体的には，視覚障害が先天的に発症したのか，後天的なのか，さらに見え方が弱視から全盲まで，いくつかの段階によって分類されるので，その内容によりコミュニケーションの方法を変えていく。音声により，直接的にコミュニケーションを図る以外に，つぎのような手段を用いる。

①点字

　点字は，6個の点の数と位置で文字を表現する方法である（図9－2）。視覚障害者への情報提供としてもっとも広く用いられている方法である。ただし視覚障害者であっても点字を知っている人にしかに伝達できない。また視力障害のない人には点字が読めないという問題点がある。

②カナタイプライター

　カナタイプライターを用いて，視力障害者が，自分の思いや考えを健常者にもわかる文字で伝える方法である。

③オプタコン

　振動を指先で感知してカナ文字を読む方法である。

　これらのほかに，音声を記録したり，文字を拡大する拡大器を使用したり，文字を大きくした教育指導教材を用いる方法もある。

（2）聴覚障害者とのコミュニケーション

　聴覚障害は，聴覚に障害があることをさす。聴覚障害者とのコミュニケーショ

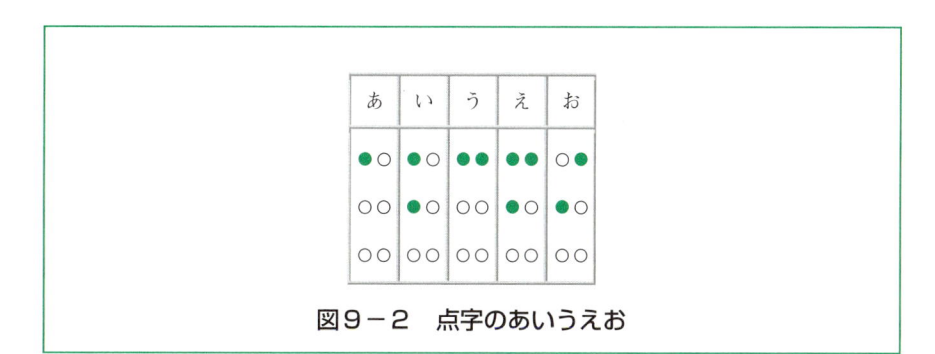

図9－2　点字のあいうえお

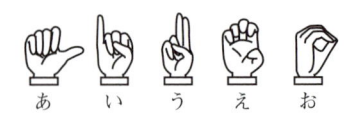

図9-3 指文字のあいうえお

ンでは、対象者の聴覚の残存能力を活用したり、視覚を用いて意思の疎通を図る。具体的方法は、聴覚障害が先天的に発症したのか、後天的なのか、さらにまったく聞こえないのか、大きな声でならば問題のない難聴なのか、いくつかの段階に分類されるので、その内容によりコミュニケーションの方法を変えていく。大きな声だけではコミュニケーションが困難な場合には、次のような手段を用いる。

①**手話**

手話は、手の形、位置、動きの組み合わせにより、意志の疎通を図る。失聴者の多くは、手話を主たるコミュニケーション手段として学習する。手話を行う場合、手の形が見やすいように距離や明るさ、向き、スピードなどに留意する必要がある。

②**指文字**

日本語の50音を手の指の動きで表現し、文字にする方法である（図9-3）。手話と併用し、手話では通じにくい場合に指文字を用いることが多い。

③**筆談**

文字や図を紙などに書いて伝える方法である。後天的に難聴になった場合の多くは筆談が用いられる。

④**読話（読唇）**

話し手の口の形や動きで、話の内容を読み取る方法である。話し手は、大きな口で、ゆっくり、はっきり、できるだけ短い文章で話す必要があり、手話や筆談などと併用するとコミュニケーションが容易になる。

⑤**発話**

聴覚障害者自身が、音声言語を発してコミュニケーションをとる方法である。

⑥**補聴器**

音声を拡大する機器を用いる方法であり、機器の状態をチェックして利用することが重要である。

（3）知的障害者とのコミュニケーション

知的障害者とは、脳になんらかの障害が起こり、知的機能に制約がある人たちをさす。一般的な特徴としては、学習能力、適応力、判断力、さらにコミュニケーション能力になんらかの制約がある。その一方、うれしいときはうれしい、悲しいときは悲しいと、そのときの感情をストレートに表現する。コミュニケーシ

ョンの際の原則は，彼らの障害を問題点としてではなく，個性としてとらえ，発言や行動を詳細に観察すると同時に，その奥にある真意を読み取ることが重要になる。

具体的なコミュニケーションのポイントとして以下のことがあげられる。
①わかりやすいことばで話す
②ゆっくり話す
③短い文章で簡潔に話す
④身振り・動作などの非言語的スキルを活用する
⑤写真・絵など非言語的ツールを活用する。

(4) 身体機能障害者とのコミュニケーション

コミュニケーションが困難となる身体機能障害として，音声機能障害と言語機能障害があり，これらは発語障害における問題である。音声機能障害は，咽頭がんなどで咽頭の摘出手術により発語が不可能になることをいう。一方，言語機能障害は，脳性麻痺や脳卒中の後遺症による神経疾患や，口腔での器質的異常により，発音が不明確になった状態をいう。具体的な方法としては，知的障害者とコミュニケーションを図る際のスキル，ツールを用いて，ゆっくり時間をかけてコミュニケーションを図ることが必要となる。

3）同僚・関連専門職・地域社会とのコミュニケーション

近年，保健，医療，福祉の連携が求められるようになっている。このことは，健康増進，疾病予防を目的とした保健における一次予防から，医療における二次予防，さらに福祉における三次予防までを継ぎ目がなく，地域におけるそれぞれの施設が連携し，それぞれの分野で働いている専門職が連携するという意味が含まれている。つまり，チーム医療およびケアの多職種連携の必要性が強く求められているのであり，このことを実践する上で必要なのは，職場での関連職や地域社会での関係者とのコミュニケーションである。

アメリカでの治療計画と治療におけるミスによる死亡者数は，年間44,000人から98,000人で，そのコストは年間170億ドルから290億ドルと推定されている。しかも，そのほとんどは医師の技術的ミスによるものではなく，医療のシステム上の失敗が原因とされている。このため1998年に設置された大統領諮問委員会は，ミスを防ぐ戦略のひとつとして，多職種がかかわる医療においてはチームワークの改善を行うべきであるとの提言を行っている。2001年，英国保健省でも，小児病院における手術の死亡率を低下させるために，手術室での専門職間のコミュニケーション改善の必要性を述べている[3]。そして，チームワークの理念を基本としたと医療形態への変革には，①コミュニケーション，②情報の共有化，③チームマネジメント，の3つが必要であり，もっとも重要なことはメンバー間のコミュニケーションだとしている。

表9-2　すぐれたチーム医療の条件

（1）お互いが異なる意見を述べることが奨励され，各自の関心事や工夫が率直に表明できる。
（2）それぞれの専門職の独自性が認められる。
（3）個々の専門やチームの限界を構成員が認識している。
（4）常に他職種や外部からの意見を考慮する姿勢がある。
（5）物事を個人やチームに都合よく解釈しない。
（6）他職種の専門性を認め，尊敬している。
（7）チームの決定がもたらす倫理的・道徳的帰結が考慮されている。

さらに，チームアプローチの質を向上させるためには，チーム内のメンバーがすぐれたチームを目指す必要がある。そのためには，常にチーム内での発言が推奨され，各自の関心事や工夫，さらにそれぞれの専門職の独自性が認められる状況をつくることが重要である。さらに，自分たちの限界を認識し，他職種や外部からの意見を考慮する姿勢を持ち，他の職種を認め尊敬することが必要となる（表9-2）。

具体的にはカンファレンスを充実させることが重要であり，この場は単なる情報交換の場ではなく議論・調整の場へとつくり上げていくことが必要となる。患者の多くが高齢者であり，合併症を有していることから，患者の日常生活を基本としたかかわりも必要となる。そのため医師，看護師のみならず，管理栄養士，リハビリスタッフ，介護福祉士，社会福祉士，歯科衛生士などを含めたスタッフの参加が望まれる。

一方，在宅医療・介護においては，質の高い医療や介護を効率よく提供するために，チームの統合性，スピード性，さらに効率性が求められる。在宅医療・介護では，実施する行為・業務にはさまざまなものがあることから，在宅医療・介護を担う医療機関や介護施設との密接な連携とコミュニケーションが必要となる。栄養食事管理では，医師，管理栄養士，看護師，薬剤師，ケアマネージャーなどの関係職種が協働し，コミュニケーションを十分とり，病状や介護状態，さらに栄養状態を安定させて疾病や介護の重症化を防ぎ，再入院や再入所を防ぐために，施設から在宅まで切れ目のない栄養管理や食事・生活支援を行う必要がある。

＜参考文献＞

第1節，第2節
1）『産業カウンセリング』p. 140-227，社団法人日本産業カウンセラー協会，2012

第3節
1）外山健二「コミュニケーションとは」『栄養教育論Ⅱ』p. 135-144，建帛社，

2006

2）小熊順子，松井奈美「心身の状況に応じたコミュニケーション」『コミュニケーション技術』p. 25-74，建帛社，2009

3）高橋榮明監修，中山帯子翻訳『役立つ専門職連携教育―議論・仮説・根拠―』IPE大学連携統合事務局編（原著：Hugh Barr, et al. *Effective Interprofessional Education: Argument, Assumption and Evidence*. Blackwell, 2005）

健診機関での管理栄養士の仕事

神奈川県予防医学協会
健康創造室企画課
田中　恭子

　公益財団法人神奈川県予防医学協会は，おもに事業所や自治体の健康診断やがん検診などを行う健診機関です。

　もう少しくわしく説明すると，一次予防として健康教育，啓発活動を，また二次予防としては主要事業である事業所や自治体での健康診断やがん検診，そのほか特殊健康診断や作業環境調査なども行っています。おおまかにいえば，病院がおもに二次予防や治療，三次予防を担っているとすれば，予防医学協会などの健診機関ではおもに一次予防や二次予防の早期発見の部分（から医療機関への引き継ぎ）までを担当しています。

　私は，その健診機関の健康創造室企画課という部署に管理栄養士として所属しています。健康創造室は，事業所での保健相談や健診受診後の個別相談を行う相談課と，集団を対象とした健康づくり活動の企画・実施や広報活動を行っている企画課に分かれています。相談課は保健師の専門職グループですが，企画課のメンバーはおもに広報を担当している職員と，健康運動指導士，管理栄養士などさまざまなスタッフがいます。そのため私の業務も，いわゆる管理栄養士の業務としてイメージされている病院外来での栄養指導よりも，健康教育や広報活動などが多くを占めています。

　健康教育は，健診を行っている事業所や自治体からの依頼を受けて実施します。ただし，一次予防としての健康教育は，事業所健康診断のように「義務」でもなければ，病院での糖尿病教室のように病気を発症して必要に迫られて医師の指示で参加するわけでもありません。対象者は働き盛り世代など，自分の健康に関心のない人も多くいます。そのような人たちに「機会」と「関心」を持ってもらうにはどうしたらよいか。それを考え，提案・実行していくことが，健康創造室企画課の管理栄養士の一番特徴的な仕事かもしれません。

　事業所の担当者から依頼を受けたテーマをただ実施するだけでなく，担当者と連携を図りながら，働いている人たちの環境や特性（年齢層，勤務体制，自炊の有無，単身・単身赴任者の数など）も考慮したテーマや内容を提供する，またより参加者が集まるようなテーマを逆に私から提案する場合もあります。参加者は，医師からの指示で栄養指導を受けに来るわけではありませんから，まず「参加してみようかな」と思ってもらえるような企画を提案できる力が必要となります。そのため，専門的な知識のブラッシュアップは当然のことながら，健康番組や雑誌のチェックから参加者の特性把握まで，情報収集は欠かせません。

　また実施までこぎつけても，参加者，担当者の両方から「参加してよかった」「実施してよかった」と思ってもらえなければ，健康教育はつぎにつながっていきません。これは個別の保健・栄養指導でも同じです。ただし個別指導では個人の特性や希望に沿うことが可能ですが，集団教

育ではそれが難しいことは教科書にもある通りです。そのなかで私がとくに意識しているのは，提供した情報や知識・技術のなかから，参加者がひとつでもよいから健康増進につながる実践＝「やってみよう」と思えるものを，＜自分で＞見つけ出してもらうことです。専門職にありがちな一方的な知識の提供ではなく，参加者は何を聞きたいのか，何に困っているのかを常に考え，資料や教室の内容を構成しています。

　一人ひとりの小さな実践や，またつぎの健康教室があったら参加してみようかなと思ってもらうことで，事業所や地域の健康（もしくは健康意識）の底上げにつながる窓口になれればと思いながら日々，活動しています。

グローバルな視点から見た栄養

Chapter 10

1. 開発途上国および先進国における栄養の課題と取り組み

1）開発途上国の栄養課題

　世界の多くの開発途上国では，子どもの栄養不良や低体重，また乳幼児死亡率の改善が大きな課題となっている。世界の5歳未満児死亡率は，1990年に出生数1,000人当たり88人であったが，2011年には51人まで改善された。しかし，サハラ以南のアフリカや南アジアでは依然として高い状態が続いている（図10－1）。

　開発途上国における栄養の課題と取り組みには，おもに以下のようなことがあげられる。

（1）たんぱくエネルギー栄養障害（Protein Energy Malnutrition：PEM）

①クワシオルコル（Kwashiorkor）

　たんぱく質不足が主要因になり，毛髪の変色をはじめ，ペラグラ（ナイアシン

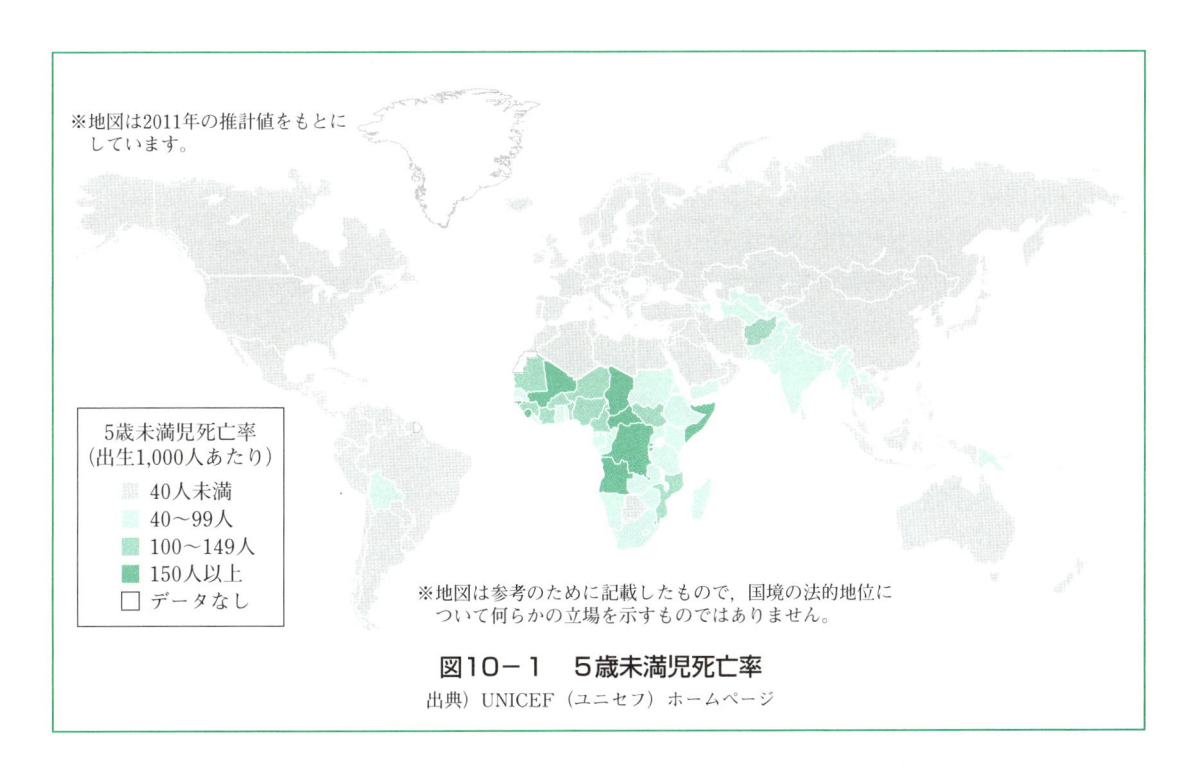

図10－1　5歳未満児死亡率
出典）UNICEF（ユニセフ）ホームページ

欠乏症) に似た皮疹，浮腫，重度の発育障害などを示す。

②マラスムス（Marasmus）

摂取エネルギー量の不足が主要因になり，全身の消耗がいちじるしく，体重減少や骨格筋委縮などを伴う。世界全体で見ると，開発途上国の5歳未満児に栄養不良が多く見られる。改善のためには，母乳育児の推進と安価でかつ十分な栄養をとることができる適切な離乳食，幼児食の提供が必須であり，母親への正しい知識の普及も重要となる。

（2）ビタミンA欠乏症

極度なビタミンA不足は，失明の原因となるだけでなく，免疫機能低下により感染症を引き起こす。ビタミンAの不足が問題となっている国々では，ビタミンAカプセルの補給や主食にビタミンAを添加する対策が実施されている。

（3）ヨード欠乏症

海産物を頻繁に摂取するわが国での欠乏はまれであるが，世界各国で，とくに内陸部ではヨード欠乏症が見られる。ヨード欠乏は甲状腺腫，甲状腺機能低下症の原因となり，深刻な場合はクレチン症*1を引き起こし，知能の発達が遅れることがある。欠乏が見られる地域ではヨード添加塩の普及が進められており，1990年代以降ヨード添加塩の消費が増大している。

（4）鉄欠乏症

鉄欠乏による貧血は，仕事や学習能力の低下，乳幼児では発達の遅れ，妊産婦では低出生体重児の出産などの影響を与える。開発途上国のみならず先進国の小児，妊婦，高齢者にも頻発しており，世界的規模での重要課題である。

（5）低栄養と過栄養の混在

開発途上国では，低栄養が見られる一方で，一部の子どもや成人には肥満や生活習慣病も多く見られる。開発途上国＝栄養不良と思われがちであるが，食料が豊富にある国々では，バランスのよい食生活についての知識の欠如や運動不足などから，肥満や糖尿病などの生活習慣病を有する者も多い。

また，開発途上国では貧富の差が大きく，一般的に貧しい世帯や農村部には低栄養が，裕福な世帯や都市部には過栄養が見受けられる。低栄養対策と同時に，肥満を含む生活習慣病対策も大変重要であり，低栄養と過栄養が混在する栄養の二重苦（double burden of malnutrition）の状態にある。

2）世界的な健康・栄養対策

開発途上国の栄養課題に対して，世界保健機関（WHO：World Health Organization）*2や国際連合食糧農業機関（FAO：Food and Agriculture Organization of the United Nations）*3など国際機関がさまざまな対策を行ってきており，成果が上がっている面もあるが，さらなる健康・栄養対策が必要とされる。

近年のおもな対策では，1995年にWHOとFAOの合同専門会議によって，食

---

*1 クレチン症：先天性甲状腺機能低下症。小児期から甲状腺機能が不全のため，甲状腺ホルモンが不足し，発育不全，無気力，無感覚，知能障害を生ずる病気。

*2 世界保健機関：「全ての人々が可能な最高の健康水準に到達する」ことを目的として設立された国際連合の専門機関。1948年の設立以来，全世界の人々の健康を守るための活動を行っている。本部は，スイスのジュネーブに置かれている。

*3 国際連合（国連）食糧農業機関：「人々が健全で活発な生活をおくるために十分な量・質の食料への定期的アクセスを確保し，全ての人々の食料安全保障を達成する」ことを目的として設立された国際連合の専門機関。1945年の設立以来，世界的な飢餓撲滅のための活動を行っている。

表10-1　国連ミレニアム開発目標

	目標	2015年までの具体的目標（一部）
目標1	極度の貧困と飢餓の撲滅	飢餓で苦しむ人口の割合を1990年の水準の半数に減少させる。
目標2	普遍的初等教育の達成	すべての子どもが男女の区別なく初等教育の全課程を修了できるようにする。
目標3	ジェンダーの平等の推進と女性の地位向上	可能な限り2005年までに、初等・中等教育における男女格差を解消し、2015年までにすべての教育段階における男女格差を解消する。
目標4	乳幼児死亡率の削減	5歳未満児の死亡率を1990年の水準の3分の1に削減する。
目標5	妊産婦の健康の改善	妊産婦の死亡率を1990年の水準の4分の1に削減する。リプロダクティブ・ヘルス（性と生殖に関する健康）の完全普及を達成する。
目標6	HIV／エイズ[*4]、マラリア[*5]、その他の疾病の蔓延防止	HIV／エイズ、マラリアおよびその他の主な疾病の蔓延を2015年までに食い止め、その後減少させる。2010年までに、必要とするすべての人々は誰もがHIV／エイズの治療を受けられるようにする。
目標7	環境の持続可能性の確保	安全な飲料水と基礎的な衛生施設を継続的に利用できない人々の割合を半減する。
目標8	開発のためのグローバルパートナーシップの推進	開発途上国の債務に包括的に取り組む。

出典）国際連合

> *4 エイズ：
> 後天性免疫不全症候群。HIV（Human Immunodeficiency Virus：ヒト免疫不全ウイルス）の感染によりTリンパ球が破壊され、免疫機能が低下する病気。

> *5 マラリア：
> ハマダラカ（蚊）によって媒介される。マラリア原虫の血球内寄生による伝染病。赤血球内で増殖・分裂して血球を破壊する時期に発熱。熱帯、亜熱帯に多い病気であるが、温帯地方にもみられる。

物ベース食生活指針（FBDGs：Food-Based Dietary Guidelines）の開発と活用のためのガイドラインが示された。世界各国では地域の実情を踏まえた食生活指針が策定され、食生活や生活習慣の改善のために普及・活用されている。

また、2000年の国連総会において、国連ミレニアム開発目標（MDGs：Millennium Development Goals）が示され、2015年をめどとした極度の貧困と飢餓の撲滅などの具体的な目標が掲げられ、栄養改善も含めた対策が行われている（表10-1）。

3）先進国の栄養課題と健康・栄養対策

開発途上国において低栄養の問題がある一方、先進国においては、エネルギーや脂肪の過剰摂取、運動不足などにより、肥満や糖尿病などの生活習慣病の増加が深刻である。

（1）ヘルシーピープル（Healthy People）2000、2010、2020

アメリカでは肥満の問題が大きく、政府による国民の健康づくり運動として、1990年に2000年までの10年間で達成すべき具体的な目標を示した「ヘルシーピープル2000：全国健康増進・疾病予防のための目標」が策定された。この計画は、政府、産業界、地域や専門家などさまざまな組織・団体共同で策定され、2000年には「ヘルシーピープル2010」、2010年には「ヘルシーピープル2020」として

継続的に評価，見直しが行われている。日本の「健康日本21：21世紀における国民健康づくり運動」も，ヘルシーピープルを参考に策定された健康増進施策である。

（2）食生活指針とフードガイド

　健康の維持・増進のために，何をどれだけ食べることが望ましいか国民にわかりやすく示すため，各国では，食生活指針やフードガイドが策定されている。

　アメリカでは，1980年に「アメリカ人のための食生活指針」が策定され，以後5年ごとに改定が行われている。アメリカのフードガイドは，1940年代に7つの食品群から十分な栄養をとることを示した「Basic Seven」が策定された。1956年から1970年代は4つの食品群（牛乳・乳製品，肉，野菜・果物，穀物グループ）で示された「Basic Four」が使用され，1992年には，多く摂取すべきものと控えるべきものをピラミッドの形で示した「フードガイドピラミッド」などが策定されてきたが，2005年に「マイピラミッド（MyPyramid）」に改定された。「マイピラミッド」では，肥満の予防や改善には食事だけでなく運動が大切であることが示され，ホームページ上で年齢・性別・生活活動レベルに応じたアドバイスを得ることができる。さらに2010年のアメリカ人のための食生活指針の改定に伴い，2011年には「マイプレート（MyPlate）」が示された（図10－2）。マイピラミッドに引き続き，"My"という表現を用いることで個人へのアプローチとしており，お皿の半分を果物と野菜で摂取すること，穀類の少なくとも半分は全粒の穀類でとること，牛乳は無脂肪や低脂肪のものに替えること，などを提案している。

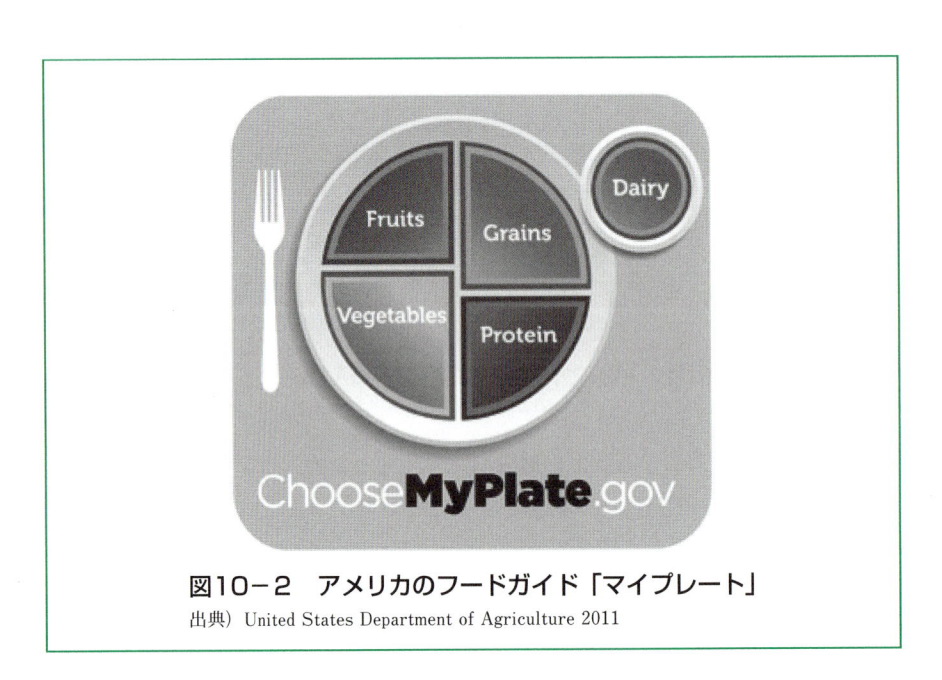

図10-2　アメリカのフードガイド「マイプレート」
出典）United States Department of Agriculture 2011

2. 栄養と環境問題

　栄養をとるには食物を摂取しなければならない。しかし，食物は自然発生的に生じてくるものではなく，田畑を耕す，家畜を育てる，魚を獲るなど，何らかの形で人が活動・操作をすることによって得るものである。本節では単に栄養や食を「人がものを食べることを通しての活動」としてとらえるのではなく，食物を得ること，そして食物を得ることに伴って，環境に何らかの影響を及ぼす問題，あるいは環境によって食や栄養，ひいては人の健康に影響を及ぼすような問題について整理し，栄養や食と人間社会とのかかわりを学ぶ。

1) 地域環境問題と地球環境問題

　栄養と環境との関係を整理する前に，環境問題を都市などの単位で考える地域環境問題と，国の枠組みを超えて考える地球環境問題のそれぞれの特徴，違いを整理する。両環境問題の原因は同じであることが多く，また影響も厳密に区別できるものではないが，どのような視点で栄養と環境の関係を考えていけばよいかを考えるための背景を知る上では重要である（表10－2）。

　地域環境問題は，一般的な意味で環境問題として考えられているものであるが，おもなものとして大気汚染，水質汚濁（海洋汚染を含む），土壌汚染，騒音・振動などがあげられる。これらの多くは，工場からの排ガス・廃液などなんらかの廃棄物や生成物が環境中に放出され，自然浄化能力を超えてしまった場合の問題として考えられている。わが国の1950～1960年代は高度経済成長時代とよばれ，環境を汚すという考えもないままに経済発展が優先された。その結果，多くの深刻な環境問題が生じた。たとえば，二酸化硫黄を中心とする工場から排出されたガスを吸入することによって，気管支ぜん息の異常な流行が生じた四日市ぜん息，また工場からの有機水銀廃液により汚染された魚介類の大量摂取による，

表10－2　地域環境問題と地球環境問題の例

地域環境問題	地球環境問題
大気汚染 　原因：工場や自動車などの排ガス 　影響：四日市ぜん息（高濃度汚染）など 水質汚濁 　原因：工場廃液や，鉱山廃水など 　影響：水俣病，イタイイタイ病（高濃度汚染）など 土壌汚染 騒音・震動 電磁波 室内汚染 その他	生物多様性の損失 地球温暖化 オゾン層破壊 酸性降下物（酸性雨） 砂漠化 海洋汚染 森林破壊 その他

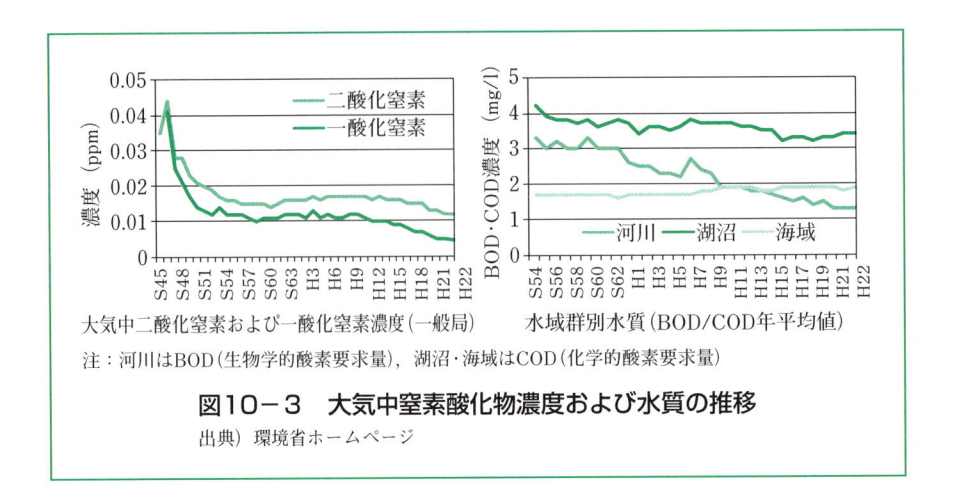

図10-3　大気中窒素酸化物濃度および水質の推移
出典）環境省ホームページ

注：河川はBOD（生物学的酸素要求量），湖沼・海域はCOD（化学的酸素要求量）

手足のしびれからはじまり重度の神経障害を引き起こした水俣病[*6]などの公害病をあげることができる。一方，1970年代以降は環境基準や排出基準の設定，さらには汚染対策技術の進歩などにより，環境汚染のレベルは大幅に改善されてきた（図10-3）。しかし，低濃度ではあるが排気ガスなどへの長期曝露による慢性的な健康問題，また室内環境（シックハウス症候群など）や電磁波[*7]などをはじめとする新たな環境問題も指摘されている。

一方，地球環境問題は，温暖化や海洋汚染のように問題の範囲が国を超え，場合によっては全地球的規模で広がってしまった問題をさす。こうした広範囲に及ぶ環境問題は，1992年にブラジルで開催された「環境と開発に関する国際会議（UNCED：通称"地球サミット"）」で取り上げられ，問題視されてきている。地球環境問題は，他国の問題が越境して侵入することによって自国が影響を受ける，あるいはその逆といったことなどから，自国の努力だけでは解決できるものではないことが大きな特徴である。

2）栄養と地球環境

（1）栄養と生物多様性

摂取すべき栄養素が不足すると栄養不良となる。食べる量が少なく摂取エネルギー量が足りなくなった結果，飢餓が懸念される地域は，世界中に散見される（図10-4）。

一方，エネルギー摂取量は足りているにもかかわらず，偏った食生活などのため栄養素をバランスよく摂取することができずに栄養不良となる「隠れた飢餓」がある。後者の要因として，個々人の食生活の問題があるのはいうまでもないが，意図的に特定の作物のみを栽培するようになる，あるいは生物多様性が失われることによって，一部の食物しか摂取できなくなってしまう現状をあげることができる。

---

*6 水俣病：
脚注11（p.210）を参照。

*7 電磁波による健康影響：
電磁波は周波数によってさまざまな種類に区分されている。通常は高圧送電線や電気毛布・電子レンジなどの電気製品から発生する低周波電磁波と，携帯電話などから発生する高周波電磁波をさすことが多い。健康への影響についてはまだ不明な点が多いが，白血病，脳腫瘍，電磁波過敏症，頭痛などの発症要因ではないかと疑われている。

図10-4　世界の飢餓状況

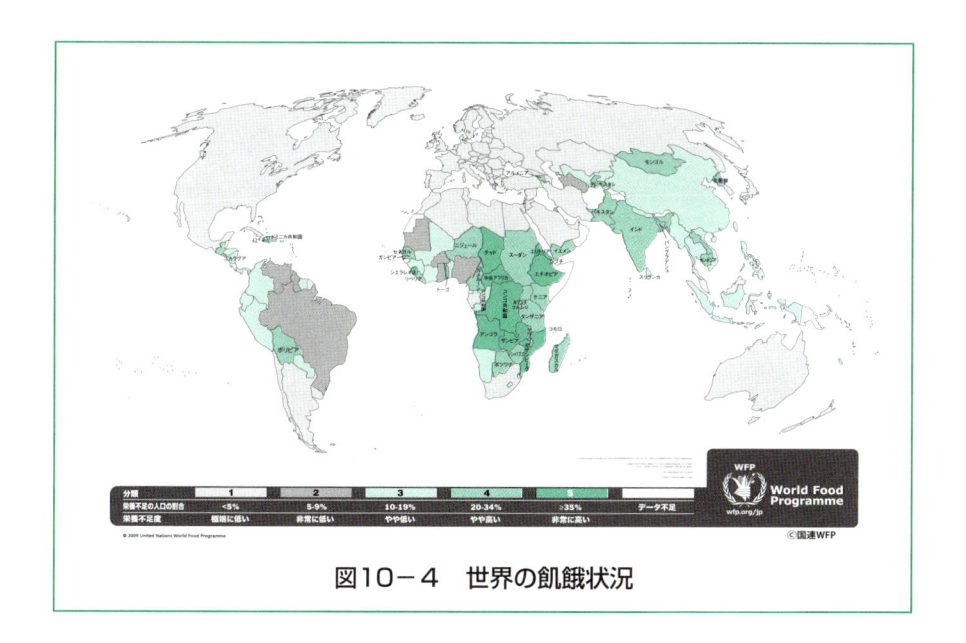

　生物多様性とは「生きものたちの豊かな個性とつながること」（環境省）をさす。生き物にはそれぞれに個性があり、かつそれぞれがさまざまな形でつながりあって、生態系さらには食を支えていることとなる。今日、過度の捕獲・採取、汚染物質の環境への放出、外来生物種の侵入による捕食・競合・交雑、生息・生育環境の改変などを原因として、生物多様性が失われつつあることが指摘されているが、一部の生物が減少すると、その生物と何らかのかかわりを持つ生物も減少あるいは死滅、または極端に増加することもあり得る。前者の例としてミツバチと花粉のような関係があり、後者としてはサバなどの中型魚を採りすぎると天敵のいなくなったイワシなどの小魚が増えてしまうといったような関係があげられる。このような捕食者と被食者の関係を食物連鎖とよぶ（図10-5）。生物多様性は生態系サービスをもたらしてくれる。そのため生物多様性が失われると、栄養・食という観点からは、おもに供給サービスが影響を受けることになる（図10-6）。

（2）栄養と温暖化

　石油化学工業の発展により、さまざまな産業において生産性が向上した。農業・水産業などの分野においてもトラクターや大型漁船などの導入が行われている。これらの機器の使用に伴い、農業・水産業従事者の負担が軽減され、また生産量が増大し、世界規模での食糧問題への貢献が行われてきた。

　しかしその一方で、化石燃料を燃やすことから、二酸化炭素（CO_2）やメタンガスなどを排出し、地球温暖化を推し進めていることにもなる。温暖化の影響として干ばつや水害などの被害が生じることが知られている。IPCC（気候変動に関する政府間パネル）によると、1～2℃程度年間平均気温が上昇しただけで

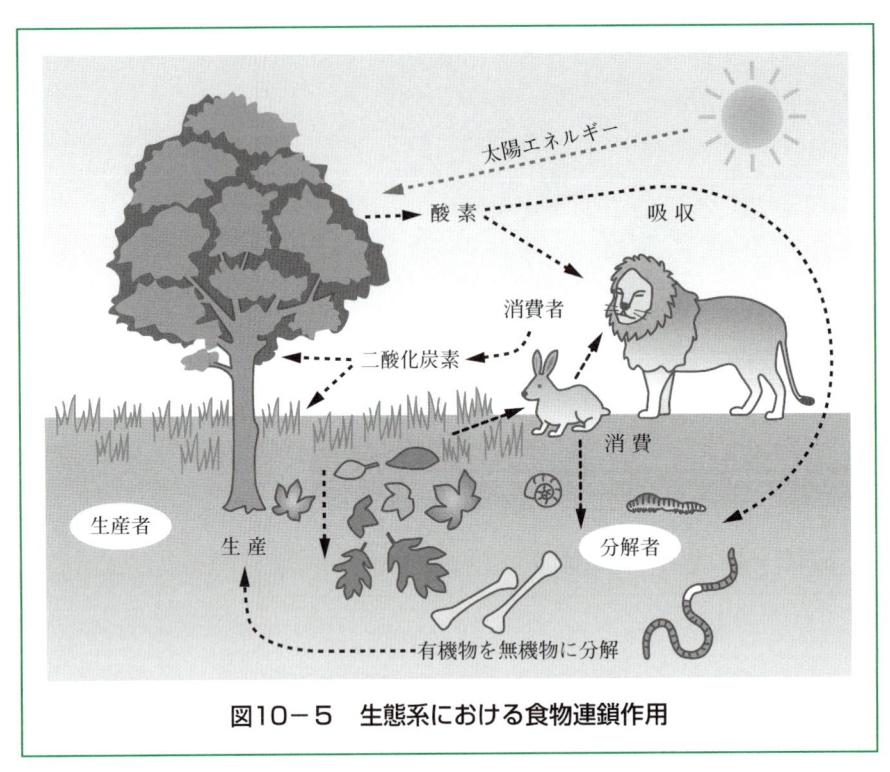

図10－5　生態系における食物連鎖作用

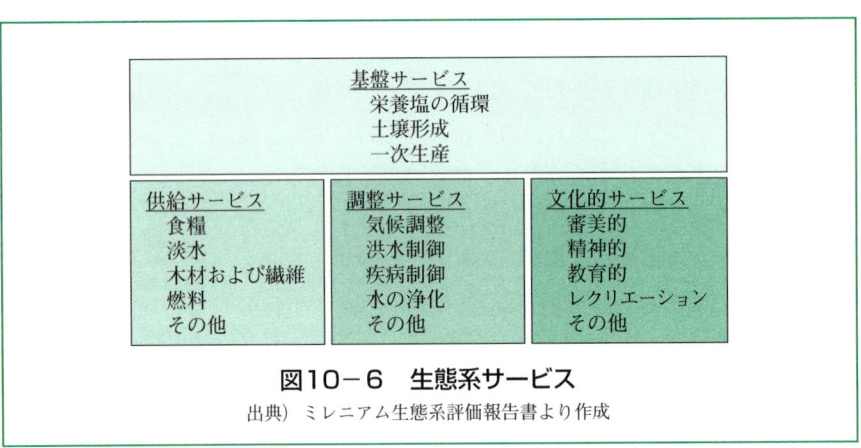

図10－6　生態系サービス
出典）ミレニアム生態系評価報告書より作成

基盤サービス
　栄養塩の循環
　土壌形成
　一次生産

供給サービス
　食糧
　淡水
　木材および繊維
　燃料
　その他

調整サービス
　気候調整
　洪水制御
　疾病制御
　水の浄化
　その他

文化的サービス
　審美的
　精神的
　教育的
　レクリエーション
　その他

も，低緯度地域では食糧生産量が減少してしまうことが指摘されている（図10－7）。低緯度地域には開発途上国が多く存在している。これらの国で食糧収量が減少し，多くの人口をまかなうだけの食糧を自給できなくなると，財政的な余裕が十分とはいえないと考えられることから，他国から食糧を購入することができず，国民の栄養摂取状況に深刻な問題が生じる可能性がある。

　一方，2009（平成21）年度の日本の食料自給率はカロリーベースで40％，生産額ベースで70％となっており諸外国から多くの食物を輸入している（⇒p.98）。輸送の際も石油などを使用しており，生産段階以外でも温暖化促進を推し進める

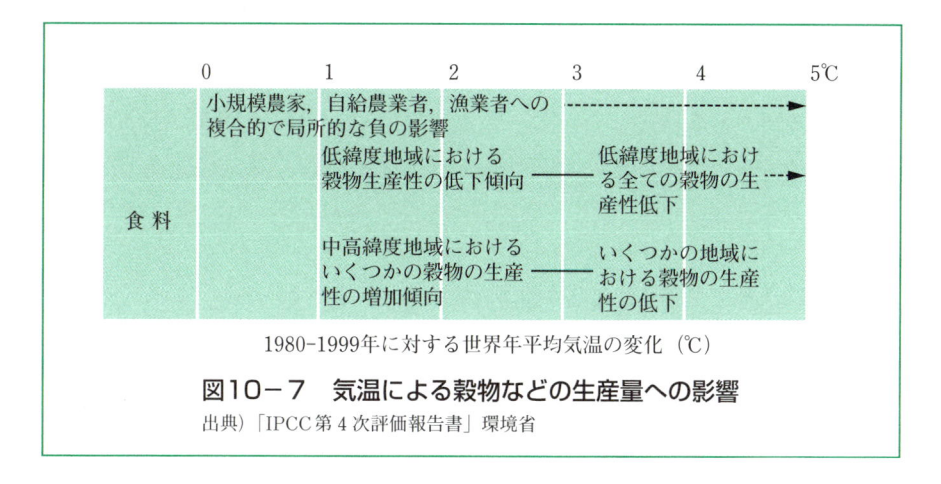

図10-7 気温による穀物などの生産量への影響

食料						
	0	1	2	3	4	5℃

- 小規模農家, 自給農業者, 漁業者への複合的で局所的な負の影響
- 低緯度地域における穀物生産性の低下傾向 → 低緯度地域における全ての穀物の生産性低下
- 中高緯度地域におけるいくつかの穀物の生産性の増加傾向 → いくつかの地域における穀物の生産性の低下

1980-1999年に対する世界年平均気温の変化（℃）

出典）「IPCC第4次評価報告書」環境省

結果となっている。輸入食糧の総重量と輸送距離を掛け合わせたものをフードマイレージとよぶが，日本の人口1人当たりのフードマイレージは2001年で7,093tkm（単位：トンキロメートル）と推定されている。これは，アメリカの1,051tkm，イギリスの3,195tkm，フランスの1,738tkm，ドイツの2,090tkmなどと比べ大きな値で，それだけCO_2などの排出量も多く，環境に負荷をかけていることになる。

（3）栄養と砂漠化，森林減少

地球温暖化をもたらす環境問題として，砂漠化と森林減少があげられる。砂漠化の原因は，過剰な農作物生産および牧畜による土地の疲弊，不毛化[*8]がそのおもな原因とされており，自然環境を無視した過剰生産という点では，地球温暖化とほぼ同じ原因を持つと考えることができる。またその影響も温暖化と同じである。砂漠化対処条約では「乾燥地域，半乾燥地域，乾燥半湿潤地域における気候上の変動や人間活動を含むさまざまな要素に起因する土地の劣化」と砂漠化を定義している。またさらに砂漠化は森林の減少，牧草地や耕作面積の減少をもたらし，食料の供給不足，さらには水資源不足がもたらされる。なお，耕作を行う際には大量の水が必要となり，食糧を得ようとした結果として水不足がもたらされることもある。

（4）エコロジカル・フットプリント

人間がどの程度，自然環境に依存しているかを示す指標のひとつに，エコロジカル・フットプリント（Ecological Footprint）がある。これは，食糧生産に必要となる土地の面積や，人間の生産活動に伴って排出されるCO_2を吸収するのに必要となる森林面積などの合計値を計算するものである。そして，その値が大きいほど自然に依存していることになり，それは自然に負荷をかけていることになる。WWFジャパン[*9]によれば日本のエコロジカル・フットプリントは4ha／人を超え，世界平均の2倍以上となっている。またエコロジカル・フットプリントのうち約25％が食料消費で占められており，日本人の食料廃棄量の多さも無視

[*8] 土地の疲弊，不毛化：土地の疲弊（疲れ弱る）とは，土壌中から枯れ葉や昆虫の死骸などの有機物が減少し，好気性菌が植物の生育に必要な窒素を生成できず，あわせて土壌の団粒と団粒の間に空気がなくなり土が硬くなってしまうような状況をさす。そのままでは養分が土壌中に存在しないため，植物などの生育に適さない，すなわち不毛化してしまう。

[*9] WWF（World Wild Fund for Nature）：世界自然保護基金。1961年にスイスに設立された世界最大の自然環境保護団体であるNGO。地球温暖化の防止，汚染の防止，持続可能な自然資源の利用，野生動物の保護，森林・海洋環境の保全などの活動を実施している。日本法人であるWWFジャパンは1971年に発足している。

できない。「緑の消費者＝環境を大切にする消費者」を意味するグリーンコンシューマーとして、必要なもののみを購入する、近くで生産・製造されたものを購入する、などの配慮も必要となるであろう。

3) 栄養と環境汚染
(1) 土壌汚染と栄養

土壌が汚染されていると、その土地で生産される農作物が汚染物質に汚染される場合がある。一例としてカドミウムの摂取を考えてみよう。カドミウムはもともと鉱物などに含まれている金属であり、鉱山開発などによって環境中に排出されてきた。カドミウムの摂取による健康影響としては、近位尿細管[*10]の再吸収機能障害により腎機能障害を引き起こす可能性が指摘されている。たとえば、わが国の四大公害病のひとつであるイタイイタイ病は、高濃度のカドミウムを長期にわたり摂取したことが原因であると考えられている。

わが国の場合、カドミウム摂取の約半分は米からの摂取が原因と指摘されている。厚生労働省では米（玄米および精米）に含まれるカドミウムの基準値を0.4 mg/kg以下と定め、この値を超える濃度のカドミウムを含む米が流通しないようにしている。米は日本人にとっては主食として必要不可欠なものであり、今日私たちは基準を満たした米を食べている。しかしながら、必ずしも摂取量はゼロとはなっておらず、カドミウムが環境汚染物質であることは知りながらも、知らず知らずのうちに何らかのかたちで若干量を摂取していることになる（図10-8）。

一方、病害虫の駆除・雑草除去を目的として、さまざまな農薬が農作物には用いられている（図10-9）。国際的な食糧供給の観点から、確実な収穫量と品質維持のためにある程度の農薬の使用は避けて通れないと考えられているが、必要以上に大量に摂取した場合の健康への影響が懸念されている。農薬による影響は、健康被害のみならず、生態系を崩壊させる可能性も指摘されている。また土壌汚染以外にも、噴霧した農薬を吸い込むこと、また食物を輸出する際のポストハーベスト処理（Postharvest handling，輸送中の病害虫などの汚染を防ぐために、収穫後の作物に農薬を散布すること）による健康被害の懸念も指摘されている。

また農薬は、時間を経ることで消失してはいくが、ただちに消えてなくなるわけではない。農作物や土壌に残留し、そこから採れる農産物を通じて人体に蓄積される。

ある物質が分解などにより、濃度、あるいは量が半分になるまでに要する時間を半減期とよぶ。たとえば生体に入った場合は分解だけではなく、排泄によっても濃度減衰は影響を受けることから、生体内で半分量に減少する時間を生物学的半減期とよんでいる。つまり生物学的半減期が長い物質の方が体内にとどまりや

*10 尿細管：
腎臓の糸球体で血液をろ過した後の原尿を運びながら、必要な栄養分を再吸収して血液中に回収し、不要なものを尿として腎盂に送る働きを持つ細い管のこと。尿細管は腎小体に近い部分より、近位尿細管，ヘンレループ，遠位尿細管，集合管の4つの部分に大別できる。

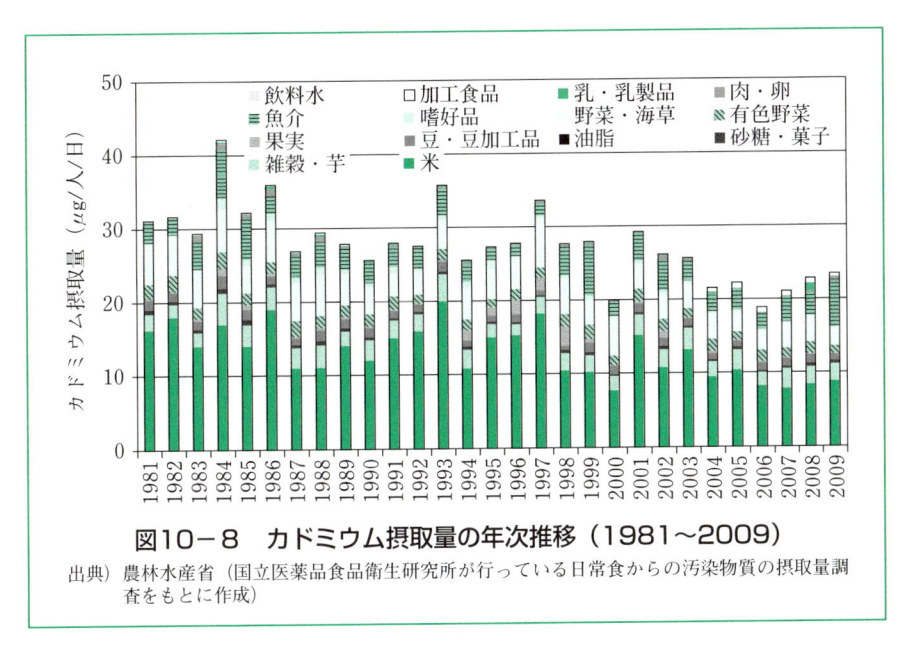

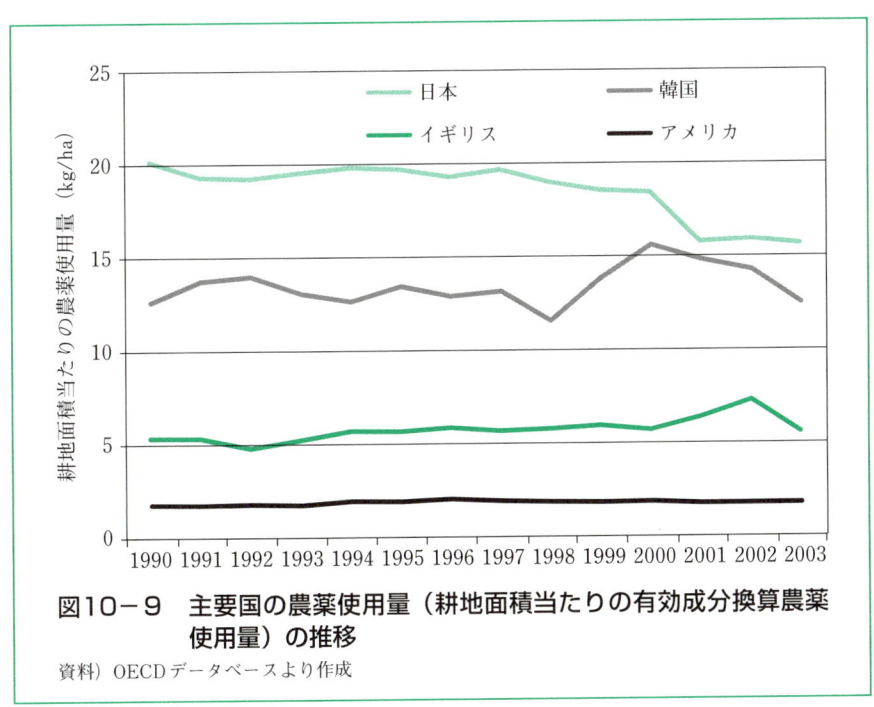

図10-8　カドミウム摂取量の年次推移（1981～2009）

出典）農林水産省（国立医薬品食品衛生研究所が行っている日常食からの汚染物質の摂取量調査をもとに作成）

図10-9　主要国の農薬使用量（耕地面積当たりの有効成分換算農薬使用量）の推移

資料）OECDデータベースより作成

すいことになる。多くの環境汚染物質や農薬など人体にとっては有害と考えられる物質の半減期は長いため，体内に多くを取り込んだ際に，慢性的，あるいは急性的な健康被害をもたらす可能性が懸念される。

　2011年に福島第一原子力発電所の放射能漏れにより，住民の避難に加え，農作物や畜産物への放射性物質の蓄積が問題視された。必ずしも十分な対応ができてはいないものの出荷制限などにより，高濃度の放射性物質を含む食物は市場に

出回らず，問題となるような量を摂取することが生じる可能性が低くなるような対応がとられた。しかしこの問題は，流通システムが発達した今日において，食べ物が地産地消でない場合，原発事故による環境汚染によって放射能汚染が懸念される地域の食や栄養のみならず，放射能問題とは関係ない地域にまで問題が広がりうることを示した典型的な例といえよう（⇒p.212）。

（2）水質汚濁，とくに海洋汚染と栄養

魚介類は，そのほかの食品に比べ，良質なたんぱく質やEPA（エイコサペンタエン酸），DHA（ドコサヘキサエン酸）などの高度不飽和脂肪酸を，一般に多く含んでいることから，摂取することが推奨されている。その一方，工場から排出された有機水銀に汚染された魚介類の摂取が，水俣病*11という甚大な公害病被害をもたらしたことは前述したとおりである。今日，水銀の摂取量は水俣病が問題となった当時と比較してはるかに低くなっているが，それでも人体に蓄積される水銀の約8割は魚介類からの摂取であると指摘されており，とくにマグロからの摂取が懸念されている。マグロは海洋の食物連鎖の頂点に位置する魚であり，水銀に限らず，食物連鎖の下位にいる魚よりも自然界に存在する有害な汚染物質を蓄積しやすい性質がある。この性質のことを生物濃縮とよぶ。水銀のほかにPCB（ポリ塩化ビフェニル）*12，ダイオキシン*13，ヨウ素など有害物質が魚の体内で生物濃縮することが知られており，最上位の種に到達すると，自然状態の数千倍から数万倍までに濃縮されるといわれている。

今日，水銀による胎児への影響を懸念し，妊婦を対象とした魚介類の摂食量に関する基準が，厚生労働省によって示されている。しかしながら，これは水銀濃度の高い魚介類をまったく食べないように制限しているわけではない。前述のカドミウムも同様であるが，今日の水銀濃度レベルの魚介類を「通常量」摂取しても健康に影響が生じる可能性は低いと考えられている。重要なことは，摂取量に注意し，また偏って大量に食べることを減らすことで，有害物質の摂取も減らしつつ，その一方で魚食の栄養面での重要性を認識することである。

（3）栄養と基準など

環境汚染物質に限らず，有害物質の摂取量をできるだけ少なくするため，摂取量や環境中濃度の目安や基準が定められている。環境，栄養や食，ひいては人の健康を守るための概念や用語などについて整理する。

①環境基準

環境中に存在する汚染物質の量を一定量以下に定めるものとして環境基準がある。環境基準は環境基本法により，「大気の汚染，水質の汚濁，土壌の汚染及び騒音に係る環境上の条件について，それぞれ，人の健康を保護し，及び生活環境を保全する上で維持されることが望ましい基準」（環境基本法第16条）と定められている。環境基準そのものは排出量を規制するものではないが，環境中濃度を低減させることで，ひいては人をはじめとして生物が必要以上に摂取しないよう

---

*11 水俣病：
昭和20年代の終わり頃から熊本県水俣湾周辺で，手足のしびれや，歩行・運動・言語障害などにはじまり，徐々に神経障害を起こし死に至る人が増えた。チッソ株式会社水俣工場から排出されたメチル水銀が魚介類に蓄積し，汚染された魚介類を大量に摂取することによる中毒であることが判明し，これを水俣病（熊本水俣病）とよぶ。また新潟県阿賀野川下流域でも，昭和電工が未処理のまま排出した有機水銀を含む廃液に汚染された魚介類を摂食した住民が水俣病と同じ症状に侵され，新潟水俣病あるいは第二水俣病とよばれる。いずれも，今日に至るまで訴訟裁判が続けられている。

*12 PCB（ポリ塩化ビフェニル）：
熱に強く絶縁性が高いため，電気機器の絶縁油，熱媒体，感熱紙などに用いられたが，1968年に食用油にPCBが混入したカネミ油症事件を契機に，1975年には製造，輸入が原則禁止された。皮膚の異常，肝機能障害などを引き起こす。PCBを含む製品の製造はもはや行われていないが，PCBを含む製品はいまだ存在しており，またその化学的安定性から今日でも環境中にPCBが排出される場合もありうる。廃棄物処理法に基づく適正な保管・処理が求められる。

②耐容1日摂取量と許容1日摂取量

耐容1日摂取量はTDI（Tolerable Daily Intake）と略すことが多いが，人が一生涯にわたり摂取しても悪影響が生じないと考えられる1日当たりの摂取量のことをよぶ。1日当たりといっても，1日たりともTDI値を超えてはいけないというものではなく，「平均して」超えないようにする値と考える。このような考えから，水銀については耐容週間摂取量が2 μg/kg体重／週（妊娠している女性もしくは妊娠している可能性がある女性を対象），カドミウムについては暫定耐容週間摂取量が7 μg/kg体重／週と定められている。

許容1日摂取量は，ADI（Acceptable Daily Intake）と略すことが多い。意味はTDIと同じであるが，TDIは水銀やPCBなど，もともと人に有害であるものに対して用いられる指標であるに対して，ADIは農薬や食品添加物など一定の有用性が認められているものに対して使用されるのが一般的である。

③安全性評価と毒性試験

TDIやADIを定めるためには，何らかの形で影響が現れる摂取量を調べる必要がある。そのため，実際に人で影響が認められたデータを用いることもあるが，動物に汚染物質などを投与して影響の度合いを調べる毒性試験の結果を用いる方が一般的である。毒性試験においてよく用いられる指標に無毒性量（NOAEL, No Observed Adverse Effect Level）がある。この値は，体内に取り込まれた化学物質などの量が増えるに従って，死亡などの影響が生じる数（割合）が変化していく関係を表した量反応関係[*14]に基づき，この値以下の摂取であれば健康への悪影響は生じない，ということを表す量（あるいは濃度）となる。ADIやTDIは安全性を考慮しNOAELを100分の1倍することで得られることが多い。そして，ADI値やTDI値を下回るように食品添加物などの使用量や，食品中汚染物質濃度が定められている（図10–10）。

④食品添加物の安全性

食品添加物は，食品衛生法により「食品の製造の過程において又は食品の加工若しくは保存の目的で，食品に添加，混和，浸潤その他の方法によって使用する物をいう」（食品衛生法第4条）と定義されている。具体的には，食品の風味や外観を良くするための甘味料・着色料・香料などや，食品の保存性を良くする保存料・酸化防止剤などが該当する。今日，市販製品の多くには何らかの食品添加物が含まれているのはいうまでもないだろう。

しかし，食品添加物は，安全性が確認されていなければならない。そうでないと，有害物質を摂取しているのと同じになってしまう危険性がある。そのためわが国では，食品衛生法によって，その成分規格や使用基準が定められている。

食品添加物による問題は，環境問題ではないという指摘もあるだろう。しかし，摂取することによってもたらされる健康被害に対する懸念は，これまで取り

[*13] **ダイオキシン**：ポリ塩化ジベンゾパラジオキシン，ポリ塩化ジベンゾフラン，コプラナーポリ塩化ビフェニル（ダイオキシン様ポリ塩化ビフェニル）の総称。塩素を含んだ物質の燃焼生成物として化学薬品の生産過程で非意図的に副産物として産出されるもので，以前は農薬の不純物としても存在していた。毒性としては，発がん性，催奇性があることが知られている。ベトナム戦争時に米軍が散布した枯葉剤にも不純物として含まれ，高濃度ダイオキシンを浴びたとされる散布地域での奇形出産・発育異常を引き起こしたとされる。

[*14] **量反応関係（dose-response relationship）**：化学物質などの投与量や摂取量が変わると，死亡などのあらかじめ定めた影響が現れる個体の割合がどのように変化するのか，その関係を定量的に表したもの。喫煙本数が増えると肺がん死亡率が増加するといった関係も量反応関係の1例となる。

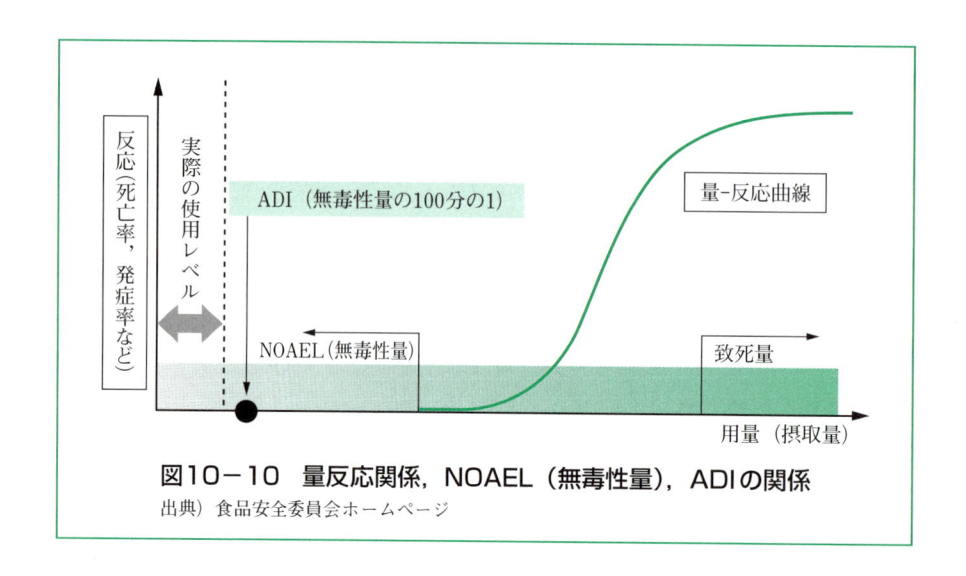

図10-10 量反応関係, NOAEL（無毒性量）, ADIの関係
出典）食品安全委員会ホームページ

上げてきた汚染物質摂取に関する懸念と同様である。また，食品添加物を含む食品が廃棄されたり，食べ残しが生じた場合，一般的に考えられている環境汚染物質と同様，土壌や水などに残留・蓄積されることによって，環境問題を引き起こしてしまう危険性もある。

（4）食べ物と有害性

食べ物に含まれる有害性という場合，人為的な影響により有害物質が含まれるという印象があるが，これまでみてきたように天然由来の食べ物であっても，食べ物のなかには何らかの有害な物質が含まれていることも多い。単純に有害物質をとらない，すなわち有害物質を少しでも含む食物は食べないという一面だけで考えるのではなく，必要摂取量の観点も踏まえて，リスク（有害物質などを含む食品摂取に伴う健康被害の可能性）とベネフィット（同じ食品が持つ栄養素摂取による健康維持など）の両者を考えた上で，摂取の是非や量，さらには規制などの対応をとっていく必要がある。

（5）放射能汚染と食品

2011（平成23）年3月の福島第一原子力発電所の事故により，多量の放射性物質が環境中に放出され，食品への汚染，さらには放射性物質を含む食品を摂取することによる内部被ばくが懸念された。厚生労働省では緊急的対応として放射性セシウムの暫定規制値[*15]を設定し，規制値を超える食品が市場に出回らないような措置をとった。この措置により安全性は確保されていると考えられるが，「より一層，食品の安全と安心を確保するため」，長期的観点から新たに基準を設定し，2012（平成24）年4月1日から施行した（表10-3）。

暫定基準値は5mSv（ミリシーベルト）を被ばく線量の上限としたが，新基準値は，放射性物質を含んだ食品を摂取した場合に年間被ばく線量が1mSvを超えないように，乳幼児を含めたすべての世代に配慮して定めたものである。1mSv

*15 暫定規制値：
食品中放射性物質摂取に伴う健康影響などが懸念されているが，そのほかの環境汚染なども含めて明確に規制値や基準値が定められていない場合がある。このような場合に，摂取量や感受性にも考慮し，今日までの研究で，影響が現れた濃度のなかでもっとも厳しい数値を用いて暫定的に定めた規制値のこと。

表10-3　食品中放射性セシウムの基準値(単位：Bq/kg(ベクレル/kg))

食品群	一般食品	乳児用食品	牛乳	飲料水
基準値	100	50	50	10

と定めた理由は，食品の国際規格を作成しているコーデックス委員会の指標であることに加えて，多くの食品の放射性物質濃度が時間の経過とともに減少していることを反映したためである。基準値を定めたのは放射性セシウムに対してであるが，そのほかの半減期1年以上のすべての放射性物質からの被ばく線量も考慮に入れた上で設定している。

【参考文献・資料】

第1節

1) ユニセフ：子どもたちのための前進　公平性のあるミレニアム開発目標（MDGs）の達成をめざして　第9号 p.22　2010
2) WHO：World Health Statics 2011
3) UNITED NATIONS：国連ミレニアム開発目標報告2010（日本語版）2010
4) USDA（United States Department of Agriculture）ホームページ
5) USDA Center for Nutrition Policy and Promotion. *A Brief History of USDA Food Guides, 2011*
6) USDA Center for Nutrition Policy and Promotion. *Development of 2010 Dietary Guidelines for Americans Consumer Messages and New Food Icon, 2011*

第2節

1) 一般財団法人厚生労働統計協会『国民衛生の動向2012／2013年版』2012
2) 花井荘輔『リスクってなんだ　化学物質で考える』丸善，東京，2006
3) 横浜国立大学21世紀COE翻訳委員会責任翻訳『国連ミレニアム　エコシステム評価　生態系サービスと人類の将来』オーム社，東京，2007
4) 牧野国義・佐野武仁・篠原厚子・中井里史・原沢英夫『環境と健康の事典』朝倉書店，東京，2008
5) 伊達ちぐさ・松村康弘編著『管理栄養士講座　改訂　公衆衛生学』健帛社，東京，2009
6) 中西準子『食のリスク学』日本評論社，東京，2010
7) 環境省ホームページ（http://www.env.go.jp/）
8) 農林水産省ホームページ（http://www.maff.go.jp/）
9) 食品安全委員会ホームページ（http://www.fsc.go.jp/）
10) 国連世界食糧計画（World Food Program，WFP）日本事務所ホームページ（http://www.wfp.or.jp/）

11)『IPCC 第 4 次評価報告書について』(http://www.env.go.jp/earth/ipcc/4th_rep.html)
12) 経済協力開発機構（OECD）東京センターホームページ（http://www.oecdtokyo.org/）

＜巻末資料Ⅰ＞
アメリカ栄養士登録試験の内容

　栄養士登録試験は，新人レベルの栄養士の実践能力を評価する目的でデザインされている。下記に試験内容の領域（domain）と大項目（topic）の概要を示す。また，216ページから230ページにかけて，栄養士登録に関する委員会（CDR, Commission on Dietetic Registration）の食事療法監査委員会（2010年DPA, 2010 CDR Dietetics Practice Audit）がまとめた"学習概要"も含められている。

試験内容の領域と大項目

Ⅰ．栄養学の原則　　　　　　　　　　　　　　　　　　　　　　　　　　　　　　　　12％
　　A．食品科学および食品の栄養素組成
　　B．栄養学およびそれを支援する科学分野
　　C．教育とコミュニケーション
　　D．研究
　　E．マネジメント（管理）の理念

Ⅱ．個人と集団の栄養ケア[*1]　　　　　　　　　　　　　　　　　　　　　　　　　　　50％
　　A．スクリーニング（ふるい分け）とアセスメント（評価）
　　B．診断
　　C．計画と介入
　　D．監視（モニター）と評価（evaluation）

Ⅲ．食品・栄養プログラムおよびサービスのマネジメント（管理）　　　　　　　　　　21％
　　A．マネジメントの機能
　　B．人的資源
　　C．財務管理
　　D．マーケティングおよび広報
　　E．品質改善

Ⅳ．食品サービスシステム　　　　　　　　　　　　　　　　　　　　　　　　　　　　17％
　　A．メニュー開発
　　B．調達，製造，配送およびサービス
　　C．衛生および安全
　　D．器具および設備の計画

---

*1　栄養ケア：糖尿病，腎臓病および肥満などの栄養関連疾患は領域Ⅱには詳述されていないが，栄養ケアの課程に関する試験問題は，受験者がすべての栄養関連の検査値や疾患についての知識と技能を持っているか否かを評価するものである。この方法を採用する目的は，栄養ケアの課程を導入することによって，栄養関連の検査・疾患について個別に学習してきたことを一括して能率的にとらえることができるようにするためである。すなわち，糖尿病，腎臓病，肥満，その他の疾患を具体的に取り上げて，領域Ⅱについて設問するということである。

学習概要

　CDRでは，受験生の栄養士登録試験の準備を支援する目的でこの学習概要を用意した。学習概要は試験内容の領域とトピック（A〜E）に直接対応している。"2010年DPAの学習概要"に使われている用語を採用して，受験生向けにより使いやすい学習概要を用意した。"2010年DPA学習概要"には栄養士の実践活動が記述されている。この学習概要は，栄養士の実践活動に必要な知識を示してはいるが，すべてを網羅しているわけではない。各試験内容の領域は，トピックに続いて，中項目，小項目が示され，受験生が試験に出題される特異的な分野を同定できるように記述されている。

　この学習概要には2つの参考文献リストを添付した（ここでは掲載を省略した）。そのひとつは領域ⅠとⅡをカバーし，もうひとつは領域ⅢとⅣの文献である。栄養学情報に関する資料をすべてこれらのリストに入れてはいない。栄養士登録試験の問題は必ずしもこれらの参考文献に基づくものではない。

領域Ⅰ―栄養学の原則―　　　　　　　　　　　　　　　　　　　　　　　　　　　　　　（12％）

トピックA―食品科学および食品の栄養素組成

1．食品科学
　　a．食品の物理化学的特性
　　　　(1) 肉，魚，鶏，肉代替品
　　　　(2) 卵
　　　　(3) 牛乳および乳製品
　　　　(4) 粉および穀類
　　　　(5) 野菜および果実
　　　　(6) 脂肪および油
　　　　(7) 機能性食品
　　b．加工と保存の科学的根拠
　　　　(1) 成分の機能
　　　　(2) 下記におよぼす技術と方法の影響
　　　　　　(a) 美的特質
　　　　　　(b) 栄養素保持
　　　　(3) 食品添加物の役割

2．食品の組成
　　a．情報源，表示
　　b．主栄養素と微量栄養素の源
　　c．植物性化学物質（phytochemicals）
　　d．栄養素データベース（食品成分表）

トピックB―栄養学とそれを支援する科学分野

1．正常栄養の原則
   a. 栄養素および非栄養素の機能
   b. ライフ—ステージ別の栄養素とエネルギーの必要量
   c. ハーブ，生薬およびサプリメント
2．正常なヒトの解剖学，生理学および生化学の原理
   a. 胃腸
      (1) 摂取
      (2) 消化
      (3) 吸収
      (4) 代謝
      (5) 排泄
   b. 腎臓
   c. 肺
   d. 心血管
   e. 神経
   f. 筋・骨
   g. 生殖

トピックC—教育とコミュニケーション
1．教育計画の要素
   a. 標的となる環境／顧客
      (1) 文化的競合および多様性
      (2) サービス現場教育（学生，保健・リハビリテーションサービス提供者）
      (3) 患者／顧客カウンセリング
      (4) その他（たとえば実務訓練，遠隔医療／遠隔保健，e-ラーニング）
   b. 目標および目的
   c. ニーズの評価（外部制限要因，競合プログラム，病気）
      (1) 個人
      (2) 集団
   d. 内容：地域社会の資源，学習活動／方法論，参考書および配布文書，視聴覚仕様
   e. 評価基準
   f. 予算作成
   g. プログラムの販売促進
2．教育準備の理論
3．実施
   a. コミュニケーション

　　　　(1) 個人間
　　　　(2) 集団における手順
　　b. 面接
　　　　(1) 質問技法：自由解答式，選択解答式，誘導式
　　c. カウンセリング
　　　　(1) 技法：動機づけ，行動，その他
　　d. コミュニケーション法
　　　　(1) 口頭／非口頭
　　　　(2) 文書
　　　　(3) 媒体（たとえば，印刷物，電子，ソーシャルメディア）
　　　　(4) 技術（たとえば，情報科学）
4．教育結果の評価
　　a. 学習の測定
　　　　(1) 形成的
　　　　(2) 統括的
　　b. 教育計画の有効性の評価
5．顧客情報
　　a. 記録
　　b. 守秘
6．文書化
7．オリエンテーションおよび訓練

トピックD―研究
1．研究の種類と研究計画
2．統計学的評価，解釈および適用
3．科学的根拠に基づく研究

トピックE―マネジメントの理念
1．予測
2．マーケティング戦略
　　(1) 製品
　　(2) 場所
　　(3) 価格
　　(4) 販売促進
3．計画
4．組織化
5．指揮

6．管理
7．評価

領域Ⅱ―個人と集団の栄養ケア―　　　　　　　　　　　　　　　　　　　　　　(50％)

トピックA―スクリーニング（ふるい分け）とアセスメント（評価）

1．栄養スクリーニング
　　a．目的
　　b．リスク要因（危険因子）と科学的根拠に基づくツールの選択と使用
　　c．要素（パラメータ）と限界
　　d．方法論
　　e．分野横断的栄養スクリーニング―チームへの参加
　　f．文化的競合

2．個人の栄養アセスメント
　　a．食事摂取量の評価，分析および文書化
　　b．既往歴と家族歴
　　c．身体所見
　　　　(1) 身体計測値
　　　　(2) 栄養に焦点をあてた身体診察
　　d．投薬管理
　　　　(1) 処方薬とOTC薬
　　　　(2) 医薬品と食品の相互作用
　　e．診断検査，手順および評価
　　　　(1) エネルギー必要量のアセスメント
　　　　(2) 生化学的検査
　　f．身体活動の習慣および制限
　　g．経済／社会
　　　　(1) 心理社会的および行動的要因
　　　　(2) 社会経済的要因
　　　　(3) 機能的要因
　　h．教育準備のアセスメント
　　　　(1) 動機付けのレベルおよび変化への準備
　　　　(2) 教育水準
　　　　(3) 状況：環境的，経済的および文化的

3．集団の栄養アセスメントおよび地域社会のニーズのアセスメント
　　a．地域社会と集団の栄養状態の指標
　　　　(1) 人口学的データ

- (2) 栄養状態の指標の発生率と有病率
- (3) 食中毒などの食品による健康障害の有病率
  b. 栄養スクリーニングおよび監視システムの開発と維持
  - (1) 国, 州および地域レベルの基準データ（たとえば, 国民健康栄養調査（NHANES）, 行動危険要因監視システム（BRFSS）, 若年者危険行動監視システム（YRBSS））
  c. 地域社会資源の有無
  - (1) 食品および栄養支援プログラム
  - (2) 消費者教育の資源
  - (3) 保健サービス
  - (4) 食品システム, 地域市場, 食品経済に関する研究
  - (5) 公衆衛生プログラム

トピックB―診断

1. 栄養診断と医療診断の関係
   a. 病態生理学
   b. 栄養ケアに影響する医療診断の同定
   c. 現在の医療診断のための栄養リスク要因の決定
   d. 集団の栄養要因の決定
2. 栄養診断の情報源と手段
   a. アセスメント―データのまとめ
   b. 標準化された用語の使用
3. 個人および集団の栄養問題の診断
   a. 推測
   b. 優先順位付け
   c. 鑑別診断
4. 因果関係（原因／リスク寄与要因）
   a. 栄養診断における原因およびリスク寄与要因の同定
   b. 因果関係の決定
5. 徴候と症状（特徴の決定）
   a. 徴候と症状を, ある特定の疾病に結びつける
   b. 主観的データ（自覚症状）および客観的データ（徴候）の使用
6. 文書化

トピックC―計画と介入

1. 健康増進と疾病予防のための栄養ケア
   a. 望ましい結果／行動の同定
   - (1) 科学的根拠に基づく栄養介入の実施

　　　　（2）栄養情報の評価
　　　　（3）食品の一時的流行（food fad）
　　　　（4）健康に関する詐欺事件（health fraud）
　　b. ライフステージ別のエネルギー／栄養素必要量の決定
　　c. ケア計画の実施
　　　　（1）健康増進のための栄養勧告
　　　　（2）コミュニケーションおよび文書化
2．医療における栄養療法
　　a. 望ましい結果と行動の同定
　　b. 病態生理学と栄養関連疾患治療の関係
　　　　（1）救命医療と代謝亢進状態
　　　　（2）摂食障害
　　　　（3）食品アレルギーおよび食物不耐症
　　　　（4）免疫系の障害，感染および発熱
　　　　（5）栄養不良：たんぱく質，エネルギー，ビタミン，ミネラル
　　　　（6）代謝性疾患，内分泌系疾患および先天性代謝異常
　　　　（7）腫瘍および血液疾患
　　　　（8）臓器機能不全
　　　　（9）整形外科的疾患／創傷
　　c. 病態別のエネルギー／栄養素必要量の決定
　　d. 特異的な給食ニーズの決定
　　　　（1）経口栄養
　　　　　　（i）食品の組成およびテクスチャー
　　　　　　（ii）食事のパターン／スケジュール：診断試験用の食事
　　　　　　（iii）改変食品および食品サプリメント
　　　　　　（iv）適用器具
　　　　（2）経腸および非経口栄養
　　　　　　（i）規定（調整）食および計算
　　　　　　（ii）投与経路，技法，器具
　　　　　　（iii）合併症
　　　　（3）補足ケア，ハーブ療法
　　e. ケア計画の実施
　　　　（1）特別な栄養関連問題に対する栄養療法
　　　　（2）高品質実践のベース：科学的根拠に基づく診療ガイドライン，標準化された手順（栄養ケア計画（NCP）），法的規制問題および患者の安全に関する問題

            (3) カウンセリング

            (4) コミュニケーションおよび文書化

            (5) 退院計画と疾病管理

    3．国の食事指針（たとえばMyPlate，アメリカ人のための食生活指針（Dietary Guidelines for Americans））の実施および促進

        a．立法および政策作成

        b．州と地域社会の資源および栄養関連プログラム

            (1) 州への包括的補助金

            (2) 連邦政府および州の資金による食品・栄養プログラム

            (3) 地域社会への介入

    4．プログラムおよびサービスの展開

        a．資金の特定と獲得

        b．資源配分および予算作成

        c．集団への食品・栄養サービスの提供

トピックD―監視（モニター）および評価（evaluation）

    1．監視の手順および以前のケアの更新

        a．栄養ケアに対する応答の監視

        b．栄養介入と結果（アウトカム）の比較

    2．科学的根拠に基づく診療ガイドラインを採用した場合の結果指標の測定

        a．バラツキの説明

        b．基準値の使用

        c．指標の選択

    3．結果の評価

        a．直接的栄養結果

        b．臨床医学的結果および健康状態の結果

        c．患者中心の結果

        d．保健ケア利用の結果

    4．結果測定システムおよび質的改善についての関係

    5．ケア継続の決定

        a．ケアの継続および更新

        b．ケアの中止

    6．文書化

領域Ⅲ―食品・栄養プログラムおよびサービスのマネジメント（管理）　　　　　　　　（21％）

トピックA―マネジメントの機能

    1．機能

  a．計画
   （1）短期的および長期的計画
   （2）戦略的および戦術的計画
   （3）政策および手順
   （4）災害対応計画
  b．準備
   （1）作業スケジュール
   （2）構造／デザイン，部門／ユニット
   （3）作業量，簡素化，生産性およびフルタイム当量（FTE）の要件
   （4）優先順位の確定
   （5）作業／活動および活動計画
   （6）資源
  c．指揮
   （1）調整
   （2）権限委譲
   （3）コミュニケーション
   （4）動機付け戦略
   （5）リーダーシップの形，技能（skills），技法（techniques）
   （6）マネジメントの方法
  d．管理（controlling）
2．評価（evaluating）
3．特徴
  a．技能
   （1）技法
   （2）人間／多様な作業員の管理
   （3）理念
  b．役割
   （1）情報
   （2）利益相反の解決
   （3）問題解決
   （4）決定
   （5）その他
  c．属性
   （1）個人間のコミュニケーション
   （2）権限，影響力および権力の行使

(3) 倫理的配慮
4．専門職の実践基準
   a. 栄養ケアにおける実践基準
   b. 専門職業人としての実施基準
   c. 法的進行

トピックB―人的資源
1．募集および選択
   a. 法律および規制
   b. 作業分析，仕様および記述
   c. 実施基準
   d. 志望者の募集
   e. 志望者のふるい分け
   f. 志望者の面接
2．採用過程および手順
   a. 人員情報
      (1) 記録
      (2) 守秘
   b. 組合／契約
   c. 懲戒行動
   d. 不平不満
   e. 実績評価
   f. 人材流出防止戦略
   g. 報酬

トピックC－財務管理
1．予算作成／財源，食品・栄養プログラムおよびサービスへの配分
   a. 予算手順
   b. 種類
      (1) 費用
      (2) 資本
   c. 方法
      (1) 増分
      (2) 実績
      (3) ゼロベース
      (4) 柔軟性
      (5) 固定的

- d. 要素
    - (1) 直接費用
    - (2) 間接費用
    - (3) 投資
    - (4) 利益率
    - (5) 収入
- e. 資源配分
    - (1) 金銭および現物
    - (2) コスト管理の決定
    - (3) 使える資源に影響する要因

2．財務監視，評価および管理
- a. 会計手順
    - (1) 現金／売掛手順
- b. 財務諸表
    - (1) 損益計算書
- c. 価値分析

トピックD─マーケティングおよび広報

1．マーケティング分析
- a. 手順
    - (1) 標的市場の特定
    - (2) ニーズ／要望の決定
    - (3) マーケティング・ミックス[*2]
    - (4) 消費者の満足
    - (5) 文書化および評価

2．価格決定
- a. 戦略
    - (1) 損益分岐
    - (2) 収入発生
    - (3) 客寄せ商品（目玉商品）
- b. 理論的根拠

3．広報
- a. 報道媒体関係
- b. ソーシャルネットワーク作り

[*2] マーケティング・ミックス（marketing mix）：企業が標的市場において目的を達成するために活用するコントロール可能な施策の組合せ。通常，4P（Product（商品），Price（価格），Place（立地），Promotion（販売促進））をさす。

　　　　c．キャンペーンの展開
トピックE―品質改善
1．規制指針（たとえば連邦，地域，共同委員会（TJC））
2．手順，実施，評価
　　　　a．費用便益分析
　　　　b．生産性研究
3．結果管理システム
4．販売者実績および評価

領域Ⅳ―食品サービスシステム*3　　　　　　　　　　　　　　　　　　　　　　　　　　　　　　（17％）
トピックA―メニュー開発
1．メニューの種類
　　　　a．患者／在宅者
　　　　　　（1）選別／非選別
　　　　　　（2）レストラン
　　　　　　（3）ルームサービス
　　　　b．営利
　　　　c．非営利
2．メニュー開発
　　　　a．主メニュー
　　　　　　（1）理念
　　　　　　（2）開発
　　　　b．指針および要素
　　　　　　（1）美的外観
　　　　　　（2）栄養学的に適切であること（食事摂取基準を適用していることなど）
　　　　　　（3）費用
　　　　　　（4）規制
　　　　c．改変
　　　　　　（1）食事／疾病状態
　　　　　　（2）代替
　　　　　　（3）栄養学的に適切であること
　　　　　　（4）アレルギーおよび食品感受性
　　　　d．顧客
　　　　　　（1）年齢／ライフステージ

---

*3　食品サービス（foodservice）：アメリカではfoodとserviceをつなげる。イギリスではcatering industryという。家庭外で加工，調理される食品，食事を取り扱う産業，施設などをいう。レストランなどの外食産業，学校や病院の食堂，仕出し業などを総称している。

(2) 文化的／宗教的影響

(3) 菜食主義者

(4) 満足の測定

（i）顧客による評価

（ii）販売データ

e. 作業の影響

(1) 器具

(2) 作業

(3) 予算

f. 外的要因の影響

(1) 年次推移

(2) 季節変動

(3) 災害

(4) 製品の調達可能性

トピックB―調達，製造，配送およびサービス

1．調達，受入れおよび在庫管理

a. 調達の原則，理念および方法

(1) 入札

(2) 規格作成

(3) 集団購入／一流の納入業者

(4) 倫理

b. 調達の決定

(1) 製品選択／収率（yield）

(2) 製品包装

(3) 費用分析

c. 受入れおよび保管

(1) 器具および方法

(2) 記録

(3) 安全性

d. 在庫管理

(1) 管理手順―基準レベル，回転，最小と最大

(2) 発注手順

2．高品質食品加工および工程の原則

a. 調理法

b. 器具

    c. 保存法および包装法
    d. 改変された食事
3．食品製造管理手順
    a. 標準化された調理法
    b. 成分管理
    c. 大きさの管理および収率分析
    d. 製造予測
    e. 製造スケジュール
4．製造システム
    a. 従来法
    b. カミサリー（commissary）*4
    c. 調理済食品の保管と提供
    d. （調理済食品の）組み合せおよび提供
    e. 調理―冷蔵（クック―チル）
    f. オープンキッチン
5．配送およびサービス
    a. サービスシステムの種理
        (1) 集中
        (2) 分散
    b. 器具／包装
トピックC―衛生および安全
1．食品衛生および食品安全
    a. 原則
        (1) 汚染および変敗
        (2) 細菌増殖に影響する要因
        (3) 食品を介して伝染する疾病の徴候と症状
    b. 衛生の実践および感染管理
        (1) 個人の衛生
        (2) 食品および器具
        (3) 食品の保管
        (4) 温度管理
        (5) 食品扱い技法
    c. 規制（政府およびその他の機関）
    d. 食品安全

---

*4 カミサリー：アメリカの軍隊，鉱山などの物資配給所，売店。映画撮影所の食堂。

(1) 時間および温度の管理
(2) 添加物
(3) 文書化および記録保存
(4) HACCP（ハザード分析重点管理点）
(5) 回収
(6) 作業緊急事態
(7) 生物テロ
2．安全
    a. 従業員の安全
       (1) 一般的予防措置
       (2) 器具の使用および保守
       (3) 個人の作業習慣
    b. 安全の実践
       (1) 環境条件
       (2) 規制
       (3) 火災からの安全
       (4) 事故予防
    c. 安全文書の作成および記録の保管

トピックD―器具および設備の計画

1．設備の配置
    a. 設備および配置計画
       (1) メニュー
       (2) サービスシステム
       (3) 安全および衛生
       (4) プライバシー／入手可能性
       (5) 規定および基準
       (6) 予算の側面
    b. 計画作成チーム
       (1) 構成
       (2) 役割
       (3) 責任
2．器具の規格および選択

トピックE―持続可能性

1．食品と水
2．非食品

       a. 供給品
       b. 器具
　3．廃棄物管理
       a. 保管
       b. 削減
       c. 廃棄

＜巻末資料Ⅱ＞
『新ミレニアムにおける医療プロフェッショナリズム―医療憲章（2002年）』
アメリカ・ヨーロッパ4内科学会共同作成

＜3つの根本原則＞
(1) 患者の利益追求：医師は，患者の利益を守ることを何よりも優先し，市場・社会・管理者からの圧力に屈してはならない。
(2) 患者の自律性：医師は，患者の自己決定権を尊重し，「インフォームド・ディシジョン」が下せるように，患者をempowerしなければならない。
(3) 社会正義：医師には，医療における不平等や差別を排除するために積極的に活動する社会的責任がある。

＜プロフェッショナルとしての10の責務＞
(1) プロとしての能力についての責務：個々の医師が生涯学習に励み，その能力・技能を維持するだけでなく，医師団体はすべての医師が例外なくその能力・適性を維持するための仕組みを作らなければならない。
(2) 患者に対して正直である責務：治療上の意思決定ができるように，患者をempowerするために，情報を正直に伝えなければならない。特に医療過誤については，患者に速やかに情報開示することが重要であるだけでなく，過誤の報告・分析体制についても整備しなければならない。
(3) 患者の秘密を守る責任：医療情報の電子化の進展，遺伝子診断の技術進歩が進む中，患者の秘密の厳守は特に重要である。
(4) 患者との適切な関係を維持する責務：患者の弱い立場を悪用することがあってはならない。特に，性的・財政的に患者を搾取してはならない。
(5) 医療の質を向上させる義務：医師および医師団体は医療の質を恒常的に向上させる義務を負う。医療の質には，医療過誤防止・過剰診療抑制・アウトカムの最適化が含まれる。
(6) 医療へのアクセスを向上させる責務：医師および医師団体は医療へのアクセスの平等性を確保

することに努めなければならない。患者の教育程度，法体制，財政状態，地理的条件，社会的差別などが，医療へのアクセスに影響してはならない。

(7) 医療資源の適正配置についての責務：医師には，限られた医療資源を，「コスト・エフェクティブネス」に配慮して，適正配置する義務がある（注）。過剰診療は医療資源の無駄使いとなるだけでなく，患者を無用な危険にさらすことになる。

(8) 科学的知識への責務：医師には，科学的知識を適切に使用するとともに，科学としての医学を進歩させる義務がある。

(9) 「利害衝突」に適正に対処し信頼を維持する責務：保険会社や製薬・医療機器企業などの営利企業との関係が，本来の職業的責務に影響する恐れがあることを認識するだけでなく，「利害衝突」に関する情報を開示する義務がある。

(10) 専門職に伴う責任を果たす責務：専門職に従事するものの責任として，職業全体の信頼を傷つけてはならない。お互いに協力することはもとより，専門職としての信頼を傷つけた医師には懲戒を加えることも必要である。

訳者注）「コスト」そのものではなく，「コスト・エフェクティブネス」に配慮することに注意されたい

出典）李　啓充訳「新ミレニアムの医療憲章」『週刊医学界新聞』No. 2480，医学書院，東京，2002

＜巻末資料Ⅲ＞
『医の倫理綱領』

医学および医療は，病める人の治療はもとより，人びとの健康の維持もしくは増進を図るもので，医師は責任の重大性を認識し，人類愛を基にすべての人に奉仕するものである。

1．医師は生涯学習の精神を保ち，つねに医学の知識と技術の習得に努めるとともに，その進歩・発展に尽くす。
2．医師はこの職業の尊厳と責任を自覚し，教養を深め，人格を高めるように心掛ける。
3．医師は医療を受ける人びとの人格を尊重し，やさしい心で接するとともに，医療内容についてよく説明し，信頼を得るように努める。
4．医師は互いに尊敬し，医療関係者と協力して医療に尽くす。
5．医師は医療の公共性を重んじ，医療を通じて社会の発展に尽くすとともに，法規範の遵守および法秩序の形成に努める。
6．医師は医業にあたって営利を目的としない。

出典）平成12年4月2日採択　於社団法人日本医師会第102回定例代議員会

＜巻末資料Ⅳ＞
『期待される医師像』21世紀医学・医療懇談会

○医師は，生涯を通して最新の知識・技術を学習し，多様な情報を自ら組み合わせ，未知の課題を解決していくという積極的姿勢が必要である。

○医師は，医学・医療の全般にわたる広い視野と高い見識を持つ必要がある。

○医師は，人間性豊かで暖かさがあり，人間の生命に対して深い畏敬の念をもち患者や家族と対話を行い，その心を理解し，患者の立場に立って診療を行う必要がある。

○医師は，自然科学としての医学を学ぶのみではなく，医学を支える周辺の科学的知識並びに深い教養を備えることに努めるべきである。

○医師は，地域医療に関心を寄せ，健康の保持，疾病の予防から社会復帰に至る医療全般の責任を有することを自覚すべきである。

○医師は，医師としての社会的責任を自負し，社会の健全な発展に対して積極的に貢献することが期待される。

○医師は，自らの能力の限界を自覚し，困難な課題に直面した際には，適当な医療機関等への相談，紹介など適切な対応ができなければならない。

○医師は，医療に従事する様々な職種の人々と適切に役割分担し，良き指導者としての役割を演じていくことが期待される。

(「医学教育の改革に関する調査研究協力者会議」最終まとめ，1987年)

＜巻末資料Ⅴ＞
≪医師（チェアマン）≫
・NSTチームの統括と方法性の指示
・NSTスタッフの教育・指導
・医師とコメディカルスタッフの仲介（NST内外とも）
・施設内の各部署・部門の責任者との意見交換
・施設内の主要組織・委員会などの意見交換
・NSTスタッフ以外のスタッフに対する教育・啓発
・NSTスタッフの研究の指導と推奨
・新しい知識・技術の習得と紹介
・NST活動の評価（治療効果，教育効果，経済効果）

≪医師（NSTディレクター）≫
・病状の把握
・栄養障害の有無や合併症の判定

・主治医の治療方針の確認
・栄養療法の適応の決定
・輸液・栄養剤のプラン
・栄養管理法の手技の実際と指導
・カテーテル挿入指導
・適切な栄養療法がなされているかの確認
・栄養療法の効果判定と合併症の確認
・栄養管理上の問題点の解決
・各分野の専門医としての意見の提言
・主治医とNSTメンバー（看護師・薬剤師・管理栄養士）の仲介
・NSTメンバーの教育と他の医師への啓発，
・新しい知識・技術の習得と紹介

≪管理栄養士≫
　管理栄養士の役割については，表7－13（p.157）に示す。

≪看護師≫
・栄養障害の有無の判定
・栄養障害のある患者の抽出・選別
・栄養状態，摂取量などに対する情報の提供
・病棟における栄養管理法の手技の是正・指導
・病棟における栄養管理法（中心静脈栄養，経腸栄養）の管理
・患者指導
・栄養管理法の助言・提言（NST報告書の作成）
・新しい知識・技術の習得と啓発（他の看護師）

≪薬剤師≫
・対象患者のモニタリング・症例のアセスメント
・栄養療法の提言・問題点の抽出
・静脈栄養法の合併症の早期発見・予防
・関連製剤の情報提供
・輸液のコンサルテーション
・輸液類の無菌調製・誤投薬のチェック
・患者・家族への栄養薬剤の説明・服薬・投薬指導
・栄養剤／食品と薬品の相互作用
・栄養管理法の助言・提言（NST報告書のプラン作成）
・新しい知識の習得と啓発

<巻末資料Ⅵ>
環境基準(一部)

1. 大気汚染に係る環境基準

物質	環境上の条件(設定年月日等)
二酸化硫黄(SO_2)	1時間値の1日平均値が0.04ppm以下であり,かつ,1時間値が0.1ppm以下であること。(48.5.16告示)
一酸化炭素(CO)	1時間値の1日平均値が10ppm以下であり,かつ,1時間値の8時間平均値が20ppm以下であること。(48.5.8告示)
浮遊粒子状物質(SPM)	1時間値の1日平均値が0.10mg/m³以下であり,かつ,1時間値が0.20mg/m³以下であること。(48.5.8告示)
二酸化窒素(NO_2)	1時間値の1日平均値が0.04ppmから0.06ppmまでのゾーン内又はそれ以下であること。(53.7.11告示)
光化学オキシダント(O_x)	1時間値が0.06ppm以下であること。(48.5.8告示)
ベンゼン	1年平均値が0.003mg/m³以下であること。(H9.2.4告示)
トリクロロエチレン	1年平均値が0.2mg/m³以下であること。(H9.2.4告示)
テトラクロロエチレン	1年平均値が0.2mg/m³以下であること。(H9.2.4告示)
ジクロロメタン	1年平均値が0.15mg/m³以下であること。(H13.4.20告示)
微小粒子状物質	1年平均値が15μg/m³以下であり,かつ,1日平均値が35μg/m³以下であること。(H21.9.9告示)

2. 水質汚濁に係る環境基準(別表1 人の健康の保護に関する環境基準)

項目	基準値
カドミウム	0.003mg/l以下
全シアン	検出されないこと。
鉛	0.01mg/l以下
六価クロム	0.05mg/l以下
砒素	0.01mg/l以下
総水銀	0.0005mg/l以下
アルキル水銀	検出されないこと。
PCB	検出されないこと。
ジクロロメタン	0.02mg/l以下
四塩化炭素	0.002mg/l以下
1,2-ジクロロエタン	0.004mg/l以下
1,1-ジクロロエチレン	0.1mg/l以下
シス-1,2-ジクロロエチレン	0.04mg/l以下
1,1,1-トリクロロエタン	1mg/l以下
1,1,2-トリクロロエタン	0.006mg/l以下
トリクロロエチレン	0.03mg/l以下
テトラクロロエチレン	0.01mg/l以下
1,3-ジクロロプロペン	0.002mg/l以下
チウラム	0.006mg/l以下
シマジン	0.003mg/l以下
チオベンカルブ	0.02mg/l以下
ベンゼン	0.01mg/l以下
セレン	0.01mg/l以下

硝酸性窒素及び亜硝酸性窒素	10mg/l以下
フッ素	0.8mg/l以下
ホウ素	1mg/l以下
1,4-ジオキサン	0.05mg/l以下

3．土壌汚染に係る環境基準

項目	環境上の条件
カドミウム	検液1lにつき0.01mg以下であり，かつ，農用地においては，米1kgにつき0.4mg以下であること。
全シアン	検液中に検出されないこと。
有機燐（りん）	検液中に検出されないこと。
鉛	検液1lにつき0.01mg以下であること。
六価クロム	検液1lにつき0.05mg以下であること。
砒（ひ）素	検液1lにつき0.01mg以下であり，かつ，農用地（田に限る。）においては，土壌1kgにつき15mg未満であること。
総水銀	検液1lにつき0.0005mg以下であること。
アルキル水銀	検液中に検出されないこと。
PCB	検液中に検出されないこと。
銅	農用地（田に限る。）において，土壌1kgにつき125mg未満であること。
ジクロロメタン	検液1lにつき0.02mg以下であること。
四塩化炭素	検液1lにつき0.002mg以下であること。
1,2-ジクロロエタン	検液1lにつき0.004mg以下であること。
1,1-ジクロロエチレン	検液1lにつき0.02mg以下であること。
シス-1,2-ジクロロエチレン	検液1lにつき0.04mg以下であること。
1,1,1-トリクロロエタン	検液1lにつき1mg以下であること。
1,1,2-トリクロロエタン	検液1lにつき0.006mg以下であること。
トリクロロエチレン	検液1lにつき0.03mg以下であること。
テトラクロロエチレン	検液1lにつき0.01mg以下であること。
1,3-ジクロロプロペン	検液1lにつき0.002mg以下であること。
チウラム	検液1lにつき0.006mg以下であること。
シマジン	検液1lにつき0.003mg以下であること。
チオベンカルブ	検液1lにつき0.02mg以下であること。
ベンゼン	検液1lにつき0.01mg以下であること。
セレン	検液1lにつき0.01mg以下であること。
フッ素	検液1lにつき0.8mg以下であること。
ホウ素	検液1lにつき1mg以下であること。

4．ダイオキシンに係る環境基準

媒体	基準値
大気	0.6pg-TEQ/m^3以下
水質（水底の底質を除く）	1pg-TEQ/l以下
水底の底質	150pg-TEQ/g以下
土壌	1,000pg-TEQ/g以下

出典）環境省

索引

数

21世紀における国民健康運動　90
24時間思い出し法　128
4液　41
4つの元素　25

英

α-トコフェロール　64
β-カロテン　50, 64
Academy of Nutrition and Dietetics　131
ADI　211
Autonomy　171
Beneficence　172
BMI　78, 127
CADE　131
CDR　131
CO_2　205, 207
CoA　67
Confidentiality　172
DHA　69, 82
Dietetic Technician, Registered　131
dietetics　17
dietetique　17
dietitian　129, 130
Distributive Justice　172
DNA　26
DTR　131
EPA　69, 82
ES細胞　27
Expert　131
FAO　13, 98, 200
FOOD ACTION NIPPON　99
GAP　97
HACCP　97
Hospital Malnutrition　84
ICDA　171
IPCC　205
iPS細胞　27
IUNS　13
Knowledge Technologist　105
Medical Social Worker　151
MSW　151
MyPlate　202
n-3系脂肪酸　82
NOAEL　211
Non-Maleficence　171
nourishment　10
NST　149, 151, 154, 156, 159
NST加算　155
Nutrition Support Team　149
nutrition　10, 17
nutritional science　17
PCB　210
PDCAサイクル　106, 128
PEM　199
PPMシステム　155
Practitioner　131
protein　61
QOL　86, 106
RD　131, 135, 159
Registered Dietitian　131
TDI　211
Truth Telling　172
vitamin　63
WHO　13, 200
X線回折法　67

あ

アーユルヴェーダ　45
アインシュタイン　25, 163
亜鉛　83
悪性貧血　66
アサーティブ　181, 182
悪事を犯さない　171
アショカ王　45
アスクレピオス　39
アスコルビン酸　67
アッシリア　37
アトウォーター　68
アブダクション　5
油ヤシ　30
アフリカ　31
安倍真直　47
アミノ酸　61, 82, 84, 88
アラキドン酸　82
アリストテレス　25
アルギン酸　83
あわ　30, 34
胃液　86
イオウ　83
医学　18
医師憲章　41
医心方　48
イスラエル　31
イタイイタイ病　208
一致法　4
遺伝学　26
遺伝子組換え食品　27
イニシエーター　86
イネ　30
イムホテプ　39
いも　29
医療　37
医療行為　166
医療ソーシャルワーカー　151
医療費　143
医療法　146
医療倫理　166
胃瘻　88
因子　26
因子A　63

索　引

因子B　63
因子D　63
インターンシップ　131
インダス文明　45
インド　31, 45
陰陽　46
ウクライナ　31
受け手　180, 183, 184, 185
うこん　29
ウシ　31, 35
ウマ　35
漆　29
運動の三法則　25
エイクマン　55
エイコサペンタエン酸　69, 82
営養　9
栄養　9, 10, 12, 199, 203
栄養アセスメント　153
栄養改善活動　127
栄養改善法　120
栄養学　17, 18, 165
栄養管理　85, 122, 153, 156, 189
栄養管理計画　153
栄養技手　111, 165
栄養教育　123, 179
栄養教育論　19
栄養業務　179
栄養教諭　121, 123, 126
栄養ケア・マネジメント　125, 153, 157
栄養ケア計画　147
栄養ケアプラン　153
栄養講話　111
栄養剤　85
栄養サポート加算　155
栄養サポートチーム　149, 151, 159
栄養士　111, 129, 130, 165, 170
栄養士規則　112
栄養士教育公認委員会　131
栄養指導　179, 189
栄養士登録委員会　131
栄養士法　115, 168
栄養障害　154

栄養士養成所　114
栄養職員　121, 126
栄養スクリーニング　153
栄養調査　127
栄養補給　85, 88
栄養モニタリング　153
栄養療法　154, 155
疫学　5
疫学研究　167
エクササイズガイド　106
エコロジカル・フットプリント　207
エジプト　39
エネルギー　84, 96
エネルギー換算係数　68
エネルギー代謝　68
エプスタイン-バーウイルス　3
エラシストラトス　43
エレメンタリダイエット　87
演繹法　2
塩素　83
燕麦　31, 48
横断研究　4
黄胆汁　41
黄熱病　3
応用栄養学　19
オート麦　31, 34
大麦　31, 34, 48
オクラ　30
送り手　180, 183, 184, 185
オプタコン　191
オリザニン　56
温暖化　204, 205

か

壊血病　50, 51, 67
介護　144
介護保険制度　144
外食　95
開発途上国　199
貝原益軒　51
回復期治療　75
海洋汚染　204, 210

科学的根拠　105
陰膳法　127
果菜　30
ガストリン　86
仮説　2
かたくり　29
脚気　53, 111
カテーテル　85, 86, 88
果糖　83
カドミウム　208, 211
カナタイプライター　191
カプサイシン　50
株分け　29
カボチャ　32
カリウム　83, 84, 96
ガリレオ　25
カルシウム　83, 84, 96
ガレノス　43, 49
がん　74, 75, 152
灌漑農業　27
柑橘類　29
環境汚染　208
環境基準　210
環境問題　203
幹細胞　27
鑑真　47
完全消化態栄養剤　87
寒天　83
冠動脈性心疾患　74
甘味料　211
肝油　64
管理栄養士　1, 8, 21, 105, 107, 111, 116, 120, 129, 130, 147, 151, 152, 159, 164, 165, 167, 168, 169, 170, 179, 183, 189
管理栄養士制度　116
管理栄養士養成課程　18, 21
緩和ケアチーム　152
危害分析重点管理点　97
聴く　182, 185
きざみ食　86
記述疫学　5
基礎栄養学　19
キチン　83

喫煙　75	血液循環説　44	米　34, 208
キッチンカー　124, 165	結核　111	米ぬか　56
絹　29	欠食　90	コラーゲン　52
帰納法　3	ケトン体　83	コレステロール　82, 96
きび　30, 34	ゲノム研究　166	根栽農耕文化　28
キャッサバ　32, 34	ケプラー　25	こんにゃく　29
救荒作物　49	鹸化　82	コンニャクマンナン　83
給食経営管理論　19	研究倫理　166	コンプライアンス　170
きゅうり　30	健康増進法　120, 125	金武　47
共食　33, 93	健康調査　127	
行政管理栄養士　122	健康づくりのための運動指針　106	**さ**
魚介類　210	健康日本21　90, 122, 147	佐伯矩　9, 111, 165
許容1日摂取量　211	言語的記号　181, 184	再生医療　166
距離　190	言語的コミュニケーション　189	在宅チーム　149
ギリシャ　39	公害病　204	最良の説明のための推論　5
金匱要略　47	高血圧治療ガイドライン　106	サゴヤシ　29
グアーガム　83	光合成　11	さし木　29
楔形文字　37	公衆栄養学　19	雑穀　30
くず　29	黄帝　46	さつまいも　32, 49
果物　44	黄帝内経　46	さとうきび　29
グリーンコンシューマー　208	香料　211	砂漠化　207
グリコーゲン　83	高齢者　144	サバンナ農耕文化　29, 30
クリック　26	コーリャン　30, 34	莢豆　32
クリティカルパス　125	呼吸　59	サレルノ養生訓　44
クリニカルパス　125, 151	国際栄養士連盟　130, 171	三陰三陽　47
グルコマンナン　83	国際疾病統計分類　5	酸化防止剤　211
グルテン　60	国際標準職業分類　129	酸素　58
くる病　64	国際連合食糧農業機関　98, 200	三大栄養素　59
クレチン症　200	黒胆汁　41	暫定基準値　212
クローン動物　27	コクランライブラリー　105	三圃式　32
クローン病　89	国立栄養研究所　111	視覚障害者　191
黒パン　48	国連ミレニアム開発目標　201	脂質　60, 82, 96
クロム　83	個食　95	自然淘汰　26
クワシオルコル　199	孤食　93	シックハウス症候群　204
経管・経腸栄養　86, 89	国家試験出題基準　21	実践者　131
経穴　46	骨形成　83	室内環境　204
経口　88	コバルト　83	脂肪　60, 62, 68, 84
経口栄養　85	古病理学　39	脂肪乳剤　88
形質　26	コペルニクス　25	社会保障費　143
経腸栄養剤　87	ごま　30	じゃがいも　32, 49, 53
経腸栄養食品(剤)　88	コミュニケーション　150, 179, 188, 190, 191, 192, 193	瀉血　40, 49
系統的レビュー　105	小麦　31, 34, 48	従属栄養　11
経鼻　88		終末期医療　77
血液　41		

主食　34
種の起源　26
守秘　172
シュメール　37
手話　192
証　47
しょうが　29
障害者　145
傷寒論　47
少子化　145
常食　86
脂溶性　63, 83
脂溶性ビタミン　63
小糖類　82
消費期限　100
情報の共有化　150
賞味期限　100
静脈栄養　88, 89
照葉樹林文化　29
食育　90
食育基本法　90, 122, 123
職業倫理　170
食事　86
食事記録法　127
食事設計学　22
食事バランスガイド　90
食事療法　169
食事歴法　128
食生活　90
食生活指針　90
褥瘡　152
褥瘡対策チーム　152
食の安全　162
食の外部化　95
食品安全委員会　97
食品安全学　22
食品安全基本法　97
食品衛生法　211
食品学　18, 19, 22
食品偽装事件　161
食品群別寄与率　96
食品添加物　211
食品の安全性　97
食品廃棄物　99

食品ロス　99
植物　11
食文化　33
食物　85
食物摂取頻度調査法　128
食物繊維　69, 82, 83, 96
食料自給率　98, 206
食料需給表　95, 98
食料廃棄量　207
諸病源候論　47
シリア　31
自律　171
自律神経系　86
進化論　26
腎機能障害　208
鍼灸　46
真実の言動　172
腎臓病食　85
身体障害者　193
新大陸農耕文化　32
振動　203
神農　46
神農本草経　46
森林減少　207
すいか　30
水銀　49, 211
水質汚濁　203, 210
水溶性　63, 83
水溶性ビタミン　65
鈴木梅太郎　56
ステロイド　82
生活習慣病　70, 73, 74, 75, 107, 145, 200, 201
生物学的半減期　208
生物多様性　204, 205
成分栄養剤　87
生命倫理　165, 166
ゼイン　50
世界保健機関　200
赤血球　15
接触　190
セルロース　69, 83
セレン　68, 83
千金方　47

千金翼方　47
善行　172
センナ　39
専門家　131
専門基礎分野　18
専門分野　18
相違法　3
騒音　203
臓器移植　166
相対性理論　25
双方向性のコミュニケーション　182, 183

た

ダーウィン　26
第1次食育推進基本計画　90
第2次食育基本計画　90
第2次食育推進基本計画　93
退院支援チーム　149, 152
ダイエット　167
ダイオキシン　210
大気汚染　203
対象者　183, 186, 191
大同類聚方　48
耐容1日摂取量　211
ダウン症　3
高木兼寛　54
高橋悌蔵　10
多糖類　69, 82
たばこ　49
食べ物と健康　21
ダル　30
タロイモ　28, 34
単純脂質　82
炭水化物　60, 62, 68, 82, 84
単糖類　82
たんぱくエネルギー栄養障害　199
たんぱく質　59, 60, 68, 82, 84, 96
蛋白質　59
丹波康頼　48
チアミン　65
地域環境問題　203

チーム医療　147, 150, 154, 193, 194
チームマネジメント　150
チームワーク　139
地球環境問題　203
知識技術者　105
知識社会　105
地中海農耕文化　31
知的障害者　192
地動説　25
茶　29
着色料　211
中国　46
中心静脈栄養　88
聴覚障害者　191
腸管壁　86
長江　31
朝食　90, 92
張仲景　47
低栄養　154
低栄養障害　82, 84, 167, 169
低栄養問題　81
低エネルギー食　85
低タンパク食　85
デオキシリボ核酸　26
鉄　83
鉄欠乏症　200
テフ　30, 34
デモクリトス　40
点字　191
電磁波　204
天動説　25
天然濃厚流動食　87
糖　59
銅　83
銅―モリブデン　68
唐辛子　32, 49, 50
動作　190, 193
糖質　60, 82
同時変化法　4
糖尿病食　85
糖尿病治療ガイド　106
動脈硬化　82
動脈硬化性疾患予防ガイドライン　106
トウモロコシ　32, 34, 49, 50, 57
登録栄養士　131, 135, 159
読唇　192
毒性試験　211
特定給食施設　117, 122
独立栄養　11
読話　192
ドコサヘキサエン酸　69, 82
徳来　47
閉ざされた質問　187
土壌汚染　203, 208
トマト　32, 49, 50
ドラッカー　105
トリプトファン　50, 57
トレーサビリティ　97
トレースエレメント　83
とろみ食　86
どんぐり　29

な

ナイアシン　50, 57, 65, 83
内部被ばく　212
中食　95
ナツメヤシ　35
ナトリウム　83
難消化成分　83
軟食　86
ニコチンアミド　66
ニコチン酸　66
二酸化硫黄　203
二酸化炭素　205
ニジェール川　29, 31
二重らせん構造　26
二圃式　32
日本　47
日本栄養士会　114, 173
日本型食生活　95
日本静脈経腸栄養学会　154
日本人の食事摂取基準　106
入院時栄養管理実施加算　89
入院性低栄養障害　84
乳製品　35

乳糖　83
ニュートン　25
人間関係維持志向型リーダー　142
ネアンデルタール人　27
熱産生　86
根分け　29
燃焼　59
粘液　41
農業生産工程管理　97
農耕　27
濃厚流動食　86
脳卒中　74
農薬　208, 211
ノーマライゼーション　145

は

ハーヴェイ　44
バーキットリンパ腫　3
肺結核　73
倍数体　29
ハイゼンベルグ　26
パイナップル　32
ハイリスク・アプローチ　123
バクテリアルトランスロケーション　89
麦角　48
発話　192
バナナ　28, 34
パピルス　39
バビロニア　37
パラケルスス　49
パレスチナ　31
半減期　208
半消化態栄養剤　87
半消化態栄養食品　87
パントテン酸　66
パンノキ　29, 34
ハンムラビ法典　37
万有引力　25
ヒアルロン酸　83
ひえ　30
ビオチン　66, 67

索　引

非言語的記号　181
非言語的ツール　193
非言語的理解　190
ピタゴラス　40
ビタミン　63, 83, 88
ビタミンA　64
ビタミンA欠乏症　200
ビタミンB₁　55, 56, 65, 83, 96
ビタミンB₁₂　67
ビタミンB₂　65, 83
ビタミンB₆　66
ビタミンC　49, 50, 52, 67, 83
ビタミンD　64, 83
ビタミンE　64, 83
ビタミンK　65
ヒツジ　31, 35
必須アミノ酸　62, 82
必須脂肪酸　62, 69, 82
筆談　192
火による調理　27
ヒポクラテス　40
ヒポクラテスの誓い　42
ヒマ　30
ひまし油　39
ヒマワリ　32
肥満　78, 127, 201
肥満症治療ガイドライン　106
病因　5
病院給食　85
評価　154
ひょうたん　30
秤量調査　127
ヒヨコマメ　30
開かれた質問　187
微量元素　63, 67, 83, 88
微量ミネラル　62
頻回食　86
貧血　167
ファラオ　39
フードガイド　202
フードサービス　132
フードバンク活動　100
フードマイレージ　207
不可欠アミノ酸　82

複合脂質　82
福祉　147
福島第一原子力発電所　209, 212
浮腫　84
フッ素　83
ブドウ糖　83, 88
プネウマ説　43
不飽和脂肪酸　82
プラウト　59
プリセプター　132
ブレーンストーミング　140
フンク　57, 63
分配の公平性　172
米国栄養・食事療法アカデミー　131, 135
米国栄養士会　131, 135
ペクチン　83
べにばな　30
ペラグラ　50, 57, 65
ベリベリ　53, 55
ヘルシーピープル2020　201
ヘロヒロス　43
変異　26
ボイル　52
放射性セシウム　212
放射性物質　209, 212
放射能　209
放射能汚染　212
飽食　90
飽和脂肪酸　82
牧畜　35
保健　145
保健・医療・福祉の連携　143, 145, 147
保健所　145
保健センター　145
補酵素　83
補酵素A　67
母子保健　145
ポストハーベスト　208
保存料　211
補聴器　192
ポピュレーション・アプローチ　122

ポリ塩化ビフェニル　210

ま

マイプレート　202
マグネシウム　83
マグロ　210
マクロミネラル　62
末梢静脈栄養　88
マネジメントケア　168, 169
マネジメントサイクル　6, 19, 106
まむしぐさ　29
マメ　30, 32
マラスムス　200
マラリア　3
マンガン　83
ミキサー食　86
水晒し法　29
水俣病　204, 210
ミネラル　62, 83, 88
脈経　47
ムギ　31
無機栄養　12
無機物　11
無毒性量　162, 211
メソポタミア　37
メタアナリシス　105
メタボリックシンドローム　123
メタンガス　205
メッセージ　180
目安量調査　127
メロン　30
メンデル　26
目標志向型リーダー　141
モラルサポート　167
モリブデン　83
森林太郎　55
もろこし　30

や

ヤギ　31
焼畑農業　29, 31

やせ　78, 127, 167
大和本草　51
ヤムイモ　28, 34
有害性　212
有機栄養　12
有機水銀　203, 210
有機物　11
遊牧　35
油状物　59
指文字　192
油糧作物　30
要介護者　144
葉酸　66
養生訓　51
ヨウ素　83, 210
用量作用　162
ヨード欠乏症　200
ヨガ　45
四日市ぜん息　203

ら

ライ麦　31, 34, 48
ラヴォアジェ　58
乱食　90
卵白様物質　59
リーダーシップ　141
リグ・ヴェーダ　45
リグニン　83
犂耕　27
リコピン　50
リジン　50
リノール酸　69, 82
リノレン酸　82
リハビリテーション　75
リボフラビン　65
流動食　86
量子力学　25
量反応関係　211

リン　83, 84
臨床栄養学　19
臨床研究　167
リンド　52
倫理　161, 163
倫理的評価　164
類似法　2
ルネッサンス　25, 48
レオナルド・ダ・ヴィンチ　49
レチノール　64
レンズマメ　30
ローマ　43

わ

ワトソン　26
わらび　29

栄養学概論

2013年3月1日　第一版第1刷発行

編　著	田中平三・中村丁次
装　丁	清原一隆（KIYO DESIGN）
発行者	宇野文博
発行所	株式会社 同文書院
	〒112-0002
	東京都文京区小石川5-24-3
	TEL (03)3812-7777
	FAX (03)3812-7792
	振替　00100-4-1316
DTP	美研プリンティング株式会社
印刷・製本	美研プリンティング株式会社

©H.Tanaka, T.Nakamura et al, 2013
Printed in Japan　ISBN978-4-8103-1408-3
●落丁・乱丁本はお取り替えいたします